现代肿瘤实用诊疗技术

卢彦达　王金彩　张金锋　主编

中国纺织出版社有限公司

图书在版编目（CIP）数据

现代肿瘤实用诊疗技术 / 卢彦达, 王金彩, 张金锋
主编. -- 北京 : 中国纺织出版社有限公司, 2024. 7.
ISBN 978-7-5229-1833-4

Ⅰ. R73

中国国家版本馆CIP数据核字第2024P8K960号

责任编辑：樊雅莉　　责任校对：傅保娣　　责任印制：王艳丽

中国纺织出版社有限公司出版发行

地址：北京市朝阳区百子湾东里A407号楼　邮政编码：100124

销售电话：010—67004422　传真：010—87155801

http://www.c-textilep.com

中国纺织出版社天猫旗舰店

官方微博 http://weibo.com/2119887771

三河市宏盛印务有限公司印刷　各地新华书店经销

2024年7月第1版第1次印刷

开本：787×1092　1/16　印张：13

字数：345千字　定价：98.00元

编 委 会

前　言

　　肿瘤是严重危害人民健康的主要疾病，我国恶性肿瘤发病率在全球范围内属中等水平，但由于我国人口众多，因而总发病数居全球之首。近年来由于生活方式的改变，同时开展了部分肿瘤的预防宣教、筛查，以及疫苗的研发和应用等，使肿瘤的发病谱有了改变，胃癌、肝癌及宫颈癌的发病率有下降趋势，而结直肠癌、乳腺癌等的发病率在上升，肺癌的发病率仍然在持续上升，因此控烟等措施仍需继续努力。

　　本书重点介绍肿瘤的流行病学、病因、病理、临床表现、诊断及分期，以及多学科综合治疗等内容，全书资料新颖，条理清晰，以保证实用性为原则，以综合治疗为主线，尽可能做到全面覆盖，重点突出，既体现理论的完整性，又强调实践的系统性。本书适用于肿瘤科及相关科室的医护人员尤其是基层医师参考使用。

　　本书的参编者既有参与临床实践多年的专家，也有参与肿瘤诊疗的后起之秀，他们对本书的编写给予了很大的支持和贡献。由于写作时间和篇幅有限，书中难免有纰漏和不足之处，恳请广大读者予以批评指正。

编　者

2024 年 2 月

目　录

第一章

肿瘤总论

第一节　概述

一、定义

肿瘤是指机体内易感细胞在各种致瘤因子的作用下，引起的遗传物质改变，包括原癌基因突变或扩增，抑癌基因失活或缺失，基因易位或产生融合性基因等，导致细胞内基因表达失常，细胞异常增生而形成的新生物。肿瘤细胞失去正常生长调节功能，具有自主或相对自主生长能力，当致瘤因子停止作用后仍能继续生长。

二、肿瘤的性质

根据肿瘤的生长特性和对身体危害程度可将肿瘤分为良性肿瘤、恶性肿瘤以及介于良、恶性肿瘤之间的交界性或中间性肿瘤 3 种类型。

1. 良性肿瘤

是指无浸润和转移能力的肿瘤，国际肿瘤疾病分类（ICD-O）编码为 XXXX/0。肿瘤通常有包膜包绕或周界清楚，多呈膨胀性生长，生长速度缓慢，瘤细胞分化成熟，对机体危害小，经局部切除后一般不会发生局部复发。少数良性肿瘤或瘤样病变所发生的局部复发多因切除不净或病变再生所致，对局部不会造成破坏性，经完整切除后仍可获得治愈。极少数在组织学上看似良性的肿瘤可发生远处转移，但并无可靠的组织学指标来预测转移，如发生于皮肤的富于细胞性纤维组织细胞瘤。

2. 交界性或中间性肿瘤

是指组织学形态和生物学行为介于良性和恶性肿瘤之间的肿瘤，ICD-O 编码为 XXXX/1。在临床实践中，良、恶性难以区分的肿瘤并不少见，这类肿瘤的诊断标准往往不易确定。因此，在作交界性或中间性肿瘤的诊断时，常需附以描述和说明。

交界性肿瘤又分为局部侵袭型和偶有转移型两种亚型。前者是指肿瘤可在局部形成侵袭性和破坏性生长，并易发生局部复发，但不具备发生转移的潜能，临床上常需作局部扩大切除以控制局部复发；后者是指肿瘤除在局部呈侵袭性生长外，还具备转移的能力，多转移至区域淋巴结和肺，但转移率多小于 2%，并无可靠的组织学指标可供预测转移。

3. 恶性肿瘤

是指具有浸润和转移能力的肿瘤。肿瘤通常无包膜，周界不清，向周围组织浸润性生长，生长速度快，瘤细胞分化不成熟，有不同程度的异型性，对机体危害大，常可因复发或转移而导致患者死亡。ICD-O 编码有两种，XXXX/2 代表原位癌或Ⅲ级（高级别）上皮内瘤变，XXXX/3 代表恶性肿瘤。

三、肿瘤的相关术语

1. 增生

组织中正常细胞的细胞数目异常增多称为增生。增生的细胞形态正常，无异型性。引起增生的刺激因子（物理性、化学性或生物性）一旦去除，组织可以恢复到正常状态。

2. 化生

一种终末分化的细胞转化为另一种分化成熟的细胞称为化生。现已知化生的细胞实际上来自正常细胞中的储备细胞，并非是终末分化的正常细胞。在化生的基础上，化生细胞发生异型增生可进展为恶性肿瘤。

3. 分化

从胚胎到发育成熟过程中，原始的幼稚细胞能向各种方向演化为成熟的细胞、组织和器官，这一过程称为分化。肿瘤可以看成是细胞异常分化的结果，不同肿瘤中瘤细胞分化的水平不同。良性肿瘤细胞分化成熟，在很大程度上相似于其相应的正常组织，如脂肪瘤中的瘤细胞相似于正常的脂肪细胞，有时甚至难以区别，平滑肌瘤中的瘤细胞与正常的平滑肌细胞极为相似。恶性肿瘤根据其瘤细胞分化程度的不同，与其相对应正常组织的相似程度各异，如脂肪瘤样脂肪肉瘤中的瘤细胞相似于正常的脂肪细胞，而多形性脂肪肉瘤中的瘤细胞在形态上与正常的脂肪细胞却相差甚远。一般来讲，恶性肿瘤可分为分化好、中分化和分化差，或者分为Ⅰ级、Ⅱ级和Ⅲ级。少数肿瘤分化太差，以至于无法确定分化方向时，称为未分化。偶尔，部分恶性程度较低或分化良好的恶性肿瘤在发展过程中出现分化差的区域，提示肿瘤向高度恶性的肿瘤转化或发生去分化，如在原发或复发的隆突性皮纤维肉瘤中，有时可见到类似成年型纤维肉瘤的区域，发生于腹膜后的分化良好的脂肪肉瘤可发生去分化。

4. 间变

恶性肿瘤细胞失去分化称为间变，相当于未分化。间变性肿瘤通常用来指瘤细胞异型性非常显著，如间变性脑膜瘤、大细胞间变性淋巴瘤和间变性横纹肌肉瘤等。

5. 癌前病变

是恶性肿瘤发生前的一个特殊阶段，所有恶性肿瘤都有癌前病变，但并非所有的癌前病变都会发展成恶性肿瘤。当致癌因素去除以后，可以恢复到正常状态。如致癌因素持续存在，可演变成恶性肿瘤。癌前病变不同于癌前疾病，前者不是一种独立疾病，后者是一种独立疾病，如黏膜白斑、慢性炎症、慢性溃疡、结节性肝硬化、未降睾丸、结肠多发性腺瘤性息肉病、色素痣和着色性干皮病等。

6. 非典型性

指细胞学上的异常，在炎症、修复性增生和肿瘤性病变中，可出现不同程度的非典型性。

7. 异型增生

一种以细胞学异常和结构异常为特征的癌前病变。细胞学异常主要体现在细胞核上，包括细胞核增大、核形不规则、核仁明显、核质比例增大和核分裂象增多；结构异常包括细胞排列紊乱，极性丧失。

8. 上皮内瘤变

又称上皮内瘤形成，是指上皮性恶性肿瘤浸润前的肿瘤性改变，包括细胞学异常和结构异常两个方面。上皮内瘤变与异型增生的含义非常相似，有时可互用，但前者更强调肿瘤形成的过程，后者强调形态学的改变。上皮内瘤变涵盖的范围也比异型增生要广些，通常还包括原位癌。

9. 原位癌

又称上皮内癌或浸润性前癌，是指细胞学上具有所有恶性特点，但尚未突破上皮基底膜的肿瘤。

10. 早期浸润性癌

癌细胞突破上皮基底膜或黏膜腺体，但侵犯周围组织局限在一定范围内，成为早期浸润性癌。早期浸润性癌的诊断标准一般以浸润深度为准，但不同器官或部位不完全一致。早期浸润性癌发生转移的危险性小，绝大多数能完全治愈。

（1）早期宫颈癌：指浸润性鳞状细胞癌的浸润深度在距基底膜 3 mm 以内。

（2）早期食管癌：指癌组织累及黏膜下层以上的浅表部位而未侵及肌层，无淋巴结或远处转移。

（3）早期胃癌：指癌组织仅累及黏膜层和（或）黏膜下层，不论癌的大小和有无淋巴结转移。

（4）早期大肠癌：指癌组织穿过黏膜肌层，累及黏膜下层，但尚未侵及浅肌层。仅局限于黏膜层内的黏膜内癌仍包括在高级别上皮内瘤变中，一般无淋巴结转移，但浸润至黏膜下层的早期大肠癌 5%~10% 可发生局部淋巴结转移。

（5）早期肝癌：单个癌结节或相邻两个癌结节直径之和<3 cm。

（6）早期肺癌：经手术和病理证实的 I 期（$T_1N_1M_1$ 或 $T_2N_0M_0$）肺癌。

11. 浸润性癌

突破上皮基底膜侵犯间质的上皮性恶性肿瘤。依据浸润的深度分为早期癌、中期癌和进展期（晚期）癌。

四、良性肿瘤和恶性肿瘤的区别

良性肿瘤和恶性肿瘤的区别主要依据肿瘤的分化。此外，复发和转移也是重要的依据，但这些区别均具有相对性，如发生于皮肤的富于细胞性纤维组织细胞瘤和发生于唾液腺的多形性腺瘤可转移至肺，依据目前的常规组织学无法预测其转移潜能。有时良性肿瘤与恶性肿瘤的界限并非截然可分，故要判断肿瘤的良、恶性绝非易事，需要长期工作经验的积累。良性肿瘤和恶性肿瘤的区别见表 1-1。

表 1-1 良性肿瘤和恶性肿瘤的区别

鉴别点	良性肿瘤	恶性肿瘤
生长速度	缓慢	快
生长方式	膨胀性	浸润性，破坏性
包膜	常有包膜	无包膜或包膜不完整或为假包膜

鉴别点	良性肿瘤	恶性肿瘤
色泽和质地	接近相应的正常组织	与相应的正常组织相差甚远
分化	好	差
细胞形态和组织结构	变异较小	有明显的异型性，排列紊乱或极性丧失
核分裂象	不易见到	明显增多
肿瘤性坏死	无	常有
复发和转移	一般无	常复发，易转移

五、恶性肿瘤的病理分级和分期

1. 恶性肿瘤的病理分级

国际上普遍采用的是 3 级分级法，有些肿瘤采用 4 级或 2 级或不作进一步分级。

Broders 将鳞状细胞癌分成 4 级，代表由低到高逐步递增的恶性程度。Ⅰ级：未分化间变细胞在 25% 以下。Ⅱ级：未分化间变细胞在 25%~50%。Ⅲ级：未分化间变细胞在 50%~75%。Ⅳ级：未分化间变细胞在 75% 以上。这种分级法曾被普遍应用于其他肿瘤，但由于 4 级法较烦琐，现已普遍采用 3 级法。

以皮肤鳞状细胞癌为例。Ⅰ级：癌细胞排列仍显示皮肤各层细胞的相似形态，可见到基底细胞、棘细胞和角化细胞，并有细胞间桥和角化珠。Ⅱ级：细胞分化较差，各层细胞区别不明显，仍可见到角化不良细胞。Ⅲ级：无棘细胞，无细胞间桥，无角化珠，少数细胞略具鳞状细胞癌的形态。3 级法可用Ⅰ级、Ⅱ级和Ⅲ级表示，也可用高分化、中分化和低分化表示。

各种类型的腺癌也可根据其腺管结构和细胞形态分为 3 级。Ⅰ级的癌细胞相似于正常的腺上皮，异型性小，且有明显的腺管形成；Ⅱ级的癌细胞显示中等程度的异型性，有少量腺管形成；Ⅲ级的癌细胞异型性大，且无腺管形成，呈巢状或条索状生长。

神经胶质瘤（星形细胞瘤、少突胶质瘤、室管膜瘤）分为 4 级，Ⅰ级为良性，Ⅱ级、Ⅲ级、Ⅳ级分别为低度、中度和高度恶性。

畸胎瘤也分为 4 级。0 级：全部组织分化成熟。Ⅰ级：有小灶性的胚胎性或未成熟组织。Ⅱ级：中等量胚胎性或未成熟组织，可见到核分裂象。Ⅲ级：大量胚胎性或未成熟组织，核分裂象多。

法国癌症中心联合会（FNCLCC）根据软组织肉瘤的分化、有无肿瘤性坏死及其在肿瘤内所占的比例以及核分裂象的计数将其分为 3 级，见表 1-2 和表 1-3。

表 1-2　FNCLCC 评分及分级标准

组织学参数	评分
Ⅰ. 肿瘤分化	
肉瘤与正常成人组织极其相似（如分化良好的脂肪肉瘤、低度恶性的纤维肉瘤、恶性周围神经鞘膜瘤、平滑肌肉瘤和软骨肉瘤）	1
组织学类型已确定的肉瘤（如黏液性脂肪肉瘤、经典型纤维肉瘤和恶性周围神经鞘膜瘤、分化良好的恶性血管外皮瘤、黏液性和席纹状恶性纤维组织细胞瘤、黏液性软骨肉瘤、经典型血管肉瘤）	2

组织学参数		评分
组织学类型不能确定的肉瘤（如差分化和上皮样恶性周围神经鞘膜瘤，巨细胞和炎症型恶性纤维组织细胞瘤，横纹肌肉瘤，滑膜肉瘤，差分化平滑肌肉瘤，圆细胞、多形性及去分化性脂肪肉瘤，骨外尤因肉瘤/外周原始神经外胚瘤，骨外骨肉瘤，腺泡状软组织肉瘤，上皮样肉瘤，透明细胞肉瘤，差分化/上皮样血管肉瘤，间叶性软骨肉瘤）		3
Ⅱ. 肿瘤性坏死		
无		0
≤50%		1
>50%		2
Ⅲ. 核分裂象计数		
0~9/高倍视野		1
10~19/离倍视野		2
≥20/高倍视野		3
组织学分级		总分
1 级		2~3
2 级		4~5
3 级		6~8

表 1-3 软组织肉瘤的 FNCLCC 分级

组织学类型	分级
分化良好的脂肪肉瘤	1
黏液性脂肪肉瘤	2
圆细胞脂肪肉瘤	3
多形性脂肪肉瘤	3
去分化脂肪肉瘤	3
分化良好的纤维肉瘤	1
经典型纤维肉瘤	2
差分化纤维肉瘤	3
分化良好的恶性周围神经鞘膜瘤	1
经典型恶性周围神经鞘膜瘤	2
差分化恶性周围神经鞘膜瘤	3
上皮样恶性周围神经鞘膜瘤	3
恶性蝾螈瘤	3
恶性颗粒细胞瘤	3
分化良好的恶性血管外皮瘤	2
经典型恶性血管外皮瘤	3
黏液性恶性纤维组织细胞瘤	2

组织学类型	分级
经典型席纹状/多形性恶性纤维组织细胞瘤	3
巨细胞型/炎症性恶性纤维组织细胞瘤	3
分化良好的平滑肌肉瘤	1
经典型平滑肌肉瘤	2
差分化/多形性/上皮样平滑肌肉瘤	3
双相型/单相纤维型滑膜肉瘤	3
胚胎性/腺泡状/多形性横纹肌肉瘤	3
分化良好的软骨肉瘤	1
黏液性软骨肉瘤	2
间叶性软骨肉瘤	3
经典型血管肉瘤	2
差分化/上皮样血管肉瘤	3
骨外骨肉瘤	3
尤因肉瘤/原始神经外胚层瘤	3
腺泡状软组织肉瘤	3
上皮样肉瘤	3
恶性横纹肌样瘤	3
透明细胞肉瘤	3
未分化肉瘤	3

2. 恶性肿瘤的病理分期

国际抗癌联盟（UICC）建立了一套国际上能普遍接受的分期标准，即 TNM 分期，其目的是：①帮助临床医师制订治疗计划；②在一定程度上提供预后指标；③协助评价治疗效果；④便于肿瘤学家之间相互交流。美国癌症联合会（AJCC）与 UICC 在软组织肿瘤的分期上意见基本一致。

分期系统必须对所有不同部位的肿瘤都适用，且在手术后获得病理报告予以补充。为此，设立了两种分期方法：临床分期（治疗前临床分期），又称 TNM 分期；病理分期（手术后病理分期），又称 pTNM 分期。pTNM 分期是在治疗前获得的证据再加上手术和病理学检查获得新的证据予以补充和更正而成的分期。pT 能更准确地确定原发性肿瘤的范围、浸润深度和局部播散情况；pN 能更准确地确定切除的淋巴结有无转移以及淋巴结转移的数目和范围；pM 可在显微镜下确定有无远处转移（表 1-4）。

表 1-4　恶性肿瘤的 pTNM 分期

pT：原发性肿瘤
pTx　原发性肿瘤不能评估
pT$_0$　无原发性肿瘤证据
pTis　原位癌

pT_1、pT_2、pT_3、pT_4　组织学上原发性肿瘤体积增大和（或）局部范围扩大	

pN：区域淋巴结

　　pNx　区域淋巴结不能评估

　　pN_0　区域淋巴结无肿瘤转移

　　pN_1、pN_2、pN_3　组织学上区域淋巴结累及增多

pM：远处转移

　　pMx　远处转移灶不能评估

　　pM_0　无远处转移

　　pM_1　有远处转移（根据转移部位可用下列字母表示：pul＝肺，oss＝骨，hep＝肝，bra＝脑，lym＝淋巴结，pleu＝胸膜，per＝腹膜，ski＝皮肤，oth＝其他）

G：组织病理学分级术

　　Gx　分化程度不能确定

　　G_1　分化好

　　G_2　中等分化

　　G_3　低分化

　　G_4　未分化

（孙岩岩）

第二节　肿瘤的病因

近年来，恶性肿瘤的总体发病情况在世界各国多呈上升趋势，在我国，恶性肿瘤在不同地区分别列入第 1 位、第 2 位死因。肿瘤是一种体细胞遗传病，其发生是一个复杂的多步骤过程，是环境因素和遗传因素相互作用的结果，不同的肿瘤，环境因素和遗传因素所起的作用不同。

一、遗传因素

随着肿瘤遗传学的研究，人们逐渐认识到肿瘤是一种遗传学疾病，其实质为原癌基因的活化和抑癌基因的失活，通过改变控制和调节正常细胞生长发育的协调性，导致细胞的恶性增生。癌变的复杂性体现在它是一个多因素、多基因和多途径的过程，相关基因的改变发生在癌变的每一阶段，它促进了具有生存优势克隆的选择性扩增及其恶性程度的提高。在不同类型的癌，甚至同一种癌的独立起源癌灶间，所发生遗传学改变的基因的种类、数目和顺序都可能是不同的，因而肿瘤的发生存在多种遗传学途径。癌基因是一大类基因族，通常是以原癌基因的形式普遍存在于正常基因组内，其在生物进化过程中高度保守，编码的蛋白质介导细胞生长、信号传递和核转录，调控机体的生长、发育和组织分化。已知的原癌基因有 90 多种，根据其功能不同可分为：①生长因子类，如编码血小板源性生长因子的 *c-sis* 基因；②生长因子受体类，如编码上皮生长因子受体的 *erbB* 基因；③主要在生长信号的传递

和细胞分裂中发挥作用的蛋白激酶类，如编码酪氨酸蛋白激酶的 *src*、*abl*、*yes xfgr* 基因等；④使 G 蛋白结构发生改变，不能与细胞调节因子结合导致恶性转化，如编码 p21 蛋白的 *ras* 基因；⑤主要参与基因的表达或复制的调控的 DNA 结合蛋白，如 *myc* 基因。原癌基因的活化是一个复杂的过程，有多种诱因可导致原癌基因的活化，如：①病毒的插入或染色体重排；②抑制因子的消除；③碱基序列突变。抑癌基因是人类正常细胞中所具有的一类基因，具有促使细胞的终末分化、维持遗传的稳定性、控制衰老、调节细胞生长、抑制蛋白酶、调节组织相容抗原、调节血管生成等作用。常见的有 *Rb1*、*WT1*、*p53*、*NF*、*MCC*、*DCC*、*APC* 和 *MEN-1*。癌基因仅在少数遗传性肿瘤和遗传性肿瘤前疾病中起作用，特异性较高，多为实体瘤，如乳腺癌、结肠癌、肝癌、骨肉瘤、视网膜母细胞瘤、肾癌、神经纤维瘤病等。目前，细胞癌基因激活和抑癌基因失活作用理论已用于解释各种环境因素（病毒、化学、物理等）的共同致癌机制。

二、病毒因素

1911 年 Rous 报道了白血病鸡的无细胞滤液可于健康鸡中诱发细胞表型相同的白血病，为病毒致癌的实验性研究奠定了基础。但直到 1964 年 Epstein 等从 Burkitt 淋巴瘤患者的淋巴母细胞中分离出疱疹病毒样颗粒，才真正开始了人类肿瘤病毒病因学研究。近年来随着科技迅猛发展，肿瘤病毒病因的研究已深入到分子水平。病毒按其所含核酸不同分为两大类：DNA 病毒和 RNA 病毒。DNA 病毒一般为水平传播，病毒感染机体进入细胞后可有两种反应：一种为 DNA 病毒大量复制，同时细胞发生溶解死亡；另一种为 DNA 病毒整合于细胞内，通过编码转化蛋白，使细胞转化恶变。嗜肝 DNA 病毒科的乙型肝炎病毒（HBV）感染和肝癌的发病有关；疱疹病毒科的 EB 病毒（EBV）感染和 Burkitt 淋巴瘤、免疫母细胞性淋巴瘤、鼻咽癌、霍奇金淋巴瘤、平滑肌肉瘤及胃癌的发病有关，人疱疹病毒（HHV）-8 感染和 Kaposi 肉瘤（KS）、Castleman 病发病有关；乳头状病毒科的人乳头状病毒（HPV）-16，（HPV）-18，（HPV）-33，（HPV）-39 感染和肛门生殖器肿瘤、上呼吸道肿瘤的发病有关。

人类只有两类 RNA 病毒家族（反转录病毒科和黄病毒科）和肿瘤的发生有关，前者包括人 T 细胞白血病病毒（HTLV）和 HIV，后者包括丙型肝炎病毒（HCV）。RNA 病毒的复制过程可简略表示为 RNA→DNA→RNA→蛋白质，通过前病毒 DNA 整合到宿主细胞 DNA，参与病毒的复制、转录，并传递其遗传信息。外源性 RNA 病毒以水平传播方式感染宿主相应的细胞，并有病毒的复制和颗粒形成，但不引起宿主细胞死亡。其中 HTLV-1 直接介导成人 T 细胞白血病（ATL）的发生，而 HIV 和 HCV 对肿瘤的发生只起间接作用。血清学检测证实 100% 的 ATL 患者携带 HTLV-1，患者的白血病细胞中含有 HTLV-1 原病毒，而患者体内其他细胞却不含有此原病毒，虽然 HTLV-1 在 ATL 发生中的分子病理学机制还不明了，但是 HTLV-1 基因组所编码的 Tax 蛋白和 p12[1] 蛋白通过和细胞蛋白的相互作用，在转录、细胞—细胞间调节、细胞增殖和凋亡中起重要作用。HIV-1 和 HIV-2 属于反转录病毒科的慢病毒属，感染人体后都可引起获得性免疫缺乏综合征（AIDS），但现在绝大多数的 AIDS 患者是 HIV-1 感染者。虽然 HIV 感染所致的免疫缺陷和肿瘤的发生相关，但现无证据支持 HIV 本身可直接导致肿瘤发生。AIDS 患者可伴发非霍奇金淋巴瘤（NHL）、KS、宫颈癌和肛管鳞癌，但这些肿瘤也和某些 DNA 病毒感染有关，如 HHV-8、EBV 和 HPV。1%~5% 的

HCV 患者可发展为肝癌，但有明显的地域性，在意大利、西班牙和日本，50%~70%的肝癌患者和 HCV 感染有关，而在中国主要和 HBV 感染相关。现在已可通过注射疫苗预防 HCV 感染，而对已感染的患者联合应用干扰素 α 和利巴韦林可有效减低病毒复制，改善肝细胞的组织改变，其有效率为 50%~80%。除了肝细胞，HCV 也可感染造血细胞，如淋巴细胞和 CD34$^+$前体细胞，感染者为 B 细胞 NHL 的高危人群。

三、化学因素

自从 1775 年英国医师 Pott 发现扫烟囱工人的阴囊癌与多年接触煤烟灰和沥青有关，人们才逐渐认识到肿瘤的发生和某些化学物质有关，并已被大量的体外实验和动物模型予以证实。化学致癌物通过引起基因的点突变、染色体易位、DNA 重排、DNA 缺失和 DNA 甲基化能力缺失，从而激活癌基因，并使抑癌基因失活，具有明显的器官特异性。在动物和人类已知有上百种化学致癌物。通过降低某些致癌物如己烯雌酚的摄入和特异性致癌物，如氯乙烯、苯和芳香胺的接触，使肿瘤的发病率下降；并可通过给予某些肿瘤干预剂，如维 A 酸、抗雌激素药、花生四烯酸降低高危人群的肿瘤发病率。

吸烟和多种肿瘤的发病有关，如肺癌、喉癌、膀胱癌、食管癌、肾癌、口腔癌、胰腺癌和胃癌，而且可能和白血病、宫颈癌、大肠癌、肝癌、前列腺癌、肾上腺癌、胆囊癌及甲状腺癌有关。吸烟者的肿瘤发生率是非吸烟者的 3~10 倍，在肺癌中甚至高达 20 倍，且和吸烟的剂量和烟龄呈正相关，二手烟也可提高非吸烟人群肺癌的发病率。戒烟可降低肿瘤发生的危险性，在戒烟后的两年起患癌的危险度即开始下降，随着戒烟时间的延长其患癌的危险度逐渐下降。雪茄和烟斗可能要较香烟的危险性和成瘾性低，但有研究表明其也可提高肺癌、口腔癌、喉癌、肝癌、胰腺癌和膀胱癌的发病率。

四、物理因素

物理致癌因素主要包括：电离辐射和紫外线。在自然界如土壤、岩石、植物和建筑材料中，广泛存在电离辐射，最常见的是氡。尽管理论上电离辐射可诱导各种类型的肿瘤，但某些器官、组织和细胞类型对电离辐射较敏感，最常见的为白血病、甲状腺癌、乳腺癌和肺癌，其次为唾液腺肿瘤、食管癌、胃癌、结肠癌、肝癌、卵巢癌、膀胱癌、皮肤癌和中枢神经系统肿瘤。潜伏期的长短和发病概率受多种因素影响，包括受辐射时的年龄、剂量、宿主的易感基因及肿瘤类型，如白血病在受辐射后 2 年即可发生，4~8 年时的发生率最高；而实体瘤的潜伏期可长达 5~20 年。现在低剂量射线广泛应用于医学诊疗，相关的放射学工作人员及接受放射治疗（以下简称放疗）的患者的安全性正越来越受到关注，特别是随着肿瘤放疗的发展，长期生存的患者逐渐增多，放疗后的继发肿瘤的报道逐渐增多。一组研究发现，宫颈癌患者接受大剂量的放疗后其照射野区的膀胱癌、直肠癌、小肠癌、骨肿瘤的发病率较手术组的高，最早于放疗后 2 年即可发生第二原发肿瘤；另一组研究发现，前列腺癌患者放疗后第 10 年起其照射野区的软组织肿瘤、膀胱癌和直肠癌的发病率较手术组提高。电离辐射致癌是由于放射线能量直接或间接通过细胞内的水分子产生自由基作用于 DNA，导致碱基损伤，DNA 链断裂。

紫外线（UV）根据波长可分为 UVC（240~290 nm）、UVB（290~320 nm）和 UVA（320~400 nm）。太阳产生的 UVC 在大气层中已被吸收，并没有到达地球，而导致皮肤癌的是太阳光中的 UVB 和 UVA。UVB 和 DNA 相互作用可引起一系列的分子学改变，最常见的是相邻的嘧啶形成二聚体，其中环丁烷二聚体和 6-4 光产物具有强烈的致癌性和致突变性。UVA 很少被大气层吸收，可作用于皮肤，但 DNA 和蛋白质很少吸收 UVA，主要是通过和生色团相互作用后间接导致 DNA 损伤，但是已证明它有致癌性。因而皮肤癌常见于暴露于日光的部位，如头颈和手臂。

虽然石棉纤维是一种化学物质，由于其致癌作用主要是由于它和细胞间的物理作用，而不是化学作用，所以现将其归入物理致癌物。石棉是纤维结晶后形成的硅酮，可致间皮瘤。有石棉接触史者间皮瘤的发病率可高达 2%，且肺癌、咽部肿瘤、喉癌、肾癌、食管癌和膀胱癌的发病率也有所上升。石棉纤维通过引起双链断裂、基因突变和染色体损伤导致 DNA 损伤，同时还可影响有丝分裂和染色体分离，从而形成异倍体。同时石棉还可诱导炎性反应，导致细胞因子的释放，从而促进细胞的生长和克隆的选择。

（刘士龙）

第二章

肿瘤病理诊断

第一节　肿瘤病理学概论

一、概述

（一）肿瘤的概念

肿瘤是机体细胞在内外致瘤因素长期协同作用下导致其基因水平突变，失去了对其生长的正常调控，从而促使细胞持续过度增殖并导致发生转化而形成的新生物。

（二）肿瘤组织的特点

肿瘤组织一般具有以下 3 个特点。

（1）肿瘤是机体变异细胞的过度增生，具有异常的形态、代谢和功能，并在不同程度上失去了分化成熟的能力，与生理状态下的增生以及炎症和修复时的增生有着本质上的区别。

（2）肿瘤组织的生长与机体不协调，往往不受机体的正常调控，具有相对的自主性。

（3）肿瘤组织生长旺盛，即使在致瘤因素作用去除以后，仍具有无限制性生长的能力。

二、肿瘤的发展阶段

恶性肿瘤的发生和发展往往需要经历漫长的演变过程，当调节细胞生长、增殖、分化和凋亡等基因发生突变、缺失或扩增时，将导致基因表达调控失常，细胞的形态和功能发生改变，转化为肿瘤细胞。

肿瘤的发展可分为 4 个阶段。

1. 癌前病变

是指一类可能发展为恶性肿瘤的前驱阶段病变，如不治疗即可能转变为癌。常见的消化系统肿瘤癌前病变有慢性萎缩性胃炎、结肠多发性腺瘤性息肉病、结节性肝硬化等。

2. 上皮内瘤变

包含各类上皮的非典型增生性病变，组织学表现为上皮内细胞不同程度的异型增生。上皮内瘤变分为轻度、中度和重度（即高级别：high grade）3 级。以食管鳞状上皮为例，轻度的异型增生指异型增生的鳞状细胞限于食管黏膜上皮的下 1/3，中度异型增生扩展到上皮的中下 2/3，重度异型增生则达到上皮的中下 2/3 以上，累及整个上皮层但尚未突破基底膜时，称为原位癌。高级别上皮内瘤变提示为癌前病变，包括以往描述的上皮重度不典型增生和原位癌，病变具有高癌变危险性和不可逆转性。

3. 早期浸润癌

癌细胞突破表皮或黏膜的基底膜或黏膜肌层达真皮或黏膜下，但侵犯周围组织局限在一定范围内，称为早期浸润癌。早期浸润癌的诊断标准一般以浸润深度为准，但不同器官或部位不完全一致。早期胃癌为癌组织局限于黏膜层和黏膜下层，而不论有无淋巴结转移，腺癌限于黏膜层，可分为小黏膜癌（直径<4 cm）和浅表性癌（直径>4 cm）两种，当黏膜下层广泛浸润时，称为穿透性变型。早期大肠癌为癌组织局限于黏膜层和黏膜下层，一般无淋巴结转移。早期肝癌为单个癌结节或相邻两个癌结节直径之和<3 cm。世界卫生组织（WHO）工作小组明确指出，诊断结直肠癌必须具有通过黏膜肌层浸润到黏膜下层的特点，否则不能诊断为癌。同时，进一步指出具有腺癌形态特点的病变限于上皮或只侵犯固有膜而缺乏通过黏膜肌层浸润到黏膜下层，实际上无转移的危险。因此，工作小组认为"高级别上皮内瘤变"比"原位腺癌"恰当，"黏膜内瘤变"比"黏膜内腺癌"恰当。

4. 浸润性癌

癌浸润周围组织的范围超过早期浸润性癌。

三、肿瘤的分类

（一）根据肿瘤的生物学行为分类

肿瘤分为以下 3 种类型。

1. 良性肿瘤

肿瘤通常生长缓慢，限于局部，呈膨胀性或外生性生长，边界清楚，常有包膜。肿瘤分化较成熟，色泽和质地接近相应的正常组织，组织和细胞形态变异较小，核分裂象不易见到。一般情况下，肿瘤不复发，也不转移。

2. 恶性肿瘤

肿瘤通常生长迅速，呈浸润性或破坏性生长，边界不清，无包膜或仅为纤维性假包膜，常伴有出血和坏死。肿瘤分化差，色泽和质地不同于相应的正常组织，组织和细胞形态变异大，显示异型性，核分裂象增多，并可见病理性核分裂。肿瘤常复发，容易转移。

3. 交界性肿瘤

指一组生物学行为介于良性肿瘤和恶性肿瘤之间的肿瘤，又称中间性肿瘤。

（二）根据肿瘤的组织学和遗传学特征分类

大致可分为以下十大类。

1. 上皮组织肿瘤

起自外胚层（如皮肤）、内胚层（如胃肠道）或中胚层（如泌尿生殖道）。按功能可分为被覆上皮和腺上皮两种，前者包括表皮和被覆空（管）腔壁黏膜上皮，后者包括腺管和腺泡。

2. 间叶组织肿瘤

起自于软组织（包括纤维组织、脂肪组织、肌组织、脉管、滑膜和间皮）、骨和软骨。

3. 淋巴造血组织肿瘤

多发生于淋巴结、骨髓、脾脏、胸腺和各部位的淋巴组织。

4. 神经组织肿瘤

起自中枢和周围神经。

5. 神经外胚层肿瘤

起自神经外胚层，如神经母细胞瘤、原始神经外胚层瘤和骨外尤因肉瘤。

6. 性索和生殖细胞肿瘤

如卵黄囊瘤和胚胎性癌。

7. 胚胎残余及器官胚基肿瘤

前者如脊索瘤、颅咽管瘤和中肾管残余组织形成的肿瘤，后者如视网膜母细胞瘤、肝母细胞瘤、肺母细胞瘤和肾母细胞瘤。

8. 神经内分泌肿瘤

瘤细胞具有神经内分泌细胞性分化，如胰岛细胞瘤和副神经节瘤。

9. 细胞分化未定的肿瘤

如滑膜肉瘤和上皮样肉瘤。

10. 混合性肿瘤

如畸胎瘤和癌肉瘤。

四、肿瘤的命名

（一）一般命名法

主要依据肿瘤的生物学行为来命名。

1. 良性肿瘤

按部位+组织分化类型+瘤，如腮腺混合瘤、卵巢浆液性乳头状囊腺瘤和颈部神经鞘瘤等。

2. 交界性肿瘤

按部位+交界性或非典型性或侵袭性+组织分化类型+瘤，如卵巢交界性浆液性乳头状囊腺瘤。

3. 恶性肿瘤

向上皮组织分化的恶性肿瘤，按部位+上皮组织分化类型+癌，如食管鳞状细胞癌、直肠腺癌；向间叶组织分化的恶性肿瘤，按部位+间叶组织分化类型+肉瘤，如腹膜后平滑肌肉瘤；向胚胎组织分化的肿瘤，按部位+母细胞瘤，多数为恶性，如肝母细胞瘤、胰母细胞瘤等；肿瘤内同时含有上皮和肉瘤成分时，按部位+癌或腺+肉瘤；肿瘤内含有两种或两种胚层以上成分时，按部位+畸胎瘤或未成熟畸胎瘤，如卵巢成熟性囊性畸胎瘤等。

（二）特殊命名法

有以下 4 种方式。

1. 按人名命名

肿瘤命名为 Hodgkin 淋巴瘤、Ewing 肉瘤、Wilms 瘤、Askin 瘤、Paget 病、Krukenberg 瘤等。

2. 按肿瘤的形态学特点命名

如海绵状血管瘤、多囊性间皮瘤。

3. 按解剖部位命名

如颈动脉体瘤等。

4. 按传统习惯命名

如白血病和蕈样肉芽肿等。

五、肿瘤的分级和分期

(一) 分级

肿瘤的组织学分级依据肿瘤细胞的分化程度、异型性、核分裂象和有无坏死来确定，一般用于恶性肿瘤。对于上皮性肿瘤，国际上普遍采用的是三级法，即 I 级为高分化，属低度恶性；II 级为中分化，属中度恶性；III 级为低分化，属高度恶性。如食管或肺的鳞状细胞癌可分为 I 级、II 级和 III 级。胃癌或大肠癌可分为分化好、分化中等和分化差，或者分为低度恶性 (low grade，包括分化好和中分化) 和高度恶性 (high grade，包括差分化和未分化)。分化好的管状腺癌主要由单个腺管组成，很少有复合腺管，细胞核极性容易辨认，细胞核大小一致，很像腺瘤的上皮，中度分化由单个、复合或稍不规则的腺管组成，细胞核极性不易辨认或消失，分化差的癌腺管高度不规则或失去腺管的分化，细胞核极性也消失，分化差的部分占肿瘤的 50% 或以上。

(二) 分期

国际抗癌联盟 (UICC) 制订了一套 TNM 分期系统，其目的在于帮助临床医师制订治疗计划；提供预后指标；协助评价治疗效果和便于肿瘤学家之间交流信息。针对每一系统，设立了两种分期方法，即临床分期和病理分期，具体参见本书 P6~P7 相关内容。

六、肿瘤的生长与扩散

(一) 肿瘤的生长方式

1. 膨胀性生长

是大多数良性肿瘤的生长方式。

2. 外生性生长

多见于位于体表、体腔或管腔表面的肿瘤，良性肿瘤和恶性肿瘤均可呈外生性生长，但恶性肿瘤常发生坏死、脱落或形成溃疡。

3. 浸润性生长

是大多数恶性肿瘤的生长方式，肿瘤呈蟹足样、树根样或放射状浸润和破坏周围组织。

(二) 肿瘤的侵袭

肿瘤沿组织间隙、淋巴管、血管和黏膜面或浆膜面侵袭周围组织。

(三) 肿瘤的转移

肿瘤的转移方式主要有以下 3 种。

(1) 淋巴转移：是上皮性肿瘤常见的转移方式。

(2) 血行转移：瘤细胞侵入血管后随血流到达远隔部位继续生长，形成转移灶。

(3) 种植转移：位于体腔内器官的肿瘤可浸润至脏器浆膜面，侵破浆膜时瘤细胞脱落，如播种样种植在体腔其他脏器表面，形成多灶性的转移瘤。如 Krukenberg 瘤即由胃癌种植至卵巢所致。

（赵 宁 林 琳）

第二节　肿瘤的病理诊断

一、肿瘤病理诊断的意义

正确的肿瘤诊断是临床确定合理的治疗方案、提高疗效和推断预后的基本条件，至关重要。恶性肿瘤治疗前一般都必须有明确的病理组织学或细胞学诊断。随着医学科学的迅猛发展，医学新技术的不断涌现，肿瘤的诊断依据也在不断变化，日益趋向更精确和更可靠。目前把诊断依据分为以下 5 级。①临床诊断：仅根据临床症状、体征及疾病发展规律，在排除其他非肿瘤性疾病后所做出的诊断。临床诊断一般不能作为治疗依据。②专一性检查诊断：指在临床诊断符合肿瘤的基础上，结合具有一定特异性检查的各种阳性结果而做出的诊断。这些检查包括实验室生化检查和影像学（X 线、CT、MRI、超声、放射性核素显像等）检查等。如肝癌的甲胎蛋白检测，消化道肿瘤的钡餐造影、钡灌肠造影和气钡双重造影等。③手术诊断：外科手术探查或通过各种内镜检查时，通过肉眼观察新生物而做出的诊断。④细胞病理学诊断：包括各种脱落细胞学和（或）穿刺细胞学检查。⑤组织病理学诊断：包括各种内镜活检和各种肿瘤切取或切除后制成切片进行组织学检查，以及造血组织肿瘤骨髓针穿刺活检检查等。

近年来，随着肿瘤检查技术的不断发展，诸如内镜、针吸活检的广泛开展，电镜和免疫组织化学等新技术的应用和推广，极大地丰富和扩大了肿瘤诊断及研究工作的内容和范围，加深人们对肿瘤本质及其发生发展规律的认识，大大提高了肿瘤的早期诊断率和治愈率。准确的肿瘤病理诊断有着重要意义。

（1）判断肿瘤的良、恶性：肿瘤病理检查的最主要作用是判断肿瘤是良性还是恶性。

（2）肿瘤的分类：通过病理检查可以对恶性肿瘤进行分类。

（3）肿瘤分级、分期：通过病理观察肿瘤细胞的分化程度和结构，可以判断恶性肿瘤的分级。另外，通过病理检查观察肿瘤细胞的侵袭范围和淋巴结转移情况，也可为临床肿瘤分期提供依据。

（4）正确选择治疗方案：肿瘤病理检查为临床选择治疗方案提供重要依据，如为良性肿瘤可行肿块单纯切除，恶性肿瘤则要行扩大切除。肿瘤的分级能为以后的化疗药物的选择和剂量提供依据。

（5）判断预后及疗效。

二、肿瘤组织病理学

（一）肿瘤组织病理学检验的一般程序

1. 标本的验收

标本应用缓冲中性甲醛溶液固定（pH 7.0~7.4），以保证切片质量。接受标本时应先核对标本与病理申请单相符与否，检查固定液是否足够。

2. 肉眼观察

检查前应先核对标本号、姓名、标本名与申请单是否相符，再详细阅读病理申请单的病史和临床诊断。观察活组织时要注意其大小、形状、颜色、质地和块数，必要时须称重。

3. 选取组织块

在肉眼观察的同时，应选择合适的部位取组织块，以便包埋制片后镜下观察。选材必须有代表性和诊断价值，一般选择病变与正常组织交界处。

4. 显微镜检查

镜检前先核对病理号与切片数、包埋块数与记录单是否相符。先用低倍镜观察一般结构，再用高倍镜观察细微结构。

5. 病理诊断报告

应实事求是根据病理材料客观诊断。

（二）常见的病理检查方法

1. 常规石蜡切片

是病理学中最常用的制片方法，取材可以广泛而全面，制片质量比较稳定，阅片符合习惯。各种标本经10%中性甲醛溶液固定后，通过取材、脱水、浸蜡、包埋、切片、染色和封片后在光学显微镜下观察。常规制片一般在接收组织块后36小时之内完成，病理诊断报告一般在5个工作日内发出。

2. 快速石蜡切片

是将上述过程简化，可适用于各种标本的快速诊断，尤其是软组织肿瘤或宫颈锥形切除标本，整个过程仅需20分钟左右，半小时内可做出病理诊断。此法的优点是设备简单、制片快速，缺点是耗费人力、制片质量不易掌握，现多已被冷冻切片取代。

3. 冷冻切片

对手术治疗有极大的帮助和指导意义。

术中冷冻切片病理会诊的目的是：①确定病变的性质，是否为肿瘤或非肿瘤学病变，若为肿瘤则进一步确定良性、恶性或交界性；②了解肿瘤的播散情况，尤其是确定区域淋巴结有无肿瘤转移或邻近脏器有无肿瘤浸润；③明确手术切缘情况，是否有肿瘤组织累及或残留；④手术中帮助辨认组织，为临床医师决定术中治疗方案提供参考性意见。

但由于术中及冷冻制片取材局限，时间短，同时取材组织因低温冷冻使组织和细胞变异性较大，致使冷冻切片诊断的准确性不及石蜡切片，有一定的误诊率和延迟诊断率。因此，临床医师必须清楚冷冻切片病理报告仅作为临床手术治疗的参考，不能作为最终病理诊断，最后的病理诊断必需根据石蜡切片做出。上述情况，临床主管医师必须在术前向患者本人或其家属交代清楚，并在"术中快速冷冻切片病理检查患者知情同意书"得到患者本人或其家属理解同意并签名后才能执行。其主要有以下方法。

（1）氯乙烷法：设备简单，适合于基层医院和术中会诊，但容易受到周围环境气温的影响。

（2）二氧化碳法：此法已逐渐淘汰，目前已很少应用。

（3）半导体法：具有取材较大、制片较快和比二氧化碳法容易掌握的特点，但易受周围环境气温的影响，已逐渐被恒冰切片机代替。

（4）恒冰切片机法：是目前最先进的冷冻切片机，整个过程在-20℃左右的条件下进行，制片质量稳定良好，出片速度快，从取材、制片到观察一般在 30 分钟内可做出诊断报告，但价格昂贵。

4. 印片和刮片

此法一般属应急措施，其确诊率要低于冰冻组织学切片，可与其他方法联合使用。

（三）组织病理诊断报告

大多数肿瘤的病理诊断，依靠常规石蜡切片，结合必要的临床资料，即可做出正确的病理诊断，少数分化低的肿瘤则需要采用特殊染色、免疫组织化学染色和超微结构观察等技术，才能做出恰当的病理诊断。常规病理诊断：要详细了解病史，包括年龄、性别、病程、症状，肿瘤的部位、大小、形状、硬度，实验室检查和 X 线片所见，仔细检查大体标本，全面、细致地观察切片病变，分析各种病变的性质，抓住病变特征，做出诊断。病理诊断报告是肿瘤诊断最可靠的定性诊断依据，病理诊断的书写格式应参照有关规范，一般包括以下内容：①送检标本的类型；②肿瘤所处的部位；③肿瘤的大体形态；④肿瘤的组织学类型或亚型；⑤肿瘤的病理分级；⑥肿瘤的大小、浸润深度和范围；⑦脉管和神经累及情况；⑧切缘组织有无肿瘤浸润或残留；⑨各组淋巴结有无肿瘤转移，淋巴结包膜外有无肿瘤浸润；⑩运送组织情况。

报告格式书写列举如下。

（1）全胃切除标本。

（2）胃小弯胃角处浸润溃疡型印戒细胞癌，癌肿大小 6 cm×5 cm×4 cm，浸润胃壁全层至浆膜外脂肪组织，黏膜下和浆膜下多个淋巴管内见癌栓，肌间神经束见癌侵犯，标本上、下切缘（分别距癌肿 5 cm 和 4 cm）及另送上、下切缘均未见癌浸润。

（3）胃周淋巴结见癌转移（14/30），具体如下：贲门旁（0/4），胃左动脉旁（0/1），小弯侧（12/14），大弯侧（0/4），幽门上（2/5），幽门下（0/2）。

三、肿瘤细胞病理学

临床细胞学是根据脱落细胞的形态改变诊断肿瘤和认识疾病的一门科学。随着肿瘤检查手段的不断发展，癌细胞形态学的深入研究和细胞染色技术的改进，近 50 年来，细胞学诊断逐渐发展成为早期发现肿瘤的普查手段和肿瘤诊断的重要组成部分。

（一）肿瘤细胞学诊断的应用

由于癌细胞比正常细胞容易脱落，细胞涂片操作简单，容易推广和重复检查等特点，应用广泛。

1. 防癌普查

如食管脱落细胞学检查。

2. 早期诊断肿瘤

对人体消化系统的肿瘤，细胞学诊断有很高的阳性率。如食管癌细胞学诊断阳性率高达 90% 以上。胃癌采用胃冲洗法或内镜的新技术，阳性率可达 80% 以上。

3. 鉴定疗效和推测预后

临床利用细胞学观察放疗、化学药物治疗（以下简称化疗）的反应，评价疗效和推测预后。近年来，细胞学逐渐成为协助制定某些肿瘤的化疗、中医中药治疗和手术治疗等治疗方案的重要参考指标。

（二）肿瘤细胞学

肿瘤细胞学包括上皮组织来源的恶性肿瘤——癌和非上皮组织来源的恶性肿瘤——肉瘤，以及其他类型的恶性肿瘤。非上皮组织来源的恶性肿瘤仅占恶性肿瘤总数的 10% 左右，其表面被覆一层正常上皮组织，瘤细胞不易脱落。脱落后瘤细胞基本上具有癌细胞的一般特征。

肿瘤细胞学诊断需要的依据如下：

1. 癌细胞的形态特征

（1）细胞外形改变：包括细胞增大、大小不一和多形性。

（2）细胞核改变：包括核大，核浆比例增大，核大小不一，形态异常，核仁肥大、数目增多，核膜增厚和核分裂活跃。

（3）细胞浆改变。

（4）变性坏死：癌细胞变性坏死，胞浆破坏形成裸核。

2. 癌细胞相互间关系的改变

（1）排列紊乱，失去正常极向。

（2）特殊排列，各种腺癌常可见到癌细胞呈菊团状或管腔状排列，鳞癌可见到成层排列的纤维形癌细胞或成珠的癌细胞团。

3. 涂片的背景

恶性肿瘤细胞特征是综合性的，不能凭某一特征作为诊断恶性肿瘤的依据。因为某些恶性细胞的形状特征有时也出现在一些良性病变的细胞中。各种特征所在部位、数量上的改变及涂片背景等，对诊断癌瘤、分辨早晚及类型均有很大的参考价值。

（三）肿瘤细胞病理学方法

1. 标本收集

（1）脱落细胞学：不仅指从体表、体腔或与体表相通的管道内自然脱落的细胞，也包括经一定器械作用脱落的浅表细胞。常见标本如食管拉网、纤维食管胃镜引导下的刷片和冲洗液沉渣涂片、腹腔积液等。

（2）穿刺细胞学：现代细胞病理学中指细针吸取（FNA）细胞检查的方法，包括体表和深部肿块穿刺。体表穿刺适用于淋巴结、皮肤和软组织肿块等可触及的肿块，如食管癌。深部肿块穿刺：体表难以触及的肿块可在影像学技术如 B 超、X 线、CT 及内镜等的引导下进行定位穿刺，适用于肝、胰、消化道管壁深层肿块及其他深部肿块。

2. 制片方法

（1）直接涂片：脱落细胞学和穿刺细胞学标本都适用。将取材所得尽快涂布于载玻片上，涂片动作宜轻快，忌刮擦，避免细胞的机械损伤，注意保持涂片厚薄均一。一般脱落细胞学涂片为 1~4 张，各种内镜刷片和鼻咽活检组织涂片等取材相对有限的标本涂片数不宜过多，以免影响每张涂片中的细胞数量及细胞保存质量。待做 HE 或巴氏染色等湿固定的涂片切记及时固定，避免涂片干燥引起的细胞蜕变。

（2）印片：将组织学活检或手术切除的新鲜标本在固定前轻触玻片可制成印片，以做出相对快速的细胞学诊断。然而将组织学标本做压片细胞学检查不被提倡，因为会挤压破坏组织，影响后继的组织学检查。印片完毕后同样要注意及时固定。

（3）离心涂片：将液体标本离心后，弃上清液，取沉渣涂片。适用于腹腔积液等各种体腔积液，以及术中盆腔冲洗液等脱落细胞学标本。同样可应用于细针穿刺标本，如囊性病变针吸所得液体，以及穿刺针头残留物洗液。

（4）细胞块：是组织学制片方法在细胞学中的应用。将促凝物质如10%中性甲醛溶液加入液体标本的离心沉渣，使之凝固，石蜡包埋后切片。与涂片比较其优点在于可能保留更多的组织学结构。另外，细胞块切片有助于免疫组化等辅助检查在细胞学中的应用。

3. 固定

（1）湿固定：一般采用95%乙醇或50%乙醚乙醇溶液固定。湿固定必须及时，应在涂片干燥前，可避免由此引起的细胞蜕变，从而更好地保留细胞核的形态。染色方法为苏木紫伊红（HE）染色和巴氏染色。乙醇固定比组织学常用的10%甲醛溶液固定更易导致细胞收缩。加入乙醚后有所改善，尤其适用于 HE 染色。

（2）干固定：即经空气干燥。细胞因干燥而更紧密地黏附于玻片上，不似湿固定易于脱片，因而避免了取材的损失。但干固定后细胞因蜕变以及表面张力而变扁平，面积大于湿固定者，细胞核形态保存欠佳，不适用 HE 染色和巴氏染色，而配以着重胞浆和间质着色的 Romanovsky 类染色。

4. 染色

（1）HE 染色：为组织病理学常规染色方法。核浆对比鲜明，核形态包括染色质和核仁等清晰。染液渗透力强，能用于较厚的涂片及含大量液化坏死物质的涂片。操作步骤简单，省时，质量稳定。

（2）巴氏染色：染色特点和 HE 相似，着重核形态，优点在于可通过将胞浆角蛋白染为橙色来识别角化，从而作为鳞状分化的依据来鉴别低分化鳞癌。但细胞蜕变包括非鳞状细胞的蜕变，也可导致胞浆橙染。染色成分较多，步骤烦琐，耗时长。

5. 辅助检查

组织化学、免疫组化、电镜、共聚焦显微镜、流式细胞和细胞图像分析、细胞遗传学及各种分子生物学技术都可使用细胞学标本。而且由于细胞学标本为新鲜组织，更能满足这些研究的需要。如穿刺标本用于电镜检查，由于新鲜组织立即固定，细胞器保存质量极佳。免疫组化技术在细胞学中的应用已趋成熟，可用于 Crytospin 涂片和细胞块切片，也可用于直接涂片。后者若能保持涂片中有足量具诊断意义的细胞，减少血液和炎症坏死成分的稀释和干扰作用，推片薄而均匀，也能得到可靠的结果。

（四）肿瘤细胞病理学应用

细胞病理学已被广泛应用于肿瘤与非肿瘤、良性与恶性肿瘤的诊断与鉴别诊断，肿瘤诊断阳性率可达80%~90%或90%以上，经形态学或结合免疫组化等检查后可明确大部分肿瘤的组织学类型。

1. 脱落细胞学

脱落细胞学检查经济、安全、简便，几乎无损伤且诊断灵敏度高，特异性强。食管脱落细胞学检查是用于食管癌防癌普查的主要手段，在我国食管癌高发区域广为开展。取材方法的不同，使脱落细胞学检查成为组织学活检的有益补充。如内镜刷片由于取材面积远大于组织学活检，而且恶性细胞黏附性差更易脱落刷取，因而能在活检阴性时得到阳性结果，两者合用可提高诊断准确率。消化道癌症的内镜组织学活检诊断准确率为 80%~85%，与细胞学合用后，可达 90% 甚至 100%。然而食管癌患者可因食管狭窄，未能将食管球吞咽至病变段而拉网结果阴性。因此阴性报告不能排除肿瘤存在。此外，食管拉网因不能直视病变而无法对肿瘤精确定位。

2. 穿刺细胞学

穿刺细胞学具有简单易行、快速、准确、安全、经济的特点，但也有其并发症，并且其发生率随穿刺针径增粗和穿刺部位深入而上升。穿刺细胞学的主要并发症是：出血、感染、气胸、肿瘤播散、穿刺后组织学改变，其他如胰腺穿刺引起的血淀粉酶升高和胰腺炎等。

(五) 细胞病理诊断报告

细胞病理学报告应包括标本类型、取材部位、肉眼所见、镜下观察描述性文字及诊断性名称，对诊断不明者必要时注明鉴别诊断及进一步检查的建议，以供临床参考。数字式分级诊断曾广泛应用于细胞学报告，但现已很少使用。如著名的宫颈涂片巴氏 5 级诊断，将未见异型细胞到浸润性癌之间分为 Ⅰ~Ⅴ级。然而该 5 级的判断标准未能与现代宫颈上皮性病变的组织学名称相联系，缺乏客观性和可重复性，不同使用者间存在歧义，形成命名学上的紊乱，已不能满足诊断和治疗的要求。为此 1988 年美国国立癌症中心（NCI）制定了一个新的宫颈涂片诊断系统——The Bethesda 系统（TBS），既统一了命名，又兼顾了宫颈癌发病机制的研究成果，达到更好地指导治疗的作用。其中重大改变之一为应用了低度鳞状上皮内病变（LSIL，包括轻度不典型增生和 HPV 感染）和高度鳞状上皮内病变（包括中、重度不典型增生和原位癌）等诊断性名称以替代过去数字式的分级诊断，既与组织学诊断间有很好的可比性，分级又达到临床治疗方法区分要求，同时提高了诊断的可重复性。因此 WHO 认为数字式分级诊断已不适用于细胞病理学报告，应以诊断性名称取而代之。另外，无论脱落细胞学还是穿刺细胞学，受取材方法局限，细胞病理学检查都存在抽样性的特点，阴性结果不能推论至病变全部，即不能完全排除肿瘤存在可能。这是理解细胞学报告的不可忽视的要点。

四、细胞病理学与临床的联系

虽然细胞病理学为病理学的一个分支，但与临床密不可分。尤其穿刺细胞学的开展使细胞学人员必须掌握良好的临床诊断技能。体表肿块的正确判断依赖触诊和牢靠的解剖学基础。为尽量避免穿刺细胞学抽样性质导致的"假阴性"结果，一名优秀的细胞病理学者应善于从临床角度分析，识别肿块的"可疑"程度，判断穿刺内容物的代表性，决定对"阴性"肿块是否重复穿刺。脱落细胞学也存在对标本代表性的认识问题。因此，临床资料的完全给细胞病理学诊断带来的益处远超过所谓"先入为主"导致的不良影响。对临床医师而言，同样应了解细胞学诊断的这一局限性，除提供详尽的临床资料外，判断细胞学报告的可靠性必须结合临床及其他辅助检查，如有不符，各方应及时沟通。这种良好的合作是提高细胞学诊断准确率，使之更好为临床服务的前提。

（焦兰晨）

第三章

头颈部肿瘤

第一节　鼻咽癌

鼻咽癌（NPC）是指来自鼻咽被覆上皮的恶性肿瘤，它高发于我国南方和东南亚地区。广东为鼻咽癌最高发的地区，故又称为"广东瘤"。放疗是其最主要的治疗方法，放疗配合化疗可提高鼻咽癌的疗效。

一、解剖

鼻咽位于颅底和软腭之间，连接鼻腔和口咽（图3-1A）。鼻咽腔近似一个不规则的立方体（图3-1B），其上下径和左右径各约3 cm，前后径2~3 cm，可分为前、顶、后、底壁及左右对称的两个侧壁。

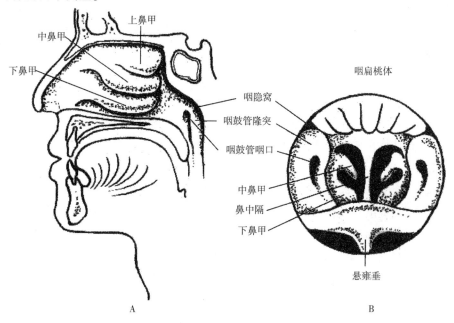

图3-1　鼻咽部解剖

A. 正常鼻咽腔；B. 间接鼻咽镜所见

1. 顶后壁

顶壁由部分蝶骨体及枕骨底部所组成。后壁相当第 1、第 2 颈椎，两侧为咽隐窝的后界。顶和后壁互相连接，并倾斜形成圆拱状，二壁之间没有明确的解剖分界标志，故临床上常合称为顶后壁，即由后鼻孔上缘向后，直至软腭水平。其黏膜下有丰富的淋巴组织，构成咽扁桃体，在儿童期增殖明显，形成增殖体。

2. 侧壁

侧壁包括：①咽鼓管前区；②咽鼓管区，有咽鼓管咽口（呈三角形，距下鼻甲后端约 1 cm）和其后上方的咽鼓管隆突（由三角形软骨板反折而成），与其下方的纤维组织共同构成咽鼓管的软骨部分；③咽鼓管后区，即咽隐窝，位于咽鼓管隆突后上方，与鼻咽顶后壁相连。此窝深约 1 cm，呈圆锥形，尖端向上，与破裂孔相距约 1 cm。同时，颈内动脉管外口则位于此窝的后方。

3. 前壁

前壁为鼻中隔后缘以及位于其两侧的后鼻孔，可直接通入鼻腔。

4. 底壁

底壁由软腭背面及其后缘与后壁之间的咽峡构成。

鼻咽黏膜被覆假复层纤毛柱状上皮，下界近口咽部为复层鳞状上皮，二者之间可见过渡的上皮细胞。黏膜固有层含混合型小涎腺。

5. 淋巴引流

鼻咽部淋巴管极为丰富，主要引流入颈寰椎侧旁的咽后淋巴结（又称 Rouviere 淋巴结，为鼻咽癌引流的第一站淋巴结），再进入颈深组淋巴结，主要包括：①颈内静脉淋巴结链；②副神经淋巴结链（位于颈外侧区内）；③颈横动静脉淋巴结链（位于锁骨上窝内）。

6. 血管

动脉来自颈外动脉的一级或二级分支，分别是：①咽升动脉，是颈外动脉的最小分支；②腭升动脉；③咽动脉，是颌内动脉的终支之一；④翼动脉，也为颌内动脉之终支。静脉经咽静脉丛和翼静脉丛相通，注入面静脉和颈内静脉。

7. 神经

鼻咽的感觉神经与运动神经来自舌咽神经、迷走神经和交感神经之分支所构成的咽神经丛。鼻咽上部的感觉由三叉神经上颌支支配，腭帆张肌则由三叉神经下颌支所供给。

咽旁间隙是位于面颌上颈部的一个深在的脂肪间隙，与鼻咽、口咽毗邻。咽旁间隙是由茎突及其附着的肌肉（茎突舌骨肌、茎突舌肌和茎突咽肌）及多块筋膜间隔而成的，两侧对称（图 3-2）。在咽隐窝这一平面上可分成 3 个部分。①茎突前间隙：内有颌内动脉及其分支、下齿槽神经、舌神经、耳颞神经通过。肿瘤可由此处累及颅底的卵圆孔、棘孔和蝶骨大翼，甚至远至颞下窝。②茎突后间隙：内有颈内动脉、颈内静脉、后组脑神经（第 Ⅸ、第 Ⅹ、第 Ⅺ、第 Ⅻ 对脑神经）及颈交感神经干等通过，尚含颈内静脉上组淋巴结。③咽后间隙：居于咽后正中，内有咽后淋巴结。

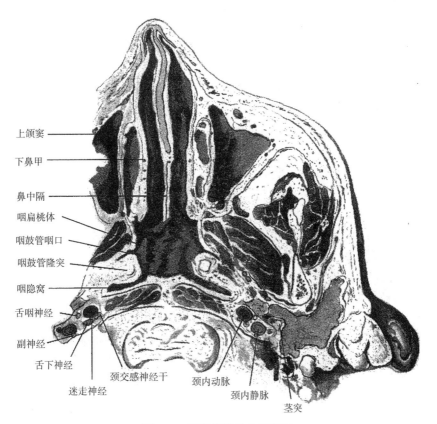

上颌窦

下鼻甲

鼻中隔

咽扁桃体

咽鼓管咽口

咽鼓管隆突

咽隐窝

舌咽神经

副神经

舌下神经

迷走神经　颈交感神经干　颈内动脉　颈内静脉　茎突

图 3-2　咽旁间隙的水平切面

二、流行病学

鼻咽癌可发生在各个年龄组，但以 30~60 岁多见，占 75%~90%。男女性别比为（2~3.8）：1。鼻咽癌的流行病学具有明显的地区聚集性、种族和部分人群的易感现象、家族聚集现象和发病率相对稳定的特征。

1. 明显的地区聚集性

鼻咽癌在欧洲、美洲、大洋洲都颇为罕见，世界人口的年龄标化发病率男女都在 1/10 万以下。在北非和中东地区的一些国家，如突尼斯、阿尔及利亚、以色列、科威特和沙特阿拉伯等的发病率则略高，男性（0.5~3.4）/10 万，女性（0.4~1.9）/10 万。而中等发病率的加拿大西北部、美国阿拉斯加州和格陵兰岛的本地居民，发病率男性（7.8~12.7）/10 万，女性（2.4~9.2）/10 万。我国南方及东南亚一些国家的发病率则较高，特别是中国的广东省，世界人口标化发病率高达男性 30/10 万，女性 13/10 万。在广东省又以珠江三角洲和西江流域一带最为突出，特别是肇庆、佛山、广州等地区。此外，与广东相邻的广西苍梧县和湖南双牌县，鼻咽癌的发病率也很高，男性达 19.76/10 万。这些地区互相连成一片构成了中国鼻咽癌的高发核心地区。

2. 种族和部分人群的易感现象

鼻咽癌发病具有明显的人种差异。在世界三大人种中，部分蒙古人种为鼻咽癌的高发人群，其中包括中国华南地区及东南亚地区的中国人、泰国人、新加坡人及北美洲的因纽特人，黄种人的发病率最高，黑种人次之，而白种人的发病率最低。高发区的居民迁居到低发区后仍保持着鼻咽癌的高发倾向。

在高发区中国广东省内，说不同方言的人群发病率不同，说广州方言的人群特别高发。在广州和香港的调查中发现，广州的水上居民与香港船民的鼻咽癌死亡率最高：男性 54.7/10 万，女性 18.8/10 万。居住在格陵兰的因纽特人（属蒙古人种）其鼻咽癌发病率也较高。

3. 家族聚集现象

肿瘤医院的资料显示，21.6% 的鼻咽癌患者有癌家族史，12.3% 有鼻咽癌的癌家族史，并且肿瘤患者大部分集中在一级亲属，二、三级亲属较少，而其他肿瘤未见明显差别。孪生子同患鼻咽癌的也有报道。鼻咽癌遗传流行病学研究显示，鼻咽癌遗传度为 68.08%，可以认为致病因素中有 68.08% 与遗传因素有关，31.92% 与环境因素有关。

H. Albeck 等报道，27% 的鼻咽癌患者有癌家族史，肿瘤患者主要集中在一级亲属间，且大部分为鼻咽癌和腮腺癌。

4. 发病率相对稳定

对鼻咽癌高发的广东四会和中山地区长期的观察显示，鼻咽癌的发病率均未出现较大波动。在低发区如欧美，大洋洲，亚洲的日本、印度等国家鼻咽癌的发病率多年来也始终在 1/10 万以下。WHO Ⅱ 型和 Ⅲ 型鼻咽癌的发病率也未出现明显改变。而同期内肺癌明显升高，宫颈癌明显下降。这一现象也提示鼻咽癌的致病因素是相对稳定的。

三、病因

鼻咽癌的发生可能是多因素的，其癌变过程可能涉及多个步骤。与鼻咽癌发病可能有关的因素包括以下 3 个方面。

1. 遗传易感性

鼻咽癌虽然不属于遗传性肿瘤，但它在某一人群的易感现象比较突出，并有家族聚集现象。连锁分析表明，人类白细胞抗原（HLA）和编码细胞色素 P4502E1 酶基因（cytochrome P4502E，CYP2E1）可能是鼻咽癌的遗传易感基因，它们与大多数的鼻咽癌发生有关。

现代的分子遗传学和分子生物学研究发现，鼻咽癌发生高频率染色体杂合性缺失（LOH）的染色体主要位于 1p、3p、9p、9q、11q、13q、14q、16q 和 19p，并定位了相应的 LOH 最小丢失区（MDR），提示在高频率缺失区可能含有在鼻咽癌发病机制中起重要作用的肿瘤抑制基因。鼻咽癌发生遗传物质扩增的染色体主要位于 1q、2q、3q、6p、6q、7q11、8q、11q13、12q、15q、17q 和 20q，表明在这些区域可能存在与鼻咽癌发生发展相关的癌基因。

以上的研究表明鼻咽癌患者的染色体存在不稳定性，因此更容易受到外界各种有害因素的"攻击"而致病。

2. EB 病毒

经免疫学方法证明 EB 病毒带有壳抗原（VCA）、膜抗原（MA）、早期抗原（EA）及核抗原（EBNA）等多种特异性抗原。EB 病毒与鼻咽癌有密切关系，其主要根据如下。

（1）鼻咽癌患者血清中所检测到的 EB 病毒相关抗体（包括 IgA/VCA、IgA/EA、EBNA 等），无论是抗体阳性率还是抗体几何平均滴度都比正常人和其他肿瘤（包括头颈部癌）患者明显增高，且随病情复发或恶化可再次升高。

（2）鼻咽癌患者血浆中存在着游离于细胞外的 EBV-DNA，其拷贝数与肿瘤负荷呈正相关，并且随着肿瘤的进展或消退而变化，能够预测肿瘤的复发或转移。

（3）鼻咽癌的癌细胞内可检测到 EB 病毒的标志物如 EB 病毒 DNA 和 EBNA。

（4）在体外用含有 EB 病毒的细胞株感染鼻咽上皮细胞后，发现受感染的上皮生长加快，核分裂象也多见。

（5）据报道 EB 病毒在一些促癌物的作用下可诱发人胚鼻咽黏膜组织的未分化癌。

尽管如此，目前尚缺乏 EB 病毒致鼻咽癌的完整动物模型，还不能认为 EB 病毒就是鼻咽癌的病因。因此，在鼻咽癌的发病方面，EB 病毒很可能以遗传因素（或）某些特定环境因素为前提，才能发挥致癌作用。

3. 环境因素

国外报道，侨居美国、加拿大的第一代中国人（以广东居民为多）鼻咽癌死亡率为当地白人的 30 倍，第二代降为 15 倍，第三代虽未有确切数字，但总的趋势是继续下降。与此同时，出生于东南亚的白人，其鼻咽癌发病率则有所增多。其原因除了部分人的血缘关系发生改变外，显然环境因素也在起着重要的作用。近年的研究发现，以下物质与鼻咽癌的发生有一定的关系。

（1）亚硝胺：可以诱发动物肿瘤。其中的二甲基亚硝胺和二乙基亚硝胺在广州咸鱼中含量较高，用咸鱼喂养大白鼠，可诱发鼻腔癌或鼻窦癌。认为广东人鼻咽癌发病率高可能与幼儿吃咸鱼的习惯有关，可在其尿中测出具有致突变作用的挥发性亚硝胺。

（2）芳香烃：在鼻咽癌高发区的家庭内，每克烟尘中 3，4-苯并芘含量达 16.83 μg，明显比低发区家庭高。同样，这一化合物在动物实验中也可以诱发大鼠"鼻咽"部肿瘤。

（3）微量元素：硫酸镍可以在小剂量二亚硝基哌嗪诱发大鼠鼻咽癌的过程中起促进癌变的作用。

四、病理

鼻咽腔被覆一层较薄的黏膜上皮，主要由鳞状上皮、假复层纤毛柱状上皮和变移上皮构成。在黏膜固有层常有淋巴细胞浸润，在黏膜下层有浆液腺和黏液腺。鼻咽癌是指来源于鼻咽被覆上皮的恶性肿瘤。

1. 病理类型

鼻咽癌细胞 95% 以上分化不良，恶性程度高。WHO 将鼻咽癌组织学分类为：角化性鳞状细胞癌、非角化性癌和基底样鳞状细胞癌，其中非角化性癌根据肿瘤细胞的分化程度又分为分化型非角化癌和未分化型非角化癌或鼻咽型未分化癌。

2. 生长与扩展

鼻咽癌好发于鼻咽侧壁（尤其是咽隐窝）和顶后壁。

鼻咽癌恶性度高，呈浸润性生长，可直接向周围及邻近组织和器官浸润、扩展：向上可直接破坏颅底骨质，也可经破裂孔、卵圆孔、棘孔、颈内动脉管或蝶窦和后组筛窦等自然孔道或裂隙侵入颅内，累及脑神经；向前侵犯鼻腔、上颌窦、前组筛小房，再侵入眼眶内，也可通过颅内、眶上裂或翼管、翼腭窝侵入眼眶内；肿瘤向外侧可浸润咽旁间隙、颞下窝和咀嚼肌等；向后浸润颈椎前软组织、颈椎；向下累及口咽甚至喉咽。

3. 转移

鼻咽黏膜下有丰富的淋巴管网，且淋巴引流可跨越中线到对侧颈部。鼻咽癌的颈淋巴结转移发生早，转移率高。肿瘤医院统计显示，确诊时有 70%～80% 的患者已有颈淋巴结转移，40%～50% 的患者发生双侧颈淋巴结转移。淋巴结转移的位置最多见于颈深上二腹肌下淋巴结，其次是颈深中组淋巴结和颈外侧区的副神经链淋巴结。

鼻咽癌发生远处转移与颈淋巴结的转移密切相关，随着转移淋巴结的增大、数目的增多，远处转移的机会也明显增加。肿瘤医院统计，鼻咽癌 5 年累积远处转移率为 20%～25%，N_2、N_3 患者的 5 年累积远处转移率分别是 30% 和 45%，Petrovich Z 等报道 N_0、N_3 患者的远处转移率分别为 17%（11/193）和 74%（69/93）。远处转移最常见的部位是骨，其次是肺、肝，且常为多个器官同时发生。

五、临床表现

鼻咽癌常见的症状和体征有以下这些。

1. 涕血

70% 左右的患者有此症状，其中 23.2% 的病例以此为首发症状来就诊。用力回吸鼻腔或鼻咽分泌物时，由于软腭背面与肿瘤表面相摩擦，肿瘤表面血管破裂所致。轻者可引起涕中带有血丝，重者可致较大量的鼻出血。

2. 鼻塞

常为单侧性和逐渐性加重。由于肿瘤堵塞后鼻孔所致，约占 48%。

3. 耳鸣与听力减退

分别占 51.5%～62.5% 和 50%。位于鼻咽侧壁和咽隐窝的肿瘤浸润、压迫咽鼓管，使鼓室形成负压，引起分泌性中耳炎所致。病状较轻者此时如行咽鼓管吹张法可获暂时缓解。听力减退为传导性听力障碍，多伴有耳内闷塞感。

4. 头痛

占 57.2%～68.6%，以单侧颞顶部或枕部的持续性疼痛为特点。往往是由于肿瘤压迫、浸润脑神经或颅底骨质所致，也可以是局部感染或血管受刺激引起的反射性头痛。

5. 脑神经损害

鼻咽癌向上直接浸润和扩展，可破坏颅底骨质或经自然颅骨通道或裂隙，侵入颅中窝的岩蝶区（包括破裂孔、颞骨岩尖、卵圆孔和海绵窦区），使第Ⅲ、第Ⅳ、第Ⅴ（第1、第2支）和第Ⅵ对脑神经受侵犯，表现为上睑下垂、眼肌麻痹（包括单纯展神经麻痹）、三叉神经痛或脑膜刺激所致颞区疼痛等（眶上裂综合征），如尚有第Ⅱ对脑神经损害，则为眶尖或岩蝶综合征。

当鼻咽癌扩展至咽旁间隙的茎突后区或咽旁转移淋巴结向深部压迫、浸润时，可累及第Ⅸ、第Ⅹ、第Ⅺ、第Ⅻ对脑神经和颈交感神经节（Horner 综合征：睑裂狭窄、瞳孔缩小、眼球内陷、同侧无汗，发生率为 2.22%）。第Ⅴ对脑神经的第3支，可以在颅内受浸润，也可以在咽旁间隙受压面损伤。第Ⅰ、第Ⅱ对脑神经位于颅内靠前方，第Ⅶ、第Ⅷ对脑神经有坚实的颞骨岩部的保护，因而均较少受侵犯。

6. 颈淋巴结肿大

约 40% 患者以颈淋巴结肿大为首发症状来诊，确诊时有 60%～80% 的患者已有颈淋巴结转移。其典型的转移部位是颈深上组的淋巴结，但由于这组淋巴结有胸锁乳突肌覆盖，并且是无痛性肿块，因此初发时不易发现。也有一部分患者的淋巴结转移首先出现在颈外侧区。

7. 远处转移的症状

由于鼻咽癌细胞 95% 以上分化不良，恶性程度高，确诊时约有 4.2% 病例已有远处转移，放疗后死亡的病例中远处转移率高达 45.5%，转移部位以骨、肺、肝最为常见。骨转移又以骨盆、脊柱、肋骨最多见。骨转移常表现为局部持续且部位固定不变的疼痛和压痛，且渐进性加剧，早期不一定有 X 线改变，全身骨扫描可协助诊断。肝、肺的转移可以非常隐蔽，有时只在常规随访的胸部 X 片、肝 CT 扫描或 B 超检查中才发现。

六、诊断和鉴别诊断

（一）诊断

鼻咽癌综合治疗后的 5 年生存率为：Ⅰ期 95%，Ⅱ期 85%，Ⅲ期 68%，Ⅳ期 50%。由此可见，提高疗效的关键是早期诊断，早期治疗。但由于以下原因导致鼻咽癌不易早期诊断：①生长部位隐蔽；②早期无特异性的症状；③有些患者甚至到晚期也没有出现耳鼻症状；④第一次接诊医师的疏忽。因此，要达到早期诊断，必须做到如下六点。

1. 提高警惕，注意患者的主诉

对有回吸性涕血、持续性鼻塞、单侧性耳鸣、无痛性颈淋巴结肿大、头痛、原因不明的脑神经损害等症状的患者，应通过间接鼻咽镜或鼻咽电子镜仔细检查鼻咽腔，必要时辅以鼻咽 MRI/CT 检查。

2. 颈淋巴结检查

注意检查颈内静脉链、副神经链及颈横动静脉链有无肿大淋巴结。

3. 颅神经的检查

不仅需要逐项认真按常规进行，而且对疑有眼肌、咀嚼肌和舌肌瘫痪者，有时需反复检查才能引出阳性结果。

4. EB 病毒血清学检测

目前，常规应用于鼻咽癌筛查的指标有 IgA/VCA、IgA/EA、EBV-DNaseAb。鼻咽癌的检出率与抗体水平及变化有关。

凡属于下述情况之一者，可认为是鼻咽癌的高危对象。

（1）IgA/VCA 抗体滴度≥1∶80。

（2）在 IgA/VCA、IgA/EA 和 EBV-DNaseAb 三项指标中任何两项为阳性者。

（3）上述三项指标中，任何一项指标持续高滴度或滴度持续升高者。

凡是符合上述标准的人，都应在鼻咽电子镜下做细致观察，必要时病理活检。特别要指出的是 EB 病毒的血清学改变，可在鼻咽癌被确诊前 4~6 个月即显示阳性反应，但要注意假阳性。

5. 影像学诊断

（1）MRI 或 CT 扫描。临床应用意义：①协助诊断；②确定病变范围，准确分期；③正确确定治疗靶区，设计放疗野；④观察放疗后肿瘤消退情况和随访跟踪检查。

MRI 以其优良的软组织分辨率，且同时能获得横断面、矢状面和冠状面成像的信息而优于 CT。MRI 除了清楚地显示鼻咽结构的层次和肿瘤的范围外，能较早地显示肿瘤对骨质的浸润情况。MRI 对放疗后纤维化改变和肿瘤复发的鉴别也有较大的帮助。目前鼻咽癌的影像学诊断首选 MRI。

（2）全身骨显像。对鼻咽癌骨转移的诊断有较高的价值，它比普通的 X 线和 CT 敏感，一般较 X 线提早 3~6 个月显示病灶，全身骨显像扫描后，病灶多表现为放射性浓聚灶，少部分表现为放射性缺损区。骨显像对骨转移瘤敏感性高，但缺乏特异性。因此，对单一的放射性浓聚病灶在下结论时，应结合病史，排除手术创伤、骨折、骨质退行性变和放疗、化疗的影响等。

（3）PET-CT 全身显像扫描。能同时获得全身各方位的 PET 功能代谢图像、CT 解剖图像及 PET-CT 的融合图像，对肿瘤的诊断具有较高的灵敏性、特异性及准确性。它有助于明确鼻咽癌原发灶和区域转移淋巴结的范围、远处转移灶的位置和范围，精确的肿瘤临床分期；确定鼻咽癌的生物靶区，提高放疗的精确度，从而减少正常组织放射性损伤；鉴别肿瘤治疗后的复发、残存或治疗后改变；评价及监测肿瘤的治疗效果，协助临床制订和调整治疗方案。

6. 组织学诊断

鼻咽癌患者应尽可能取鼻咽癌原发灶组织送病理检查，在治疗前必须取得明确的组织学诊断。临床上仅在原发灶无法获得明确病理诊断时才考虑做颈淋巴结的活检。

（二）鉴别诊断

1. 鼻咽增生性病变

正常情况下鼻咽顶部的腺样体在 30 岁前大多已萎缩。但有的人在萎缩的过程中发生较严重的感染，致使局部形成凹凸不平的不对称结节，一旦产生溃疡、出血则需活检予以鉴别。

2. 鼻咽结核

鼻咽结核多见于年轻人，可形成糜烂、浅表溃疡或肉芽状隆起，表面分泌物多而脏，甚至累及整个鼻咽腔。特别要注意是否有癌与结核并存，以及是否为鼻咽癌引起的结核样反应。

3. 鼻咽 T 细胞淋巴瘤

鼻咽 T 细胞淋巴瘤也称鼻咽恶性坏死性肉芽肿，病灶主要发生在鼻咽、鼻腔和上腭等的中线结构，以进行性坏死性溃疡为临床特征，并导致鼻中隔和上腭穿孔。本病有特殊的恶臭，常伴有反复的高热，病理检查常仅见慢性炎症性改变。

4. 鼻咽血管纤维瘤

鼻咽血管纤维瘤以青年人多见，男性明显多于女性。鼻咽镜下可见肿物表面光滑，黏膜色泽近似于正常组织，有时可见表面有扩张的血管，触之质韧实。临床上一旦疑及此病，切忌轻易钳取活检，以免造成严重出血。

5. 颈淋巴结炎

颈淋巴结炎常见，多位于颌下（由咽部或牙齿疾患引起）。但对中年以上患者在颈深上组（Ⅱ区）或副神经链（Ⅴ区）处有较硬的淋巴结时，须及时排除肿瘤转移的可能。

6. 颈淋巴结结核

青少年较多见。肿大的淋巴结质地较实，可与周围组织粘连成块，有时有触痛或波动感，穿刺可吸出干酪样物质。

7. 恶性淋巴瘤

青少年较多见，颈淋巴结肿大可遍及多处，同时腋下、腹股沟、纵隔等区域也可见肿大淋巴结。肿大之淋巴结质坚而有弹性，呈橡皮感，活动，可伴有发热、盗汗或体重减轻。

8. 颈部其他淋巴结转移癌

耳鼻咽喉与口腔的恶性肿瘤常可发生颈淋巴结转移，其部位大多在颈深上淋巴结和副神经链淋巴结。如锁骨上区有转移的淋巴结肿大时，应首先考虑来自胸腔、腹腔和盆腔的恶性肿瘤。

此外还应注意与颅咽管瘤、脊索瘤和蝶窦囊肿相鉴别。

七、分期

现将美国癌症联合委员会（AJCC）推荐使用的鼻咽癌 TNM 分期介绍如下。

1. 原发肿瘤（T）

T_x：原发肿瘤不能评价。

T_0：无原发肿瘤的证据。

T_{is}：原位癌。

T_1：肿瘤局限于鼻咽腔或肿瘤侵犯口咽和（或）鼻腔，但无咽旁间隙侵犯。

T_2：肿瘤侵犯咽旁间隙。

T_3：肿瘤侵犯颅底骨质和（或）鼻旁窦。

T_4：肿瘤侵犯颅内，和（或）累及脑神经、下咽、眼眶、颞下窝、咀嚼肌间隙。

2. 淋巴结转移（N）

N_x：区域淋巴结转移不能评价。

N_0：无区域淋巴结转移。

N_1：锁骨上窝以上单侧的颈淋巴结转移，最大径≤6 cm，单侧或双侧的咽后淋巴结转移，最大径≤6 cm。

N_2：双颈淋巴结转移，直径≤6 cm，且位于锁骨上窝以上。

N_3：颈淋巴结转移，直径>6 cm，锁骨上窝淋巴结转移。

N_{3a}：颈淋巴结直径>6 cm。

N_{3b}：锁骨上窝淋巴结转移。

3. 远处转移（M）

M_0：无远处转移。

M_1：有远处转移。

4. TNM 分期

0 期：$T_{is}N_0M_0$。

Ⅰ 期：$T_1N_0M_0$。

Ⅱ 期：$T_1N_1M_0$，$T_2N_0M_0$，$T_2N_1M_0$。

Ⅲ 期：$T_1N_2M_0$，$T_2N_2M_0$，$T_3N_{0\sim2}M_0$。

ⅣA 期：$T_4N_{0\sim2}M_0$。

ⅣB 期：$T_{1\sim4}N_3M_0$。

ⅣC 期：$T_{1\sim4}N_{0\sim3}M_1$。

八、治疗

放疗是最主要的治疗方法。但是，对于一些较晚期的患者，综合运用化疗可提高疗效。

（一）放疗

鼻咽癌的放疗以个体化分层治疗为原则：Ⅰ／Ⅱ期患者单纯外照射放疗或外照射放疗+鼻咽腔后装放疗；Ⅲ／Ⅳ期患者采用放疗+化疗的综合治疗；对已有远处转移的患者应采用以化疗为主的姑息性放疗。

二维放疗技术（2D-RT）及其随后的三维放疗技术（3D-RT）是过去几十年鼻咽癌的主要治疗技术。2D-RT 主要采用两个对穿的侧野加或不加鼻前野，照射范围包括鼻咽原发灶、邻近可能扩展和浸润的区域、鼻咽淋巴引流区域。放射源采用 ^{60}Co γ 线、直线加速器高能 X 线或高能 β 线。2D-RT 的肿瘤控制率不高，而且导致严重的远期毒副反应，如口干、张口困难、听力下降、颞叶坏死及脊髓损伤等。

适形调强放射技术（IMRT）是放射肿瘤技术的重大进展，已逐渐成为鼻咽癌的标准放疗技术。它既能使照射区的形状在三维方向上与受照射肿瘤的形状相适合，又能根据肿瘤与周围正常组织的需要分别给予不同的照射剂量，并使周围正常组织和器官少受或免受不必要的照射，从而提高放疗的增益比，提高肿瘤局控率，减轻放疗反应，提高生存质量。目前，鼻咽癌的 IMRT 治疗后，5 年局部控制率为 93%，5 年总生存率为 94%。

1. 照射靶区

（1）大体肿瘤区（GTV）：指临床和影像学检查所能发现的肿瘤范围，包括原发肿瘤（GTVnx）与转移性淋巴结（GTVnd）病灶。

（2）临床靶区（CTV）：除包含 GTV 外，还包括显微镜下可见、亚临床灶及肿瘤可能侵犯的范围，包括整个鼻咽腔、鼻腔和上颌窦后 1/3、后组筛小房、翼突基底部、翼腭窝、颅底的蝶骨基底、蝶骨大翼、蝶窦、破裂孔、岩尖、咽旁间隙包括咽旁前间隙和咽旁后间隙、口咽扁桃体、软腭及第 1、第 2 颈椎。CTV 又分为高危的亚临床病灶（CTV1）和低危的亚临床病灶（CTV2）。

（3）计划靶区（PTV）：指包括 CTV 本身、照射中患者器官运动（由 ITV 表示）和由于日常摆位、治疗中靶位置和靶体积变化等因素引起的扩大照射的组织范围，以确保 CTV 得到规定的治疗剂量。

2. 照射剂量

GTVnx：（68～70）Gy/（30～32）f/（6～7）W；CTV1：（60～66）Gy/（30～32）f/（6～7）W；CTV2：（50～54）Gy/（30～32）f/（6～7）W；GTVnd：（60～68）Gy/30 f/（6～7）W。

放射反应是指在射线作用下出现的暂时性且可恢复的全身或局部反应。全身反应表现为失眠、头晕、乏力、恶心、呕吐、胃纳减退、味觉异常等；局部反应主要表现为皮肤、黏膜和腮腺的急性反应，其反应的程度与分割照射方法、照射部位、照射面积有关。

放射性损伤是指射线的作用引起组织器官不可逆的永久性损伤，如放射性腮腺损伤、放射性中耳炎、放射性下颌关节炎、放射性下颌骨骨髓炎、放射性龋齿、放射性垂体功能低下、放射性视神经损伤、放射性脑脊髓损伤、放射性颈部皮肤萎缩与肌肉纤维化。

（二）化疗

化疗包括新辅助化疗、辅助化疗和同时期化放疗。常用的化疗方案有：PF 方案（PDD+5-FU）、Carboplatin+5-FU、Paclitaxel+DDP（或 Carboplatin）、Paclitaxel+DDP+5-FU 和 PDD+Gemcitabine 等。目前比较支持以含顺铂为主的同期放化疗作为局部晚期鼻咽癌的治疗模式，因为同期化放疗组患者的 5 年绝对生存获益较单纯放疗组提高 8%~10%。同期化放疗推荐 DDP 80~100 mg/m^2，每 3 周 1 次或 DDP 30 mg/m^2，每周 1 次。

DDP：80~100 mg/m^2 静脉滴注第 1 日（化疗前 1 日开始连续水化 3 日）。

5-FU：800~1 000 mg/（m^2·d）静脉滴注第 1~5 日持续静脉灌注，每 21 日重复。

或者

Carboplatin：300 mg/（m^2·d）或（AUC+6）静脉滴注第 1 日。

5-FU：800~1 000 mg/（m^2·d）静脉滴注第 1~5 日持续静脉灌注，每 21 日重复。

（三）手术治疗

仅在下述 5 种情况下才考虑手术治疗。

（1）放疗后鼻咽癌局部复发，且病灶较局限者。

（2）根治量放疗后 3 个月局限性的鼻咽癌原发灶残留者。

（3）根治量放疗后颈部淋巴结残留或复发者。

（4）分化较高的鼻咽癌，如鳞癌（Ⅰ级、Ⅱ级）、腺癌等。

（5）放射性并发症（如放射性鼻旁窦炎症、放射性溃疡、放射性骨髓炎等）。

（四）中医中药治疗

配合放疗和化疗，可减轻放化疗的反应，扶正固本。但中药的直接杀灭肿瘤的作用至今尚未肯定，仍有待于今后继续研究。

九、康复

癌症患者在生理和心理上都有不同程度的功能障碍，因此应争取最大限度地提高和改善生活质量。

1. 心理康复

患者患鼻咽癌后，应使其认识到本病有完全治愈的可能，尽快使其从情绪低潮中恢复过来。

2. 机体康复

在放疗、化疗或其他各种治疗后，患者通常都会感到体力下降，容易疲劳，记忆力较差，故应注意补充营养，可进行轻量、以静态为主的体育活动，使体质和耐力逐步增强。

（孟胜君）

第二节　喉癌

喉癌是头颈部的常见恶性肿瘤，近年来，我国喉癌发病率呈上升趋势。喉癌的治疗以手术和放疗为主，在根治喉癌的同时，应力争保留或重建患者的发音功能，提高患者的生存质量。

一、解剖与生理

喉是呼吸的通道，又是发音的器官，位于颈前正中第 4~5 颈椎水平，上接喉口与喉咽部相连，下接气管。前方有皮肤、颈浅筋膜、颈深筋膜和舌骨下肌群覆盖。两侧与颈部血管、神经和甲状腺侧叶相接触。

（一）喉的界限

1. 上界

会厌舌面，会厌游离缘，两侧杓会厌皱襞，两侧杓状软骨区。

2. 下界

环状软骨下缘。

3. 前界

甲状舌骨膜、甲状软骨前部，环甲膜、环状软骨弓。

4. 后界

杓间区，环状软骨板。

5. 外侧界

两侧会厌软骨外缘，杓会厌皱襞，甲状软骨板的前半部，梨状窝内壁黏膜。

（二）喉的解剖分区

喉在解剖上分为声门上区、声门区和声门下区（图 3-3）。

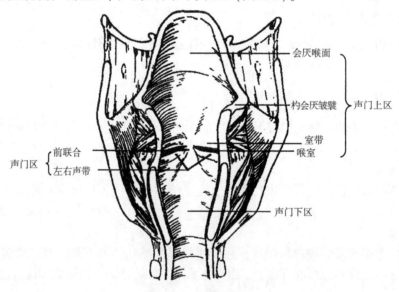

图 3-3　喉部解剖分区

1. 声门上区

由喉的上界到声带上缘之上为声门上区，包括会厌舌面、会厌游离缘、会厌喉面、两侧杓会厌皱襞、两侧杓状软骨区、两侧室带和两侧喉室。

2. 声门区

声门区包括两侧声带、前联合和后联合。

3. 声门下区

声门下区包括声带下缘和环状软骨下缘之间。

（三）喉的结构

喉的结构较复杂，由软骨、关节、韧带、肌肉和黏膜构成。

1. 喉软骨

喉软骨包括不成对的甲状软骨、环状软骨和会厌软骨构成支架，另有成对的杓状软骨、小角软骨和楔状软骨附着在支架上。

2. 喉关节与韧带

喉关节与韧带包括喉软骨间及软骨与舌骨、气管间的连接。关节有环杓关节、环甲关节。喉韧带有弹性圆锥（环甲膜）、方形膜、甲状舌骨膜和环状软骨气管韧带。

3. 喉肌肉

喉肌肉主要有喉内肌和喉外肌。喉内肌有甲杓肌、环杓侧肌和环杓后肌3对；喉外肌又可分为舌骨上肌群和舌骨下肌群。

4. 喉腔

喉腔是由喉壁所围成的腔，内覆黏膜，上与喉咽黏膜相连，下与气管黏膜相接。在喉腔两侧壁有两对纵贯其间的黏膜皱襞，称为室带（假声带）和声带（真声带）。室带和声带将喉腔分为喉前庭、喉室及声门下腔。会厌和真声带是复层鳞状上皮，其余各部分为假复层纤毛柱状上皮。

5. 喉的间隙

喉有3个间隙，即会厌前间隙、声门旁间隙和Reinke间隙。

6. 喉的血液供应

喉的血液供应来自甲状腺上动脉分出的环甲动脉和喉上动脉，以及甲状腺下动脉分出的喉下动脉。喉上动脉与喉上神经伴行，经甲状舌骨膜进入喉内，喉下动脉与喉返神经伴行，经环甲膜进入喉内。

7. 喉的神经支配

支配喉的神经为来自迷走神经的喉上神经和喉返神经。喉上神经内支经甲状舌骨膜进入喉内，为感觉支；喉上神经外支支配环甲肌。喉返神经支配喉内各肌肉。

8. 喉的淋巴引流

（1）声门上区：淋巴组织丰富，毛细淋巴管伴随喉上神经穿过甲状舌骨膜，终于颈深上淋巴结（Ⅱ区淋巴结）或穿过同侧的环甲膜和甲状腺叶进入颈深中淋巴结（Ⅲ区淋巴结）。

（2）声门区：几乎无淋巴系统。

（3）声门下区：淋巴组织较声门上区少，淋巴液引流至颈深中淋巴结（Ⅲ区淋巴结）、颈深下淋巴结（Ⅳ区淋巴结）或气管旁淋巴结（Ⅵ区淋巴结）。

二、流行病学

近年来，我国喉癌患者呈增多趋势。喉癌的发病率有地区差异。国内报道，东北地区发病率较高，而且城市高于乡村，重工业城市高于轻工业城市。喉癌常见于50~69岁人群，男性明显高于女性。

三、病因

到目前为止，喉癌的病因尚未明了，一般认为喉癌的发生与下列因素有关。

1. 吸烟

与喉癌发病关系最密切者为吸烟，喉癌患者中有吸烟史者约占95%，比一般人吸烟比例高20%~30%，有吸烟史的喉癌患者的发病年龄比不吸烟者小10岁左右。

2. 病毒感染

喉癌的发生可能与人类乳头状瘤病毒（HPV）感染有关，喉癌的病理学类型与HPV的型别之间有一定的相关性，喉鳞癌、疣状细胞癌与HPV16感染有关，腺癌与HPV18感染有关。

3. 癌基因、抑癌基因

喉癌的基础研究表明：喉癌的发生发展和 ras、myc 等癌基因的突变、扩增，以及抑癌基因 $p53$ 的失活有密切关系。

4. 性激素

男女喉癌患者之比为（5~10）∶1，喉癌组织雌激素受体ER的阳性率为68%~80%，雄激素受体的阳性率为50%~100%，提示喉癌的发生发展与性激素有关。

四、病理

（一）病理类型

喉癌的大体病理类型可分为溃疡型、菜花型、结节型及包块型。90%以上的喉癌为鳞状细胞癌，其次为原位癌、腺癌、肉瘤等。喉癌统计资料表明，鳞状细胞癌占98.1%，原位癌占0.8%，腺癌占0.5%，腺样囊性癌占0.3%，未分化癌占0.3%。在喉的解剖分区中，声门区喉癌占55%~65%，声门上区喉癌占35%~40%，声门下区喉癌不足10%。

（二）转移

1. 颈淋巴结转移

喉癌的颈淋巴结转移与喉癌的原发部位有关。声门上区颈淋巴结转移率为33.3%~62.0%，多见于同侧颈内静脉淋巴结链的Ⅱ区颈淋巴结；声门区癌在未侵出声门区外时甚少转移；声门下区癌淋巴结转移率为13%~20%。

2. 远处转移

全身转移率为5%~10%。肿瘤防治中心报道远处转移率为6.5%，转移部位以肺最多，其余依次为肝、骨、皮肤。尸检报告远处转移率可达30%。

五、临床特点

喉癌患者就诊时的主要临床表现有声音嘶哑、咽喉部异物感、咳嗽和血痰、呼吸困难、颈部肿块等。上述表现随肿瘤的部位和病期的不同而不同。

1. 声门上区癌

早期可无症状或仅有咽部不适、喉异物感。随着病情的发展，可出现咽痛，吞咽时加剧，妨碍进食，并放射到同侧耳内。肿瘤增大发生溃烂，引起咳嗽和血痰。肿瘤向下侵犯声门区时出现声嘶。晚期患者有吞咽障碍、呼吸困难等症状。

2. 声门区癌

早期出现声嘶，呈进行性加重。由于声门区是喉腔最狭窄的部位，故声门区癌长大到一定体积时，就引起喉鸣和吸入性呼吸困难。晚期患者可出现咽痛、血痰等症状。

3. 声门下区癌

早期症状不明显。当肿瘤增大、溃烂时有咳嗽、血痰等；肿瘤侵犯声带时，有声嘶；肿瘤堵塞气道时，则出现呼吸困难。

六、诊断和鉴别诊断

（一）诊断

原因不明的声嘶或咽部有异物感的患者，经对症治疗后症状不减，年龄在 40 岁以上，又有吸烟史者应考虑喉癌的可能。除详细询问病史外，应做以下检查。

1. 临床检查

（1）喉外形：早期喉癌喉外形无变化，晚期因肿瘤压迫或侵及甲状软骨，使喉外形增宽、变形和甲状软骨上切迹消失。同时甲状软骨左右推动时与颈椎间摩擦音消失。

（2）颈淋巴结检查：注意检查两侧颈内静脉淋巴结链及喉、气管前淋巴结有无肿大。

2. 喉镜检查

（1）间接喉镜检查：是最常用、最基本的检查方法。镜下发现肿瘤时，可钳取活体组织送病理检查或涂片送细胞学检查。

（2）纤维喉镜检查：可窥清间接喉镜难于看清的部位；可录像、拍照作资料保存；可钳取组织行病理学检查，是喉癌的常规检查项目。

3. X 线检查

（1）喉正侧位平片：可观察肿瘤的部位、范围、呼吸道情况，甲状软骨有无破坏及椎前软组织阴影有无增厚等。

（2）食管吞钡 X 线摄片：主要了解下咽及食管入口情况。目前喉 X 线检查已较少应用。

4. CT、MRI 和 PET/CT 检查

喉 CT 扫描能较好地提示肿物的存在、边缘、部位、侵犯范围、软组织或软骨及淋巴结受侵等方面的信息，有利于提高临床 TNM 分期的准确性。喉 MRI 的优点是对软组织的分辨率比 CT 高。当喉肿瘤需要做良恶性鉴别时或需要了解全身有无恶性肿瘤时，PET/CT 检查有帮助。

5. 病理学检查

病理学检查是喉癌的定性诊断检查，包括脱落细胞学检查和活体组织检查。

（二）鉴别诊断

1. 喉结核

病灶多位于披裂（杓状软骨）间隙，表现为有脓性分泌物覆盖的浅表溃疡，肺部大多有结核病灶存在，可伴有咳嗽、胸痛、午后潮热等症状。

2. 声带小结及息肉

声带小结及息肉好发于声带的前中 1/3 交界处，声带息肉的表面光滑，灰白色，常有

蒂，随呼吸活动。声带小结常为双侧，对称性，大小如米粒，基底充血。

3. 喉乳头状瘤

喉乳头状瘤可见于儿童或成年人，表现为乳头状突起，可单发或多发。成人乳头状瘤应视为癌前病变。

4. 喉角化症及喉白斑

临床表现为声嘶、喉内不适。间接喉镜可见声带增厚，呈粉红色或白色斑块。病理组织学特点为不同程度的上皮增生和角质层出现，黏膜下炎症细胞浸润。可伴有角化不全和乳头瘤样增生。

5. 喉淀粉样变

喉淀粉样变病因不明，为一种良性病变。主要累及室带和声带，呈黏膜下结节状或斑块状突起，病程长，患者全身状况良好。经病理切片检查可确诊。

七、临床分型与分期

现采用国际抗癌联盟（UICC）和 AJCC 修订的喉癌 TNM 临床分类分期。本分类只适用于癌，应有组织学证实。可用下列方法判断 TNM 的分级：体检、影像学诊断、喉纤维镜检查。

1. 解剖分区

（1）声门上：①舌骨上会厌（包括会厌尖、舌面、喉面）；②构会皱襞；③构状软骨；④舌骨下会厌；⑤喉室；⑥室带。

（2）声门：①声带；②前联合；③后联合。

（3）声门下：区域淋巴结转移指颈部淋巴结。

2. TNM 临床分型

（1）原发肿瘤（T）。

T_x：原发肿瘤不能估计。

T_0：无原发肿瘤证据。

T_{is}：原位癌。

（2）声门上型。

T_1：肿瘤局限于声门上一个亚区，声带活动正常。

T_2：肿瘤侵犯声门上一个亚区以上、侵犯声门或声门上区以外（如舌根黏膜、会厌谷、梨状窝内壁黏膜），无喉固定。

T_3：肿瘤局限于喉内，声带固定，和（或）下列部位受侵：环后区、会厌前间隙、舌根深部。

T_4：肿瘤侵穿甲状软骨，和（或）侵及颈部软组织、甲状腺、食管。

（3）声门型。

T_1：肿瘤侵犯声带（可以侵及前联合或后联合），声带活动正常。

T_{1a}：肿瘤局限于一侧声带。

T_{1b}：肿瘤侵犯两侧声带。

T_2：肿瘤侵犯声门上或声门下，和（或）声带活动受限。

T_3：肿瘤仍在喉内，声带固定。

T_4：肿瘤侵穿甲状软骨，和（或）侵至喉外，如气管、颈部软组织、甲状腺、咽部。

（4）声门下型。

T_1：肿瘤局限于声门下。

T_2：肿瘤侵及声带，声带活动正常或受限。

T_3：肿瘤局限于喉内，声带固定。

T_4：肿瘤侵穿环状软骨或甲状软骨，侵及喉外组织，如气管、颈部软组织、甲状腺、食管。

（5）区域淋巴结（N）。

N_x：不能评估有无区域性淋巴结转移。

N_0：无区域性淋巴结转移。

N_1：同侧单个淋巴结转移，直径≤3 cm。

N_2：同侧单个淋巴结转移，直径>3 cm，但≤6 cm 或同侧多个淋巴结转移，但其中最大直径<6 cm 或双侧或对侧淋巴结转移，其中最大直径≤6 cm。

N_{2a}：同侧单个淋巴结转移，直径>3 cm，但≤6 cm。

N_{2b}：同侧多个淋巴结转移，其中最大直径≤6 cm。

N_{2c}：双侧或对侧淋巴结转移，其中最大直径≤6 cm。

N_3：转移淋巴结最大直径>6 cm。

注：中线淋巴结作为同侧考虑。

（6）全身转移（M）。

M_x：不能评估有无远处转移。

M_0：无远处转移。

M_1：有远处转移（应同时注明转移部位）。

3. 临床分期

0 期：$T_{is}N_0M_0$。

Ⅰ 期：$T_1N_0M_0$。

Ⅱ 期：$T_2N_0M_0$。

Ⅲ 期：$T_3N_0M_0$。

　　　$T_{1\sim3}N_1M_0$。

ⅣA 期：$T_4N_0M_0$。

　　　　$T_4N_1M_0$。

　　　　　任何 T，N_2，M_0。

ⅣB 期：任何 T，N_3，M_0。

ⅣC 期：任何 T，任何 N，M_1。

八、治疗

（一）选择治疗方法的原则

喉癌的治疗以手术和放疗为主。喉癌病变为局部早期的（T_1 和 T_2 病变）以手术（包括激光治疗）和放疗为主；局部晚期的（T_3 和 T_4 病变）则采用手术联合放疗、化疗的综合治疗。另外，需要注意以下 5 点。

（1）对于喉癌 T_1 和 T_2 病变，选择放疗、喉部分切除手术及支撑喉镜下激光手术均可，各有优点。

（2）声门下区癌：一般行全喉切除术。

（3）有颈淋巴结转移者应行颈淋巴结清扫术。

（4）病理为腺癌者以手术治疗为主。

（5）喉功能保全治疗：对于局部晚期病变，联合应用化疗、放疗和手术的综合治疗。对于治疗后肿瘤变化不大或治疗后局部复发，则行喉全切除术进行挽救。其优点就是部分患者经过治疗后可以保全喉的发音功能。

（二）手术治疗

手术是治疗喉癌的主要手段，但喉全切除术后患者完全失声并改变了正常呼吸通道。近年来，随着喉部分切除术的普及，越来越多的喉癌患者在根治肿瘤的同时又保存了发音功能和呼吸功能。喉癌的手术方法主要有以下 5 种。

1. 支撑喉镜下 CO_2 激光喉部分切除术

近年来，由于手术显微镜、CO_2 激光的应用，使早期喉癌的治疗取得了很好的效果，T_1、T_2 期的 5 年生存率可达 80%~90%。CO_2 激光喉部分切除术的适应证主要是早期喉癌。其优点是：疗效可靠，喉功能保全好，并发症的发生率低。

2. 喉部分切除术

将喉内肿瘤和部分正常喉组织切除，以达到根治肿瘤和尽可能多地保留喉功能的目的。根据切除肿瘤和喉组织的部位不同，近年来出现了许多新的手术方式，包括垂直半喉切除术、水平半喉切除术、环状软骨上喉切除术、喉近全切除术等。

3. 喉全切除术

切除范围一般包括全喉及附着的喉外肌，胸骨舌骨肌有时保留。此外，根据需要切除范围还可包括舌根、下咽黏膜、甲状腺、颈段食管和颈前皮肤等。适应证：①晚期声门上癌和声门癌已发展侵及全喉而不适宜用喉部分切除术者；②声门下区癌；③放疗或喉部分切除术后复发且病变广泛者；④放疗不敏感的一些恶性肿瘤如腺癌等。

4. 喉癌颈淋巴结的处理

临床上触及颈淋巴结转移的患者，应行治疗性颈淋巴结清扫术；未触及肿大淋巴结的声门上喉癌患者，在原发灶手术的同时，做颈深上淋巴结（Ⅱ区淋巴结）冷冻检查，如为阳性，即行颈淋巴结清扫术。

5. 喉全切除术后的发音重建

喉全切除术后发音方法主要有以下 3 种。①食管音：训练将一定的空气吸入食管内，然后同打嗝一样将空气自食管向外排出引起下咽黏膜振动，再经过咽、鼻、口、齿及唇的加工形成食管音。②电子喉：一种人造的发音装置，虽然声音有机械杂音，但使用方便，容易学习。③发音重建术：将气管的气体送入咽腔发音。常用的方法是在气管和食管间安装发音钮发音，另外也有通过手术发音，包括气管食管瘘法和气管咽吻合法。

（三）放疗

1. 适应证

放疗的优点是能保存患者的发音功能，是治疗早期（T_1）喉癌的有效方法之一，其适应证包括：①喉癌 T_1 病变；②病理为低分化癌者；③采用放疗与手术综合治疗的病例；④术后复发或残余肿瘤；⑤晚期病例的姑息治疗。凡肿瘤伴有坏死、感染，呼吸困难者，不宜放疗。腺癌对放疗不敏感。喉癌颈淋巴结转移灶放疗效果不佳。

2. 放疗计划

要达到放疗的预期效果，一定要做好放疗计划，其内容包括：定位、体位、照射野和剂量。通常采用连续放疗，每周 5 次，每次 200 cGy，总剂量 65~70 Gy。

3. 术前、术后放疗

术前放疗适用于晚期患者，目的在于通过放疗使肿瘤缩小，再经过手术切除，彻底清除病变。放射量以（45~50）Gy/（4~5）周为宜。放疗结束后 3~4 周进行手术。术后放疗一般用在手术切除不彻底，特别是手术切缘有癌残留的病例，在术后 2~3 周开始，照射量应达到根治量。

（四）化疗

晚期喉癌的综合治疗或姑息治疗常要用化疗，其能使肿瘤缩小，提高患者的生存质量，减少患者的痛苦。常用化疗方案有：① DDP + Docetaxel + 5－FU 方案；② DDP + 5－FU + Bleomycin 方案；③Gemcitabine+DDP 方案等。

（五）分子靶向治疗

分子靶向治疗是指使用小分子化合物、单克隆抗体、多肽等物质特异性干预调节肿瘤细胞生物学行为的信号通路，从而抑制肿瘤发展。目前可应用于喉癌治疗的分子靶向药物有西妥昔单抗、易瑞沙、埃洛替尼等。分子靶向药物结合放疗或化疗已取得较好的疗效。

九、预后

喉癌治疗的效果较好，临床分期越早，预后越好。早中期喉癌合理治疗后，5 年生存率为 70%~80%。有和无颈淋巴结转移的 5 年生存率分别为 38.5% 和 55.6%，声门区喉癌较声门上区喉癌预后好。另外，选择正确的治疗方法也是提高喉癌疗效的重要因素。

（欧阳旋烨）

第三节 甲状腺癌

甲状腺癌是头颈部常见的恶性肿瘤，也是内分泌系统最常见的恶性肿瘤，其病理类型较多，不同类型的肿瘤在临床表现、治疗方法及预后等方面差异较大。甲状腺乳头状癌最常见，占甲状腺癌的 60% 以上，其治疗以手术为主，预后较好。

一、解剖与生理

（一）形态位置

甲状腺为红棕色质软的腺体，呈"H"形，由左、右两侧叶和峡部构成。约半数存在锥体叶，多起于峡部。侧叶位于喉与气管的两侧，其上极的高度多在环状软骨上方，下极位于第 5~6 气管软骨环，峡部位于第 2~4 气管软骨环的前面（图 3-4）。

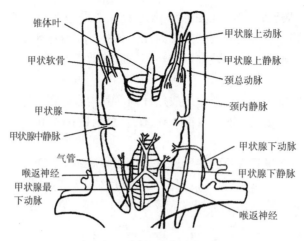

图 3-4 甲状腺的解剖和血供

甲状腺侧叶的背面有甲状旁腺，它产生的激素具有调节钙、磷代谢的重要功能。腺叶内侧与喉、气管、下咽和食管相邻，外侧与颈总动脉相邻。喉返神经行于腺叶后内侧的气管食管沟内。

（二）甲状腺的被膜

甲状腺有真假两层被膜，真被膜直接附于腺实质表面，并发出许多小隔伸入腺实质，将甲状腺分隔成许多小叶。假被膜又称外科被膜，为气管前筋膜的延续，假被膜使腺体连于喉和气管上，故甲状腺及其中的肿物可随吞咽运动而上下移动。真假被膜之间为甲状腺间隙，其中有疏松的结缔组织，甲状腺手术时，从真假被膜之间分离较为容易，而且出血较少。

（三）甲状腺的血管

甲状腺的血液供应很丰富，主要有甲状腺上、下动脉，有时还有甲状腺最下动脉（图 3-4）。甲状腺上动脉多数起源于颈外动脉起始部，也可起自颈总动脉分叉处，该动脉发出后，伴喉上神经喉外支行至甲状腺侧叶上极处分为前、后支进入腺体。甲状腺下动脉起自甲状颈干，经过颈动脉鞘后方至侧叶的外后方进入甲状腺。10% 左右的人有甲状腺最下动脉，多数起自头臂干，经气管前方上行，分布于峡部附近。

甲状腺的静脉在腺体内形成网状，然后汇合成甲状腺上静脉、中静脉和下静脉。甲状腺上静脉沿甲状腺上动脉外侧上行，汇入颈静脉；甲状腺中静脉横行注入颈内静脉，有时缺如；甲状腺下静脉一般注入头臂静脉。两侧甲状腺下静脉，在颈段气管前常形成静脉丛。

（四）甲状腺的淋巴引流

甲状腺的淋巴管起源于甲状腺滤泡周围，在腺体内形成丰富的淋巴网，首先注入气管前、喉前和气管旁（Ⅵ区）淋巴结，再流入颈内静脉淋巴结链（Ⅱ区、Ⅲ区和Ⅳ区）或上纵隔（Ⅶ区）淋巴结。

（五）甲状腺的生理

甲状腺是人体内最大的内分泌腺，成人甲状腺的质量一般为 25~30 g。甲状腺滤泡是甲状腺代谢的基本功能单位。甲状腺滤泡上皮细胞具有摄取碘以合成和释放甲状腺素的功能。

甲状腺素对调节人体的新陈代谢，维持机体各个系统、器官和组织的正常功能具有重要的作用。

二、流行病学

甲状腺癌的发病率具有地区差异。美国2008年癌症统计预测甲状腺癌在女性中的发病率排在第6位，占所有恶性肿瘤的4%。

三、病因学

甲状腺癌的病因尚未明确，一般认为甲状腺癌的起病与多种因素有关，包括放射线、遗传易感性、碘摄入异常、性激素和甲状腺良性病变等。

1. 放射线

甲状腺癌和放射线暴露之间的相关性早已被提出。其后，许多类似的报道均支持放射线致癌的观点。放射线暴露，特别是在儿童和青少年，是导致甲状腺癌的一种危险因素。有学者认为，放射线接触是目前唯一被证明的甲状腺致癌因素。很多研究表明，在暴露于X线和γ射线的人群中，乳头状和滤泡性甲状腺癌的发病率较高。甲状腺乳头状癌特征性的RET和TRK重排可能与放射线诱发的双股DNA链断裂有关。

2. 遗传易感性

众所周知，部分甲状腺髓样癌有家族遗传性。大约20%的髓样癌属于家族性甲状腺髓样癌（FMTC）或者为多发性内分泌肿瘤综合征（MEN2A或MEN2B）中的一种类型。近来的研究显示，小部分乳头状和滤泡性甲状腺癌也有家族遗传性，称为家族性非甲状腺髓样癌，其中大部分为乳头状癌。随着分子生物学的发展，对与甲状腺癌发病相关基因的认识逐渐增加，甲状腺乳头状癌特征性基因突变包括RET和TRK重排等。近年来的研究提示，缺乏这些重排的乳头状癌可能存在BRAF基因的点突变，从而形成另一个不同的肿瘤发生通路。研究表明，3号染色体短臂中的基因缺失或重排是甲状腺滤泡性癌中最常见的分子遗传学缺陷。滤泡性癌常伴有RAS基因突变和PAX8-PPARγ基因重排。RET基因的种系突变与遗传性甲状腺髓样癌的发生有关。未分化癌最常见的分子学特征是TP53突变。

3. 碘摄入异常

碘缺乏一直被认为与甲状腺肿瘤包括甲状腺癌的发生有关，因为在严重缺碘的山区，甲状腺癌发病率较高。但流行病学资料显示，即使在沿海高碘地区，甲状腺癌也较常有发生。值得注意的是，甲状腺癌的两种主要类型（乳头状和滤泡性）可能分别与高碘和缺碘饮食有关，即缺碘地区发生的多为甲状腺滤泡性癌，而高碘地区则多为乳头状癌。

4. 性激素

甲状腺癌的发病性别差异较大，女性发病率大约是男性的3倍。性激素可能在病因学中起作用。有研究发现甲状腺组织中存在雌激素受体（ER）及孕激素受体（PR），且甲状腺癌中ER、PR的阳性表达率高于正常甲状腺组织和良性甲状腺病变，因此认为ER、PR可能是影响女性甲状腺癌发病率的重要因素。

5. 甲状腺良性病变

甲状腺的一些良性增生性疾病，如结节性甲状腺肿、甲状腺腺瘤和桥本甲状腺炎等，可恶变为癌。腺瘤恶变与病理类型有关，胚胎型及胎儿型滤泡性腺瘤较易恶变。

四、病理

(一) 病理类型

甲状腺癌常见的病理类型包括乳头状癌、滤泡性癌、髓样癌和未分化癌，其中乳头状癌和滤泡性癌合称为分化型甲状腺癌（DTC）。近年来，不少学者提出在分化型甲状腺癌和未分化癌之间存在另一类的甲状腺癌，称为低分化癌。

1. 乳头状癌

乳头状癌指显示滤泡细胞分化的形态和具有特征性核的恶性上皮性肿瘤，其占甲状腺癌的 60%~80%。

乳头状癌的组织学亚型包括乳头状微小癌、滤泡型癌、高细胞型癌、柱状细胞型癌和弥漫硬化型癌等。甲状腺乳头状微小癌（PMC）是指直径小于 1.0 cm 的甲状腺乳头状癌，其特点是原发肿瘤隐匿、多灶性，常伴有淋巴结转移，预后极好。

2. 滤泡性癌

滤泡性癌指具有滤泡细胞分化证据的恶性上皮性肿瘤，但缺少诊断乳头状癌的核特征。其占甲状腺癌的 10%~27.8%。滤泡性癌根据侵袭程度可分为微小侵袭和广泛侵袭两种类型。其组织学亚型包括嗜酸性粒细胞和透明细胞亚型两种。甲状腺滤泡性癌的诊断和分类在甲状腺病理学中是最能引起争论的问题之一。滤泡性癌可显示不同的形态学变化，从含有胶质的完整滤泡到实性或梁状结构。不管是结构上还是细胞的非典型特征本身都不能作为诊断癌的可靠指标。只有伴包膜、血管侵犯或转移才能诊断滤泡性癌。

3. 髓样癌

髓样癌来源于滤泡旁细胞（C 细胞），占甲状腺癌的 3%~10%，主要为散发性病例，约占 80%，50 岁左右多见，单侧为主。遗传性髓样癌是一种常染色体显性遗传性疾病，约占 20%，可单独出现或并发其他内分泌肿瘤。甲状腺髓样癌特征性的形态包括片状、巢状或梁状，由多角形、圆形或梭形细胞组成，被不等量的纤维血管间质分隔，呈小叶状或小梁状排列。一些肿瘤可显示类癌的组织学特征。

4. 低分化癌和未分化癌

低分化癌又称分化差的癌，占所有甲状腺癌的 4%~7%。这类滤泡肿瘤细胞显示有限的细胞分化证据，在形态学和生物学行为上介于分化型癌与未分化癌之间，组织学主要包括岛状、梁状和实体性 3 种形态。

未分化癌又称间变癌，占甲状腺癌的 3%~8%，一般认为较多发生自良性肿瘤或由分化型癌间变而成。组织学表现全部或部分地由未分化细胞构成，免疫组化和超微结构特征表明本型肿瘤是上皮分化性的。大多数未分化癌呈广泛侵袭性，由梭形细胞、多形巨细胞和上皮样细胞混合组成。

(二) 扩散与转移

1. 甲状腺内扩散

甲状腺内有丰富的淋巴网，肿瘤可在腺体内扩散。

2. 甲状腺外扩散

肿瘤可突破甲状腺包膜，侵犯甲状腺周围组织，向内、向后侵犯气管、食管、喉返神经，向内、向上侵犯环状软骨和甲状软骨等。

3. 淋巴转移

甲状腺癌常可转移至喉前、气管前、气管旁（Ⅵ区）、颈深（上、中、下）组（Ⅱ～Ⅳ区）淋巴结，以气管旁和颈深中、下组淋巴结为常见。此外，还可以转移至锁骨上和前上纵隔（Ⅶ区）淋巴结。

4. 远处转移

甲状腺癌常可发生远处转移，以肺转移最多，其次为骨转移。

五、临床特点

（一）共性特征

1. 甲状腺肿物或结节

为常见症状，早期可发现甲状腺内有质硬之结节，随吞咽上下移动。

2. 局部侵犯和压迫症状

肿瘤增大至一定程度时，常可压迫气管，使气管移位，并有不同程度的呼吸障碍症状；侵犯气管时可产生呼吸困难或咯血；压迫食管可引起吞咽障碍；侵犯喉返神经可出现声音嘶哑。

3. 颈淋巴结肿大

当肿瘤发生淋巴结转移时，常可在颈深上、中、下（Ⅱ～Ⅳ区）组等处扪及肿大的淋巴结。

（二）典型特征

不同病理类型的甲状腺癌有各自的临床特点。

1. 乳头状癌

最常见，女性和40岁以下患者较多。恶性度较低，病程发展较缓慢，从发现肿块至就诊，病程最长者可达20年以上。肿瘤多为单发，原发灶可以很小。颈淋巴结转移灶发生率高、出现早、范围广、发展慢，可有囊性变。

2. 滤泡性癌

次常见，平均发病年龄较乳头状癌高，多见于中年女性。恶性程度较高，易发生远处转移，以血行转移为主，常转移至肺和骨。原发瘤一般较大，多为单侧。淋巴结转移一般较迟发生，多为较晚期的表现。

3. 髓样癌

较少见，大多数患者以甲状腺肿块来诊，部分患者以颈淋巴结肿大来诊，病程长短不等。大多数患者无特殊不适，部分可有吞咽障碍、声嘶、咳嗽、呼吸困难等症状，少数患者有远处转移症状。由于来源于甲状腺滤泡旁细胞的癌细胞能产生降钙素（CT）、前列腺素（PG）、5-羟色胺（5-HT）和肠血管活性肽（VIP）等，导致部分患者出现顽固性腹泻、面部潮红和多汗等，称为类癌综合征。

4. 低分化癌和未分化癌

低分化癌常见于女性和50岁以上的老年患者。大都表现为实体性的甲状腺肿块，常有较长期甲状腺结节基础上近期增大加快或者分化型甲状腺癌多次术后复发的病史，且常伴有淋巴结转移。其病情发展介于分化型癌和未分化癌之间。未分化癌是一种高度恶性的肿瘤，其平均发病年龄一般在 60 岁以上，病情进展迅速为其最主要的临床特征。肿块很快累及邻近组织器官并出现声嘶、咳嗽、吞咽困难及颈部疼痛等症状。检查时可见甲状腺区及颈侧部弥漫性巨大实性肿块，质硬、固定、边界不清，广泛侵犯周围组织。

六、诊断和鉴别诊断

（一）诊断

甲状腺肿瘤的评估方法包括：①病史，甲状腺和区域淋巴结的视诊和触诊等；②可借助喉镜评价声带运动情况；③影像检查可显示肿瘤的范围，协助肿瘤的定位和定性诊断，具体方法包括超声、核素扫描、CT、MRT 和 PET/CT 等；④针刺活检、手术活检或冷冻切片可在治疗前协助明确病理诊断。

1. 病史和体格检查

甲状腺肿物或结节的检出并不难，重要的是如何鉴别结节的性质。

通过病史和体格检查对甲状腺肿物进行评估是最基本的步骤。病史采集中应重点注意：患者的年龄、性别，有无头颈部放射线接触史，颈前肿物的大小及增大速度，有无局部压迫和侵犯症状，有无类癌综合征表现，有无甲状腺腺瘤、嗜铬细胞瘤、甲状腺髓样癌或多发性内分泌肿瘤家族史等。

体格检查中应重点注意：甲状腺肿物的数目、大小、形态、质地、活动度，表面是否光滑，有无压痛，能否随吞咽上下活动，局部淋巴结有无肿大及声带活动情况等。如有下列情况者，应警惕或考虑为甲状腺癌。①男性与儿童患者，癌的可能性较大，儿童期甲状腺结节50%为癌。②短期内突然增大。甲状腺腺瘤、结节性甲状腺肿等恶变为甲状腺低分化癌或未分化癌时，肿物可短期突然增大。但甲状腺腺瘤等并发囊内出血，也可表现为短期内突然增大，应注意鉴别。③产生压迫症状，如声嘶或呼吸困难。④肿瘤质地硬实，表面粗糙不平。⑤肿瘤活动受限或固定，不随吞咽上下移动。⑥颈淋巴结肿大，某些病例淋巴结穿刺可抽出草绿色液体。

在无局部侵犯和压迫症状及无颈淋巴结肿大的情况下，对甲状腺肿物术前的定性诊断较为困难。在治疗前可进行如下检查以明确甲状腺功能情况、病变的范围及有无侵犯周围器官和组织等，并争取能够定性诊断。

2. 辅助检查

（1）血清学检查：主要包括甲状腺功能检查、血清降钙素检查等。所有甲状腺肿物患者都应行甲状腺功能检查，包括血清 TSH、T_4、T_3 测定等。甲状腺癌患者的甲状腺功能绝大多数是正常的，但高水平的 TSH 被认为与分化型甲状腺癌风险相关。甲状腺髓样癌患者的血清降钙素水平常有明显升高，有甲状腺髓样癌家族史或多发性内分泌肿瘤家族史者，应检测基础和刺激状态下的血清降钙素水平，以明确是否患有甲状腺髓样癌。甲状旁腺增生或甲状旁腺瘤常导致甲状旁腺素水平升高，检测甲状旁腺素水平有助于排除部分甲状旁腺疾病。

（2）超声检查：是评价甲状腺肿物的大小和数目较为敏感的方法，可显示甲状腺结节的存在、囊实性及有无钙化等。彩超目前已是临床诊断甲状腺结节最常用的诊断手段，彩超可了解肿物及肿大淋巴结内的血流情况，对鉴别良恶性病变很有帮助。超声检查有甲状腺癌可能性的影像学特点包括：①有沙砾样钙化；②结节的回声低；③富血管；④结节边界不规则，并向周围浸润；⑤横截面前后径大于左右径。对有经验的超声医师，其鉴别甲状腺良恶性的准确率可达80%~90%。

（3）核素扫描：大多数分化型甲状腺癌都有摄碘功能，表现为温结节，如有囊性变，则可全部或部分表现为凉结节或冷结节，如临床检查、B超和CT检查等均认为是实性肿物，核素扫描为凉结节或冷结节者应考虑到癌的可能性。另外，核素扫描有助于远处转移灶的定性和定位诊断。

（4）X线检查：包括气管正侧位X线片、食管吞钡和胸部X线片等。气管正侧位X线片能显示甲状腺肿瘤内钙化灶，气管受压移位、变窄的情况及椎前软组织影，也可显示肿物下缘向胸骨后及纵隔延伸情况；食管吞钡可了解食管是否受压、侵犯；胸部X线片可了解纵隔及双肺情况。

（5）CT检查：可显示肿物的位置、数目、有无钙化、内部结构情况、边界是否规则等，对甲状腺肿物的定位和定性诊断很有帮助。甲状腺癌在CT上表现为不规则或分叶状的软组织肿物影，大多密度不均，边界不清，可伴有钙化，增强后呈不规则强化。CT检查对病变较大的甲状腺癌的显示较佳，但对于较小病变的定位诊断相对较差。

（6）MRI检查：能行冠状面、矢状面及横断面多层显像，对软组织肿瘤的显示效果较CT强，虽无定性诊断作用，但对甲状腺癌的定位诊断及其与周围器官、血管和组织的关系显示良好。

（7）PET/CT检查：分化型甲状腺癌细胞分化较好，其摄取^{18}F-DG的能力有限，所以在^{18}F-DG-PET显像中SUV值升高不明显，且PET/CT对较小癌灶的检出率不高，因此PET/CT的假阴性率高，对分化型甲状腺癌的临床诊断指导意义不大。但PET-CT在髓样癌、未分化癌的诊断价值较高。

（8）细针穿刺细胞学（FNAC）检查：FNAC是目前甲状腺结节术前定性诊断最常用的方法，其优点是安全、方便、便宜和准确性较高。因为乳头状癌细胞具有较为特异的细胞核特征，FNAC对于乳头状癌的诊断准确性较高，可达90%以上。对于甲状腺结节较小或位置较深在、体表不易定位的病例，可在超声引导下行细针穿刺细胞学检查或活检，提高诊断准确率。

对伴有颈淋巴结肿大的病例可行颈淋巴结细胞学检查或活检。

（二）鉴别诊断

1. 结节性甲状腺肿

很常见，多见于中年以上妇女，病程可长达十几年至数十年，可为单结节或多结节，病变常累及甲状腺双侧叶，结节大小不一，表面光滑，病程长者，可伴有囊性变或钙化，可压迫甲状腺周围器官或侵入胸骨后间隙。

2. 甲状腺腺瘤

多见于20~40岁的年轻人，女性较多，多数为生长缓慢的颈前肿块，肿物较小时，无任何症状；有时肿块突然增大并伴有痛，常为囊内出血所致。检查多为单结节，边界清，表面光滑，无颈淋巴结转移和远处转移灶，一般无神经损害症状。

3. 亚急性甲状腺炎

较常见于中青年妇女，多认为是由于病毒感染所引起，病期数周或数月，发病前常有呼吸道感染病史,伴有轻度发热和其他全身症状,约经数周的病程,可自愈。局部表现为甲状腺的肿大和触痛。

4. 慢性淋巴细胞性甲状腺炎（桥本甲状腺炎）

又称自身免疫性甲状腺炎,多发生于 40 岁以上的妇女,为慢性进行性甲状腺双侧或单侧叶肿大,橡皮样硬实,表面有结节感,临床上与癌难于鉴别,血清学显示抗甲状腺球蛋白抗体（TGAb）和抗甲状腺微粒体抗体（TMAb）阳性。桥本甲状腺炎的治疗原则是内科保守治疗,本病对肾上腺糖皮质激素治疗较敏感,但在并发癌症、气管压迫、发展迅速等情况下要进行外科处理。有学者认为桥本甲状腺炎并发癌症发生率达 10% 以上,建议桥本甲状腺炎并发甲状腺结节者应积极外科治疗。

5. 纤维性甲状腺炎（慢性木样甲状腺炎）

为慢性纤维增殖性疾病,常发生于 50 岁左右的妇女,病史较长,平均病期 2~3 年。甲状腺呈弥漫性增大,质硬如木样,常保持甲状腺的外形。有进行性发展的倾向,常与周围组织固定并出现压迫症状。确诊依赖手术活检,可行手术探查并切除峡部,以缓解或预防压迫症状。

七、分期

参考 2017 年 UICC 和 AJCC 的甲状腺癌分期,病理分期需要应用在临床分期中和手术切除标本的组织学检查中所获得的全部信息。对肉眼可见的未完全切除的残留肿瘤还必须包括外科医生的评估,具体分期见下文及表 3-1、表 3-2。

T—原发肿瘤

T_X　原发肿瘤无法评估;

T_0　无原发肿瘤证据;

T_1　肿瘤局限于甲状腺,最大径≤2 cm;

T_{1a}　肿瘤局限于甲状腺,最大径≤1 cm;

T_{1b}　肿瘤局限于甲状腺,1 cm<最大径≤2 cm,

T_2　肿瘤局限于甲状腺,2 cm<肿瘤直径≤4 cm;

T_3　肿瘤局限于甲状腺,肿瘤直径>4 cm,或者甲状腺外浸润,仅累及带状肌群;

T_{3a}　肿瘤局限于甲状腺,肿瘤直径>4 cm;

T_{3b}　任何大小肿瘤,甲状腺外浸润,仅累及带状肌群（胸骨舌骨肌、胸骨甲状肌、甲状舌骨肌、肩甲舌骨肌）;

T_4　甲状腺外浸润;

T_{4a}　任何大小肿瘤甲状腺外浸润,包括皮下软组织、喉、气管、食道、喉返神经;

T_{4b}　任何大小肿瘤甲状腺外浸润,包括椎前筋膜、或包绕颈动脉或纵膈血管;

N—区域淋巴结

N_X　区域淋巴结无法评估;

N_0　无区域淋巴结转移证据;

N_{0a}　细胞学或者组织学确定良性的淋巴结;

N_{0b}　无影像学或者临床检查发现淋巴结转移;

N_1　区域淋巴结转移;

N_{1a}　单侧或者双侧Ⅵ或Ⅶ区淋巴结转移；

N_{1b}　单侧、双侧或对侧Ⅰ、Ⅱ、Ⅲ、Ⅳ、Ⅴ区或咽后壁淋巴结转移；

M—远处转移

M_0　无远处转移；

M_1　有远处转移；

表3-1　分化性癌（Differentiated）

分期	T	N	M	Y（年龄）
Ⅰ	AnyT	AnyN	M_0	<55
Ⅰ	T_1	N_0/N_X	M_0	≥55
Ⅰ	T_2	N_0/N_X	M_0	≥55
Ⅱ	AnyT	AnyN	M_1	<55
Ⅱ	T_1	N_1	M_0	≥55
Ⅱ	T_2	N_1	M_0	≥55
Ⅱ	T_{3a}/T_{3b}	AnyN	M_0	≥55
Ⅲ	T_{4a}	AnyN	M_0	≥55
ⅣA	T_{4b}	AnyN	M_0	≥55
ⅣB	AnyT	AnyN	M_1	≥55

表3-2　未分化癌（Anaplastic）

分期	T	N	M
ⅣA	$T_1 \sim T_{3a}$	N_0/N_X	M_0
ⅣB	$T_1 \sim T_{3a}$	N_1	M_0
ⅣB	T_{3b}	AnyN	M_0
ⅣB	T_4	AnyN	M_0
ⅣC	AnyT	AnyN	M_1

八、治疗

甲状腺癌的治疗包括手术治疗和非手术治疗。

（一）手术治疗

除了未分化癌外，甲状腺癌的治疗以外科手术为主。根据不同的病理类型和侵犯范围，其手术方式也有所不同。应根据原发肿瘤的大小、病理类型、对周围组织的侵犯程度、有无转移及转移的范围来决定具体的术式。

1. 原发癌的处理

（1）单侧腺叶加峡部切除：国内多数专家推荐肿瘤主要局限于单侧腺体（没有向腺叶外的浸润）、无颈部淋巴结转移、没有颈部放疗史或辐射史的病变可行单侧腺叶加峡部切除。对性质不明的甲状腺内的实质性肿块至少要行单侧腺叶次全加峡部切除术。怀疑甲状腺癌的病例应行单侧腺叶加峡部切除术。

行单侧腺叶切除时应显露并注意保护喉返神经，常规探查气管前和喉返神经旁（Ⅵ区）是否有肿大的淋巴结，若有则清扫该区域的淋巴结。

（2）甲状腺全切除：当甲状腺病灶累及双侧腺叶或甲状腺癌已有远处转移等情况时，需要在手术后行放疗时，应先切除甲状腺。行甲状腺全切除术时，应尽量保留至少一个甲状旁腺。

（3）甲状腺扩大切除术：指将甲状腺和受侵犯的组织器官一并切除的术式，当肿瘤侵犯腺体外组织或器官如喉、气管、食管和喉返神经等时，只要患者情况允许，应争取行扩大切除术。有资料显示手术切除彻底与否影响患者的预后。

2. 区域淋巴结的处理

甲状腺癌的区域淋巴结转移包括颈部和上纵隔的淋巴结转移，临床上颈淋巴结转移较为常见。因为大多数的文献显示颈淋巴结转移对患者的生存无显著性影响，因此对于临床颈淋巴结阴性的病例，一般不主张行选择性颈淋巴结清扫术；而对于临床颈淋巴结阳性的病例，应行治疗性颈淋巴结清扫术。在临床颈淋巴结阴性的甲状腺癌的初次手术中，应常规探查气管前和气管旁（Ⅵ区）是否有肿大的淋巴结，若有则行Ⅵ区淋巴结清扫术，但应注意保护喉返神经和甲状旁腺。新近的研究发现转移淋巴结包膜外侵犯是影响患者预后的一个不良因素，提示早期发现并处理甲状腺癌的区域淋巴结转移可提高其预后。

分化型甲状腺癌的恶性程度较低，颈淋巴结清扫的术式以功能性清扫为主，一般清扫范围为Ⅱ~Ⅵ区。对肿瘤侵犯范围大、转移性淋巴结广泛，甚至侵及周围组织、器官者，则应考虑行经典性或者范围更为广泛的颈淋巴结清扫术。

对于有上纵隔淋巴结转移的病例，可采用颈部切口或行胸骨劈开入路行上纵隔淋巴结清扫。

（二）非手术治疗

甲状腺癌的非手术治疗包括内分泌治疗、碘131（^{131}I）治疗、放疗和化疗等。

1. 内分泌治疗

内分泌治疗又称TSH抑制治疗。目前的观点仍然认为分化型甲状腺癌是一种激素依赖型肿瘤。垂体分泌的促甲状腺素（TSH）是甲状腺滤泡细胞合成、分泌甲状腺素和甲状腺滤泡细胞增殖、分化的主要因素。自1957年Crile报道了甲状腺素对部分分化型甲状腺癌病例的显著治疗效果后，分化型甲状腺癌术后行TSH抑制治疗（服用甲状腺素）基本上成了常规做法，其理论基础是甲状腺素可抑制TSH的分泌从而减少分化型甲状腺癌细胞的增殖和转移，但该治疗方法是否有效，目前尚缺乏有力的临床试验证据。目前推荐用法：术后服用左甲状腺素，对于有癌灶残留或中高危患者将TSH抑制在<0.1 mU/L水平，而无病灶残留证据且低危患者将TSH控制在0.1~0.5 mU/L，左甲状腺素的具体用量根据血清TSH水平调整。

2. ^{131}I治疗

大部分的分化型甲状腺癌具有摄取^{131}I的功能，^{131}I发出的射线具有破坏甲状腺滤泡细胞的作用，因此临床上常采用^{131}I来治疗分化型甲状腺癌。根据治疗目的，^{131}I治疗可分为甲状腺切除术后的消融治疗和远处转移灶的内照射治疗两种。消融治疗是指分化型甲状腺癌行甲状腺近全切除术后，应用^{131}I摧毁残留的正常甲状腺组织，达到甲状腺全切除的目的，对于分化型甲状腺癌的远处转移灶和不能手术的原发病灶，只要病变能摄碘均可采用^{131}I行内照射治疗。目前比较公认的^{131}I治疗指征包括：具有远处转移、肿瘤未完全切除或难以完全切除等患者。

3. 放疗

放疗即外照射治疗，分化型甲状腺癌对常规放疗不敏感，而且甲状腺邻近器官如甲状软骨、气管、脊髓等对放射线的耐受性较低，因此，一般情况下不主张单纯行外照射或术后常规辅助放疗。一般认为放疗的适应证包括未分化癌、分化型甲状腺癌术后不摄取^{131}I的局部肿瘤残留病灶和远处转移灶。

4. 化疗

对于分化型甲状腺癌患者，目前尚缺乏有效的化疗药物，因此临床治疗中，化疗仅有选择性地用于一些晚期无法手术或有远处转移的患者或者与其他治疗方法相互配合应用。相比较而言，未分化癌对化疗则较敏感，临床上多采用联合化疗。分子靶向治疗：目前已进入临床试验的甲状腺癌靶向药物包括范得他尼、舒尼替尼和索拉非尼等，目前研究结果显示以上药物可能有一定的抗肿瘤效果，但其疗效需大规模临床试验验证。

九、预后

不同类型的甲状腺癌预后差别很大，有的发展缓慢，很少致死，有的进展迅速，死亡率很高。对甲状腺癌的预后有显著影响的因素主要包括：病理类型、原发灶大小、分期、远处转移、治疗方式和年龄等。据肿瘤医院资料，分化型甲状腺癌的5年、10年生存率分别为93.6%和87.5%；髓样癌和未分化癌的5年生存率分别为68.75%和16.81%；Ⅰ期、Ⅱ期、Ⅲ期和Ⅳ期甲状腺癌的5年生存率分别为98.98%、88.92%、79.50%和41.51%。另外，有些基因的表达情况对甲状腺癌的预后有影响，如 *RET*、*BRAF* 和 *p53* 等是分化型甲状腺癌常用的分子预后指标。

（韩国臻）

第四章

肺 癌

气管、支气管和肺部肿瘤属于呼吸系统肿瘤，以恶性肿瘤较为多见，良性相对较少。目前，肺癌是我国发病率和死亡率最高的恶性肿瘤，严重威胁人民群众的健康，气管和支气管肿瘤虽然发病率较低，但诊断和治疗均较为困难。可喜的是，近年来，随着外科微创技术、立体定向放疗技术、新型化疗药物、靶向治疗药物和免疫检查点抑制剂等研究的进步，呼吸系统肿瘤的治疗取得了显著的突破。本章将结合近年来的新进展，介绍肺癌的诊治。

第一节 肺癌的流行病学与病因学

一、肺癌的流行病学

在 20 世纪初，肺癌在世界范围内还是一种少见的疾病，甚至当时有学者认为它是"一种因对医学的好奇心而发现的事物，不知道药物对其能在何种程度上造成影响，而且由于在临床上太少见，缺乏研究的意义"。第一次世界大战后，随着吸烟的流行，肺癌的发病率不断上升。2012 年，全世界约有 180 万新发肺癌病例，占所有癌症的 13%。肺癌的发病存在性别差异。在男性中，肺癌的发病率和死亡率均居恶性肿瘤首位，2012 年新发病例数约 124 万，死亡病例数约 110 万。在女性中，肺癌的发病率居所有恶性肿瘤第 3 位，死亡率居第 2 位，2012 年新发病例数约为 53 万，死亡病例数约为 49 万。肺癌的发病具有地区差异。男性肺癌发病率最高的地区是欧洲、东亚和北美，最低的地区是撒哈拉以南的非洲，在发达国家的标化发病率为 44.7/10 万，发展中国家的标化发病率为 30.0/10 万。女性肺癌发病率最高的地区是北美、北欧、西欧、澳洲和东亚，在发达国家的标化发病率为 19.6/10 万，发展中国家的标化发病率为 11.1/10 万。肺癌的发病随年龄上升，青少年期间罕见，从 40 岁起发病率显著升高，并在 70~75 岁达到顶峰。

肺癌是我国发病率和死亡率最高的恶性肿瘤，2020 年我国肺癌新发病例数为 82 万，病例数 71 万，肺癌的发病呈现性别相关性，在男性中的发病率为 70.10/10 万，占所有恶性肿瘤的 23.86%，标化发病率为 49.62/10 万；在女性中的发病率为 36.78/10 万，占所有恶性肿瘤的 14.94%，标化发病率为 23.18/10 万。在男性中，肺癌的死亡率为 57.64/10 万，占所有恶性肿瘤的 28.58%，标化死亡率为 40.30/10 万；在女性中，肺癌的死亡率为 28.45/10 万，占所有恶性肿瘤的 22.93%，标化死亡率为 17.21/10 万。肺癌的发病率在我国城乡地区未见明显差异，全国总标化发病率为 36.2/10 万，城镇标化发病率为 35.6/10 万，农村标化发病率为 36.8/10 万。

近年来，随着戒烟运动的推广，肺癌在不少发达国家的发病率呈现平稳或下降趋势。在美国，自 20 世纪 80 年代起，男性的肺癌发病率已经出现下降趋势；21 世纪起，女性的肺癌发病率也开始下降，这与烟草在美国男性和女性中的流行趋势吻合。在我国，有统计数据显示，肺癌在男性中的发病率和死亡率保持稳定，在女性中的发病率呈上升状态，死亡率则稳中略有下降。百年间，肺癌从一种相对少见的疾病一跃成为头号癌症。

二、肺癌的病因学

吸烟是目前已知的肺癌最重要的危险因素，国外研究认为，80%以上肺癌的发生与吸烟有关。肺癌与吸烟之间关系的研究始于 1938 年，Pear 首次报道了吸烟对寿命的影响。焦油致癌的动物实验使研究者们怀疑吸烟可能导致肺癌的发生，并很快得到了流行病学数据的支持。20 世纪 50 年代，两个里程碑式的流行病学研究明确了吸烟在肺癌发生中的决定性作用。一项在英国开展的病例对照研究中，Doll 和 Hill 报道了吸烟量和肺癌的显著相关性。另一项美国的病例对照研究中，Wynder 和 Graham 分析了 605 例男性肺癌患者和非癌症患者，并得出以下结果：长期大量吸烟是肺癌的重要致病因素，不吸烟者中肺癌非常少见（注：现在的情况并非如此），戒烟 10 年或更长时间后也可能出现肺癌。1964 年，美国公共卫生署发布标志性的报告指出：吸烟与男性 70%的年龄别死亡率增加相关；男性中吸烟与肺癌相关，且吸烟的作用远远超过其他危险因素，肺癌的风险随着吸烟的时间延长和每日吸烟量的增加而升高，中度吸烟者患肺癌风险比不吸烟者高 9~10 倍，重度吸烟者升高至少 20 倍；在人群中，吸烟导致肺癌的作用比职业暴露更加重要；吸烟还是美国慢性支气管炎的首要原因；男性吸烟者死于冠心病的风险也高于不吸烟者。2004 年，美国公共卫生署再次强调"吸烟是肺癌的首要原因"。

香烟烟雾是由气体和颗粒化合物组成的复杂气溶胶。烟雾由主流烟雾和侧流烟雾组成。主流烟雾是由吸入空气通过香烟燃烧产生的，是吸烟者吸入空气的主要来源。侧流烟雾是由香烟的缓慢燃烧产生的，是环境烟草烟雾（ETS）的主要来源。尼古丁是烟草成瘾的决定因素，焦油是香烟烟雾去除尼古丁和水后的颗粒物的总称，是导致肺癌的主要危险因素。香烟烟雾包含 4 000 多种化学成分：主流烟雾重量的 95%来自 400~500 种气态化合物；其余的重量由超过 3 500 种颗粒物组成。国际癌症研究机构（IARC）已经确定了香烟烟雾中至少有 50 种致癌物质，包括多环芳烃、芳香胺、N-亚硝胺、苯、氯乙烯、砷和铬等有机和无机化合物。其中特别引起关注的是在烟草加工和吸烟过程中，尼古丁亚硝化形成的烟草特异性 N-亚硝胺（TSNA）。动物实验证实，4-（甲基亚硝基氨基）-1（3-吡啶基）-1-丁酮［4-1（3-pyridyl）-1-butanone，NNK，属于 TSNA 的一种］可以导致肺癌的发生，局部和全身给药都具有致癌作用。TSNA 通过吸入香烟烟雾直接到达肺部，也可被全身吸收，通过循环系统到达肺部。

香烟烟雾中的致癌物质如 NNK 等可与 DNA 结合，并产生 DNA 加合物。DNA 加合物是 DNA 与致癌物质通过化学键结合形成的畸形 DNA 片段。细胞内的 DNA 修复过程可以去除这些 DNA 加合物并恢复正常的 DNA，细胞凋亡机制也可以清除受损的细胞。然而，上述机制的失败可能导致细胞染色体 DNA 发生永久性突变。NNK 可以介导一系列信号通路激活，包括调节关键致癌基因和抑癌基因，最终导致不受控制的细胞增殖和肿瘤发生。研究发现，NNK 与 *K-ras* 基因突变有关，*K-ras* 是肺癌重要的癌基因，其突变可以导致下游通路的激活，最终促进肺癌的发生，在 24% 的肺腺癌中可检测到 *K-ras* 癌基因的激活。此外，烟草烟雾中的苯并芘及其代谢物，也可以导致 *TP53* 基因突变，*TP53* 是重要的抑癌基因，在大约 60% 的原发性肺癌病例中检测到了其突变发生。在烟草烟雾中发现的其他多环芳烃类化合物也能够导致其他癌基因和抑癌基因突变。

1/9 的吸烟者最终会发展为肺癌。与不吸烟者相比，长期吸烟者的肺癌相对危险度升高 10~30 倍，重度吸烟者的累积肺癌风险可高达 30%，而非吸烟者的终身风险<1%。毫无疑问，吸烟仍然是肺癌最重要并且可消除的风险因素。

尽管吸烟是引起肺癌的主要因素，仍然有相当数量的肺癌病例发生于不吸烟人群，15% 的男性肺癌和高达 53% 女性肺癌不能归因于吸烟。目前尚没有明确的因素可以完全解释不吸烟者患肺癌的原因，但一些可能的重要危险因素包括二手烟、职业暴露、环境污染、肺病史和遗传因素等。二手烟含有大量香烟烟雾中的致癌物质，可导致肺癌的风险增加，且暴露程度与相对危险度呈剂量依赖关系。已经有充分的证据支持，职业性暴露于石棉、砷、铬、镍及其化合物、煤炼焦过程、煤焦油沥青挥发物、电离辐射（放射性矿或氡）与肺癌发病相关。长期以来，户外空气污染已经被认为可增加肺癌的发病风险。化石燃料燃烧产物是由气体和细颗粒组成的复杂混合物，是造成空气污染的重要组成部分。很多研究发现，空气污染中的一氧化氮、细颗粒物、硫氧化物等可增加肺癌的发病风险，然而进一步的研究仍然相对缺乏。肺部疾病史，如尘肺、慢性支气管炎、肺气肿、肺结核与肺癌发病风险增加有关。尽管吸烟也会导致慢性阻塞性肺病，上述疾病与肺癌的关系在排除吸烟因素后仍然存在。此外，家族聚集性肺癌的报道表明肺癌发生与遗传因素相关。有肺癌家族史的个体，肺癌发病风险会升高，且随着家族成员发病年龄早和人数多而进一步升高。不吸烟者的肺癌好发于女性人群，在部分地区，如东亚较为常见，病理类型以腺癌为主。一些研究发现，*EGFR* 通路、人修复基因 *hMSH2*、多种细胞色素 P450 及谷胱甘肽 S 转移酶等基因通路的改变可能与不吸烟者的肺癌发病相关。复旦大学附属肿瘤医院通过直接测序的方法分析了不吸烟肺腺癌患者中已知的关键致癌基因，结果显示，该患者群 90% 以上都存在致癌基因突变，远高于肺腺癌的一般水平，表明"不吸烟的肺腺癌患者"是靶向治疗的优势人群。特别是 *EGFR* 基因在不吸烟的亚洲人群中突变比例显著高于亚洲吸烟人群和欧美人群。*EGFR* 基因突变可以导致细胞膜表面的 EGFR 蛋白二聚体化，介导胞内域酪氨酸激酶磷酸化，进而激活下游 PI3K/AKT 和 RAS/RAF/MEK 信号通路启动细胞的异常增殖，促进肿瘤形成。

（张洪玉）

第二节　肺癌的病理学

一、肺的结构和功能

肺位于胸腔内，膈肌上方，纵隔两侧，表面被脏层胸膜覆盖。肺呈浅红色，质地柔软有弹性。肺的重量约为体重的 1/50，成年男性两肺空气容量为 5 000~6 500 mL，女性小于男性。肺呈圆锥形，肺尖钝圆，位于上方，经胸廓上口伸入颈根部。肺底坐于膈肌上方，略向上凹陷，位置随呼吸运动上下移动。内侧面与纵隔相邻，中央部有椭圆形凹陷，称为肺门，内有支气管、血管、神经和淋巴管经过，被结缔组织包裹，称为肺根。肺由叶间裂分为结构功能相对独立的肺叶。左肺的叶间裂为斜裂，自后上方斜向前下方走行，将左肺分为上、下两叶。右肺除了有斜裂，还有水平走行的水平裂，将右肺分为上、中、下三叶。左、右主支气管在肺门处分为次级支气管，分别进入各个肺叶，称为肺叶支气管。肺叶支气管再继续分支，称为肺段支气管。每一肺段支气管及其分支分布区的全部肺组织，称为支气管肺段，简称肺段。左肺有 8 个肺段，右肺有 10 个肺段。肺段呈圆锥形，尖端朝向肺门，底朝向肺表面，形成形态和功能相对独立的基本单位，故临床上常以肺段为单位进行手术切除。肺动脉和肺静脉是运送血液进行气体交换的功能性血管，从肺门进入肺，分支与同级的支气管伴行。支气管动脉是肺的营养血管，发自主动脉和肋间后动脉，分支伴支气管分支走行，最终形成毛细血管网滋养肺。

肺内主支气管呈圆筒状，由黏膜层、黏膜下层和外膜构成，黏膜上皮为假复层纤毛柱状上皮，由纤毛细胞、杯状细胞、基细胞和小颗粒细胞等组成。随着支气管逐渐向下分级，3 层结构的分界逐渐消失，黏膜上皮也逐渐演变为单层柱状或立方上皮，杯状细胞减少，具有分泌功能的 Clara 细胞增多。气道的终末结构为肺泡，是半球样薄壁囊泡。肺泡壁由表面的单层上皮和下方的少量结缔组织构成。肺泡上皮由Ⅰ型和Ⅱ型肺泡细胞构成。Ⅰ型肺泡细胞呈扁平状，占肺泡上皮细胞的 25%，但覆盖了 97% 的肺泡表面，是气体交换的主要承担者。Ⅱ型肺泡细胞呈圆形，占肺泡上皮细胞的多数，但只覆盖 3% 的肺泡表面。Ⅱ型肺泡细胞可分泌肺泡表面活性物质，具有降低肺泡表面张力、维持肺泡结构稳定、维持肺的免疫功能等重要作用。此外，Ⅱ型肺泡细胞可以增殖分化为Ⅰ型肺泡细胞，替换衰老或受损的Ⅰ型肺泡细胞。

肺具有呼吸和代谢的功能。肺的呼吸功能包括肺通气和肺换气过程。肺与外界进行气体交换的过程称为肺通气。各级支气管是通气时气体进入肺的通道，还具有加温、加湿、过滤和清洁等作用。肺通气过程中进入肺泡内的新鲜气体与肺毛细血管之间的气体交换过程称为肺换气。肺泡是肺换气的主要场所。呼吸气体以扩散的方式进行交换，呼吸膜或称为气—血屏障是实现肺换气的结构基础。呼吸膜由肺泡表面活性物质、Ⅰ型肺泡细胞、上皮基底膜、基质层、毛细血管基膜和毛细血管内皮等结构组成。呼吸膜很薄，气体易于通过扩散而通过，完成肺换气。除了呼吸作用，肺还具有储存、转化、分解和合成多种物质的作用。

二、肺癌的病理类型

2021 年版 WHO 肺肿瘤分类中包括腺癌、鳞状细胞癌、神经内分泌肿瘤、大细胞癌、腺鳞癌、肉瘤样癌和涎腺型肿瘤等（表 4-1）。本节介绍其中的主要类型。

表 4-1 肺癌的 WHO 组织学分类（2021 年）

病理类型和亚型	ICD-O 编码
腺癌	8140/3
浸润性腺癌	8140/3
贴壁性腺癌	8250/3
腺泡性腺癌	8551/3

病理类型和亚型	ICD-O 编码
乳头状腺癌	8260/3
微乳头状腺癌	8265/3
实体性腺癌	8230/3
浸润性腺癌变异型	
浸润性黏液腺癌	8253/3
混合性浸润性黏液性和非黏液性腺癌	8254/3
胶样癌	8480/3
胎儿型腺癌	8333/3
肠型腺癌	8144/3
微浸润性腺癌	
非黏液性	8250/2
黏液性	8257/3
浸润前病变	
非典型腺瘤样增生	8250/0
原位腺癌	8140/2
非黏液性	8410/2
黏液性	8253/2
鳞状细胞癌	8070/3
角化性鳞状细胞癌	8071/3
非角化性鳞状细胞癌	8072/3
基底样鳞状细胞癌	8033/3
浸润前病变	
原位鳞状细胞癌	8070/2
神经内分泌肿瘤	
小细胞癌	8041/3
复合性小细胞癌	8045/3
大细胞神经内分泌癌	8013/3
复合性大细胞神经内分泌癌	8013/3
类癌	
典型类癌	8240/3
非典型类癌	8249/3
浸润前病变	
弥漫性特发性肺神经内分泌细胞增生	8040/0
大细胞癌	8012/3
腺鳞癌	8560/3
多形性癌	8022/3

病理类型和亚型	ICD-O 编码
梭形细胞癌	8032/3
巨细胞癌	8031/3
癌肉瘤	8980/3
肺母细胞瘤	8972/3
淋巴上皮瘤样癌	8082/3
NUT 癌	8023/3
涎腺型肿瘤	
黏液表皮样癌	8430/3
腺样囊性癌	8200/3
上皮—肌上皮癌	8562/3
多形性腺瘤	8940/0
乳头状瘤	
鳞状上皮乳头状瘤	8052/0
外生性	8052/0
内翻性	8053/0
腺样乳头状瘤	8260/0
混合性鳞状上皮和腺样乳头状瘤	8560/0
腺瘤	
硬化性肺泡细胞瘤	8832/0
肺泡性腺瘤	8251/0
乳头状腺瘤	8260/0
黏液性囊腺瘤	8470/0
黏液腺腺瘤	8480/0

注：ICD-O 即 International Classifcation of Dlseases for Oncology（国际肿瘤疾病分类）。该编码表示肿瘤的形态和生物学行为。/0 表示良性肿瘤，/1 表示交界性或行为不确定，/2 表示原位癌或上皮内瘤变，/3 表示恶性肿瘤。

1. 肺腺癌的浸润前病变

非典型腺瘤样增生和原位腺癌均归入肺腺癌的浸润前病变。

（1）非典型腺瘤样增生（AAH）病变局限，小（≤0.5 cm），增生的细胞为肺泡Ⅱ型细胞和（或）Clara 细胞，轻至中等异型，衬覆肺泡壁，有时衬覆呼吸性细支气管壁。肺泡腔内可见巨噬细胞聚集。增生的细胞为圆形、立方形或低柱状，核圆形或卵圆形，细胞之间常有空隙，不互相延续。一般情况缺乏其下间质纤维化。

（2）原位腺癌（AIS）定义为≤3 cm 的局限性小腺癌，癌细胞完全沿以前存在的肺泡壁生长，无间质、血管或胸膜浸润。肺泡间隔可增宽伴硬化，但无瘤细胞间质浸润。此外，肺泡腔内无瘤细胞聚集，也无瘤细胞形成真正乳头或微乳头生长方式，无腺泡及实性生长方式。此外，由于受到肺泡塌陷、间质纤维化及炎症的影响，局部原位腺癌的腺体可以内陷，并非真正的浸润。AIS 可分为非黏液性、黏液性和黏液/非黏液混合性 3 种。绝大部分 AIS

为非黏液性，由肺泡Ⅱ型上皮和（或）Clara细胞组成。黏液性AIS极少见，癌细胞高柱状，细胞核位于基部，胞质富含黏液，有时可类似杯状细胞。AIS切除后预后极好，5年无瘤生存率达100%。组织学上，AIS无真正浸润的证据，故将AIS归入浸润前病变。大多数AIS<2 cm，较大的结节多数可能是浸润性腺癌。

2. 微浸润性腺癌（MIA）

定义为以贴壁样结构为主，伴有最大径≤5 mm浸润灶的孤立性小腺癌（≤3 cm）。MIA如果完全切除预后也非常好，5年无病生存率及无复发生存率为100%。

3. 浸润性腺癌的分类

（1）贴壁性腺癌：由肺泡Ⅱ型细胞和（或）Clara细胞组成，肿瘤细胞沿肺泡壁表面生长，形态学类似于上述的AIS和MIA，但浸润灶至少一个最大直径>0.5 cm时诊断为贴壁性腺癌。浸润的定义同MIA，即除了贴壁状生长方式外，还有腺泡状、乳头状、微乳头状和（或）实性生长方式及肿瘤细胞浸润肌纤维母细胞间质。如有淋巴管、血管和胸膜侵犯以及肿瘤性坏死，也应诊断为贴壁性腺癌，而不是MIA。与其他组织学亚型为主的浸润性腺癌相比，其预后较好。Ⅰ期贴壁性腺癌患者5年无复发生存率达95%。

（2）腺泡性腺癌：以立方形或柱状细胞组成的腺泡和腺管为特征，可有黏液产物，起自支气管腺或支气管衬覆上皮细胞，包括Clara细胞。

（3）乳头状腺癌：以衬覆纤维血管轴心表面的立方形或柱状细胞组成的2级和3级分支的乳头状结构为特征，可有或无黏液产物，起自支气管衬覆上皮细胞、Clara细胞或可能的肺泡Ⅱ型细胞。

（4）微乳头状腺癌：具有较强的侵袭行为，易发生早期转移，与实性为主的腺癌一样，预后很差。微乳头状腺癌的肿瘤细胞小，立方形，以缺乏纤维血管轴心的乳头簇方式生长，这些微乳头可附着于肺泡壁上或脱落到肺泡腔内。常有血管和间质侵犯，有时可见到砂粒体。

（5）实体性腺癌：由缺乏腺泡、腺管和乳头的成片多边形细胞所组成，黏液染色（淀粉酶消化后PAS染色或奥辛蓝染色）证实2个高倍视野中每个视野至少有5个肿瘤细胞内含有黏液。鳞状细胞癌和大细胞癌中个别细胞内可含黏液，不能诊断为腺癌。

4. 浸润性腺癌的变型

包括浸润性黏液性腺癌、胶样癌、胎儿型腺癌和肠型腺癌（图4-1）。

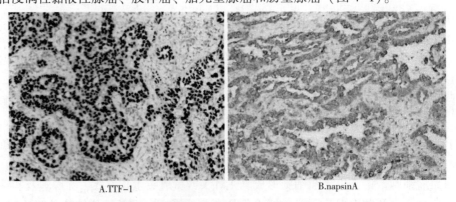

A.TTF-1　　　　　　　　　　B.napsinA

图4-1　浸润性腺癌标志物的免疫组化染色

5. 鳞状细胞癌

依据是否出现角化、角化珠形成和细胞间桥，鳞状细胞癌可分为角化性和非角化性鳞状细胞癌。浸润生长方式（如单个细胞浸润、高级别肿瘤出芽、细胞核增大等）可能具有预后意义，但仍需要更多循证医学证据。鳞状细胞癌的标志物包括 p40、p63、CK5 或 CK5/6 等，p40 抗体的特异性优于其他 3 种抗体（图 4-2）。鳞状细胞癌中可有 *SOX2*、*TP63*、*EGFR* 和 *FGFR1* 基因扩增，72% 患者可有 CDKN2A 的缺失。*TP53* 是最常见的突变，其他突变基因包括 *CDKN2A*、*PTEN*、*PIK3CA*、*KEAP1*、*MLL2*、*HLA－A*、*NFE2L2*、*NOTCH1* 和 *RB1*。鳞癌的预后取决于患者的状态评分和临床分期，分期越差预后越差。

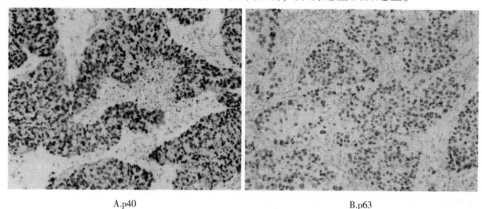

A.p40   B.p63

图 4-2 鳞状细胞癌标志物的免疫组化染色

6. 大细胞癌

大细胞癌为未分化非小细胞癌，诊断时必须先排除鳞状细胞癌、腺癌和小细胞癌，免疫组化及黏液染色不支持鳞样及腺样分化。大细胞癌需要手术切除标本充分取材后才能诊断，非手术切除标本和细胞学标本不足以诊断大细胞癌。免疫组化及黏液染色在大细胞癌的诊断中意义很大，大细胞癌依据免疫组化及黏液染色的结果分为 3 种类型：缺乏免疫表型的大细胞癌、不确定免疫表型的大细胞癌和未做染色的大细胞癌。

7. 神经内分泌肿瘤（NEC）

肺的神经内分泌肿瘤分成四大类：典型类癌（TC）、非典型类癌（AC）、小细胞肺癌（SCLC）和大细胞神经内分泌癌（LCNEC）。类癌是一种由较一致的瘤细胞以器官样、小梁状、岛屿状、栅状、带状、菊形团样生长方式为特征的神经内分泌肿瘤。肺类癌可分为典型类癌（TC）和非典型类癌（AC）两类。免疫组织化学显示大多数类癌表达角蛋白 AE1/AE3 和 CAM5.2，通常不表达 CK7 和 CK20。神经内分泌标志物（CgA、Syn 和 CD56）常呈强阳性。SCLC 是最常见的神经内分泌癌，占全身小细胞癌的 95%，肺外其他部位的小细胞癌包括消化道（食管、胃、肠）、膀胱、前列腺和宫颈等。肿瘤绝大多数位于肺门，仅 5% 位于周围。肿瘤切面灰白色至灰棕色，常显示广泛坏死和出血。镜下，瘤细胞小，为小淋巴细胞的 3~4 倍，核卵圆形或短梭形，染色质细颗粒状，核仁无或不明显，核互相紧贴、嵌合，胞质很少，核浆比例高，瘤细胞排列成器官样、小梁状、栅状、菊形团样，核分裂数≥11/10HPF，通常≥60/10HPF，平均 80/10HPF，常有显著的肿瘤内坏死。有些 SCLC 中混有一些非小细胞肺癌（NSCLC）成分，包括鳞癌、腺癌或大细胞癌，当这些 NSCLC 成分>10%

时，称为复合性小细胞癌。SCLC 的免疫组化染色类似于类癌，大多数病例表达 NE 标志物（CgA、Syn 和 CD56），但反应可以较弱。大细胞神经内分泌癌瘤细胞大，多边形，胞质较丰富，核染色质空淡，核仁明显，核质比例较低，核分裂数≥11/10HPF ［平均（70~75）/10HPF］，肿瘤内无鳞癌、腺癌或小细胞癌的形态特征。要确定 LCNEC，除具备 NE 形态特征外，还必须至少表达一种 NE 标志物（CgA、Syn 或 CD56）或电镜证实存在神经分泌颗粒。

三、肺癌的分子分型

随着分子生物学研究的不断深入，基于分子生物学检测的个体化治疗在晚期肺癌患者的治疗上取得了显著进展。除了传统的组织病理学分类之外，肺癌还可以根据各种分子标志物的不同，进行分子分型。推荐肺癌患者在治疗前进行相关分子检测，在充分了解患者分子分型的情况下实施有针对性的靶向治疗，提高治疗效果。

研究显示肺癌是由多种基因突变驱动的，以与肿瘤发生、发展相关的驱动性基因为靶点，研发新的药物，进行有针对性的个体化分子靶向治疗，有效地改善了患者预后。在过去的十几年间，肺癌驱动基因的研究取得了明显的进步，尤其是肺腺癌，约 60%的驱动基因被确定，肺鳞癌驱动基因的检出率也在逐步提高，而且还发现 95%有突变基因互相排斥。目前，已经证实存在驱动突变包括 *EGFR*、*KRAS*、*ALK*、*BRAF*、*ROS1*、*PIK3CA*、*RET*、*MET*、*ERBB2*、*MAP2K1*、*NRAS* 和 *AKT1* 等，尽管如此，仍有部分患者的驱动基因正在探索中，这是未来肺癌转化性研究的热点。

值得注意的是，分子分型除了受到病理类型的影响，与性别、地区、吸烟史等因素也密切相关。复旦大学附属肿瘤医院对肺癌的分子分型进行了系统性研究，发现在东亚肺腺癌病例中，*EGFR* 基因整体突变比例达到 63.1%，显著高于欧美人群的报道；*KRAS* 突变率为 8.0%，显著低于欧美报道，*HER2* 突变率 2.4%；*BRAF* 突变率 1.3%，*ALK* 基因融合占 5.2%，*RET* 融合基因占 1.3%，*ROS1* 融合基因占 0.8%。*EGFR* 和 *KR45* 基因突变率与吸烟史表现出显著的相关性。在不吸烟的人群中，*EGFR* 突变比例高达 78.8%，*KRAS* 突变比例仅为 1.9%，而在吸烟人群中，*EGFR* 的突变比例随着吸烟量显著降低，*KRAS* 的突变比例却随吸烟量显著升高，吸烟年支数在<200、200~400、400~600、600~800、800~1 000、>1 000 的肺腺癌中，*EGFR* 的突变率依次为 74.2%、61.5%、39.7%、39.1%、30.4%和 15.1%，*KRAS* 的突变率依次为 9.7%、7.6%、15.5%、19.6%、21.7%和 27.3%。

EGFR 是一种跨膜受体酪氨酸激酶，是 HER 家族的 4 个受体成员之一。一般认为 EGFR 酪氨酸激酶区域的激活即磷酸化对癌细胞增殖、生长的相关信号传递起着重要作用。基于这点，陆续开发出 EGFR 酪氨酸激酶抑制剂（EGFR-TKI）。EGFR 酪氨酸激酶（EGFR TK）功能区由外显子 18~24 编码，EGFR TK 基因突变主要集中在 18~21 外显子，占突变类型的 90%以上，多为框内缺失突变或替代突变，突变率特别高的是外显子 19 密码子 746~750 的缺失突变（48%）和外显子 21 的密码子 858 由亮氨酸变为精氨酸（L858R）的点突变（43%），两者占全部突变的 90%以上。目前普遍认为，这两种突变可以增强细胞对 TKI 的敏感性，可作为 TKI 治疗的有效预测指标。除了上述突变外，还有至少 20 多种少见的伴随氨基酸替换的突变类型。约 7%的突变为 *L861Q*、*G719X* 及 *S768I* 等较为少见的突变，一般认为对 TKI 也敏感。约 3%的突变为 *T790M* 或 20 外显子插入突变，这类突变提示对 TKI 靶向治疗不敏感。目前认为，*EGFR* 基因突变不仅是作为 EGFR TKI 治疗的重要参考指标，而且还是判断患者预后的预测因子。*EGFR* 基因突变率在腺癌中较高，在腺鳞癌中也经常检出 *EGFR* 基因突变，但很少出现在鳞癌或大细胞癌中。从腺癌的各亚型来看，具有贴壁亚型的腺癌并有 TTF-1 和表面活性物质表达的肺癌中突变发生频率较高。

肺癌中 *ALK* 基因变异主要为 ALK 基因发生重排，与其他基因融合。最常见的 *ALK* 基因重排的融合变异为 2 号染色体短臂倒位 [inv（2）（p21p23）]，形成 *EML4-ALK* 融合基因，约占所有 NSCLC 的 5%。肺癌中与 *ALK* 基因融合的其他基因还包括 *TFG*、*KIF5B* 和 *KLC1* 等。*EML4-ALK* 融合基因阳性的肺癌患者通常没有 *EGFR* 突变及 *KRAS* 突变，多发生于不吸烟或轻度吸烟的年轻肺腺癌患者。病理形态学研究提示在含印戒细胞的黏液型或实性腺癌中，*ALK* 融合基因的发生率高于其他类型的肺腺癌。在上述患者中开展 ALK 检测会提高检出率，有助于临床实际工作的开展。ALK 抑制剂（克唑替尼）治疗 ALK 阳性肺癌患者可获约 80% 以上的疗效。

RAS 基因家族由 *HRAS*、*KRAS* 和 *NRAS* 组成。这 3 种均有 4 个编码的外显子和一个 5′末端的不表达的外显子，能编码出极其相似的蛋白，与 p21 蛋白和 G 蛋白相似，在细胞增殖分化信号从激活的跨膜受体传递到下游蛋白的过程中起重要作用。正常情况下，p21 蛋白结合 GTP 后活化，传导生长刺激信号进入细胞核内，GAP（GTP 酶激活蛋白）能促使 GTP 水解，从而下调 RAS 信号通路。在肺腺癌中，RAS 活化点突变可导致 GAP 活性抑制，使 p21 蛋白处于持续活化状态，产生持续的生长刺激信号。在 NSCLC 中，90% 的 *RAS* 基因突变是 *KRAS* 突变，*KRAS* 突变是非小细胞肺癌的一个重要的驱动基因。*RAS* 基因被激活最常见的方式就是点突变，多发生在 N 端 12、13 和 61 密码子，其中又以 12 和 13 密码子突变最常见，两种密码子主要发生 GT 颠换（嘧啶替换嘌呤）。外界因素（如化学致癌因子）对于 *KRAS* 的突变起着诱导作用，尤其是吸烟，*KRAS* 的密码子 12 发生 G-T 颠换可能是烟草致癌化学物质的特异性位点，而且这个位点的突变可发生在腺癌发生和形成的早期，且不可逆。KRAS 信号通路是 EGFR 和其他信号转导的下游通路，突变后的 *KRAS* 基因可获得调节细胞生长和分化的能力。这些突变抑制了 KRAS 的 GTP 酶活性，导致 KRAS 信号处于持续激活状态，进而引起细胞恶性转化。由于 *KRAS* 基因是 EGFR 信号转导通路的下游调节因子，两者在同一个肿瘤组织中互相排斥，意味着 *KRAS* 和 *EGFR* 基因在肺癌的进展中可能起着同样重要的作用。在西方人群中 *KRAS* 突变发生率达到 20%~30%，在亚洲人群这一发生率低于西方人群，为 7%~10%。由于 *KRAS* 的突变类型多，下游信号通路复杂，导致各种靶向药物都未能获得良好的治疗效果，甚至还出现一些严重的不良反应。最近，Kim 等的基于体外实验及患者肿瘤组织的异种移植（PDX）结果显示，XPO1 抑制对 83% 的 *KRAS* 突变的肺癌细胞有反应，剩下 17% 的原发性耐药细胞可以通过加入第 2 种针对 YAP1 的抑制剂而被杀死。上述研究结果均来自临床前研究，这些药物应用到临床患者身上是否有效还有待后续的临床试验来验证。

肺癌的分子分型研究伴随着靶向治疗而兴起，成为最近十几年中肺癌研究最为引人注目的领域。随着下一代测序技术、基因组学和液体活检等新技术的发展，有关分子分型的新概念和新进展也层出不穷。需要注意的是，肿瘤本身是不断变化的，同时肿瘤内不同细胞亚克隆也具有高度的异质性，这种时间和空间上的差异使得分子分型概念更加复杂。某些肿瘤在发展的不同阶段或治疗后可能呈现出不同的分子分型，同一个体不同病灶，甚至同一病灶不同部位也可能表现出不同的分子改变。因此，基于分子分型的肺癌治疗必须要考虑到体细胞发生的克隆进化和肿瘤内异质性，简单的"标签化"分子分型已经不能反映目前对肺癌的新认识，面对靶向治疗耐药现象也显得捉襟见肘。

（张　娜）

第三节　肺癌的诊断与分期

一、肺癌的临床表现

肺癌的临床表现与病变的部位、大小、数目、类型及患者的基础情况相关，表现多样。应当注意的是，早期肺癌绝大部分没有症状及体征，一般是在常规体检中发现，而且随着肺癌筛查的普及，这类患者的数量越来越多。

原发肿瘤引起的症状和体征如下。①咳嗽，是肺癌早期出现的症状。肿瘤生长在大气道时，会刺激气道引起阵发性刺激性呛咳，一般无痰，而生长在外周者可有浆液性痰，如果继发感染，则会出现大量黏液性脓痰。②咯血，中央型肺癌多见，多为痰中带血或间断出现的血痰，一般血量不多，偶尔有大咯血。③胸闷、气促，肿瘤阻塞或压迫气道或引起胸腔积液及心包积液、上腔静脉阻塞等情况时，可出现胸闷、气促的症状。④喘鸣，肿瘤阻塞或压迫气道，会导致气道狭窄，出现喘鸣，可闻及干啰音。⑤发热，肿瘤坏死会释放致热原，导致体温升高，且对抗生素治疗无效。

肿瘤局部侵犯引起的症状和体征如下。①胸痛，肿瘤侵犯胸膜或胸壁时，可出现胸痛，且随呼吸运动或咳嗽加重，如肿瘤进一步侵犯骨骼，会出现持续剧烈疼痛。②呼吸困难，肿瘤阻塞或压迫气道，会出现呼吸困难和三凹征。③吞咽困难，肿瘤侵犯或压迫食管，可导致吞咽困难。④声音嘶哑，肿瘤侵犯喉返神经，可导致声带麻痹，出现声音嘶哑。⑤上腔静脉阻塞综合征，肿瘤压迫上腔静脉，可导致上腔静脉回流受阻，出现上肢、头颈部水肿和胸壁静脉曲张。⑥Horner 综合征，肺上沟瘤侵犯或压迫颈交感神经，引起患侧上睑下垂、瞳孔缩小、眼球内陷、同侧额部无汗及感觉异常，称为 Horner 综合征。⑦臂丛神经压迫征，肿瘤压迫臂丛神经，可导致上肢放射性疼痛。

肿瘤远处转移引起的症状和体征如下。①脑转移，肿瘤脑转移后，可引起相关部位的压迫症状，表现为肢体感觉或运动障碍、头晕、头痛、呕吐等。②肝转移，可表现为腹部疼痛、肝脏增大、黄疸、腹水和消化不良等。③骨转移，可表现为相关部位疼痛及运动障碍，严重者可能出现病理性骨折，出现剧烈疼痛，脊柱椎体压缩性骨折可能导致截瘫。

肿瘤的肺外表现：少数肺癌患者会有表现于肺外脏器的少见症状和体征，它们并非由肿瘤直接侵犯或转移引起，统称为肺癌的肺外表现，也可称为副癌综合征。①异位内分泌综合征：有些肺癌，特别是具有神经内分泌特性的肺癌细胞，可以分泌具有生物活性的激素，从而表现出相应的异常状况，如抗利尿激素分泌异常综合征、异位促肾上腺皮质激素综合征、神经肌肉综合征、类癌综合征、高钙血症等。②肌无力样综合征：患者可有类似重症肌无力的临床表现，由神经末梢的乙酰胆碱释放障碍引起，具体机制尚不明确。③多发性周围神经炎：多表现为混合性的感觉和运动障碍。④肥大性肺性骨关节病：可表现为杵状指和骨关节肥大改变，受累部位关节肿胀疼痛。

二、肺肿瘤的影像学诊断

肺部肿瘤的常用影像学检查手段是胸部 CT，磁共振在显示肿瘤周围结构侵犯及局部分期方面优于 CT。本节简要介绍肺部各种良恶性肿瘤的影像学表现。

1. **肺良性肿瘤**

（1）腺瘤：根据生长部位，可分为中央型和周围型。中央型表现为支气管腔内类圆形或息肉状结节或肿块，边缘光滑，宽基或带蒂，部分围绕支气管壁生长，致支气管壁增厚。较大肿块可生长至管腔外，甚至伴发阻塞性炎症。周围型表现为肺内球形或类圆形结节、肿块，2.5~5 cm 多见，边缘光滑，钙化少见。少数可多发。

（2）平滑肌瘤：影像学表现与腺瘤相近，部分病例可表现为两肺弥漫性粟粒样结节。

（3）错构瘤：单发或多发类圆形实质结节，边缘光滑，19% 的病例内可见钙化，30% 的病例内可见脂肪，15%~30% 的病例钙化与脂肪同时出现（图 4-3），爆米花样钙化为其典型表现，增强扫描无强化或轻度强化。

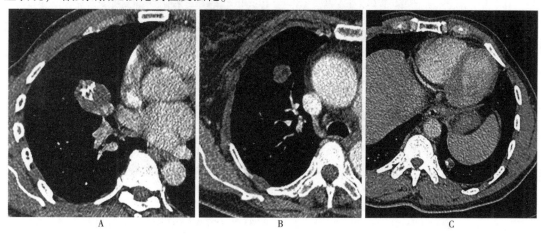

图 4-3 肺错构瘤的 CT 表现

A. 右肺中叶错构瘤，典型爆米花样钙化；B. 右肺上叶前段错构瘤，内见脂肪密度成分；C. 左肺下叶错构瘤，内见脂肪及钙化

（4）硬化性肺泡细胞瘤：2021 年版 WHO 病理分类将硬化性血管瘤更名为硬化性肺泡细胞瘤，CT 表现为肺实质内孤立性类圆形结节或肿块，大小差异较大，为 1~8 cm，多数 < 3.5 cm，边缘清楚光滑，密度均匀，39% 的病例出现钙化，增强后肿瘤内的血管及乳头样成分可致肿瘤出现明显的快速强化（图 4-4），部分病例可见瘤内血管。偶尔病灶内血管区出血较多形成囊变，此时与支气管相通可形成气液面或空气半月征。部分肿瘤瘤周出血可在实质结节周围形成磨玻璃影。

2. **肺恶性肿瘤**

根据生长部位可分为周围型和中央型。周围型肺癌根据病灶密度可分为实质性和非实质性两大类，>3 cm 以上为肿块，3 cm 或以下为结节，典型特征如下。①瘤肺界面，分叶征：肿瘤边缘较为明显的凹凸不平的多个弧形表现，与肿瘤分化程度不一、生长速度不均匀有关，支气管、血管进入肿瘤或胸膜部位可形成明显凹陷。②棘状突起：介于分叶及毛刺之间的一种，为肺癌细胞直接浸润所致。③毛刺征：肿瘤边缘的棘状或短细毛刺样突起。④胸膜凹陷征，肿瘤与胸膜之间的线样或三角形影像，形成原因为瘤体方向的纤维化收缩（图 4-5）。⑤空泡征：结节内的小灶透光区，直径 <5 mm，多见于腺癌，病理基础为未被肿瘤组织占据的肺组织，未闭塞的细支气管，乳头状瘤结构间含气腔隙，未闭或融解破坏的肺泡腔。⑥细支气管征：细条状或分支状直径 1 mm 的空气密度影，病理基础扩张的细支气管（图 4-6）。⑦空洞形成，不规则厚壁偏心空洞，内壁凹凸不平。钙化少见，多为偏心钙化。中央型肺癌，肿瘤起源于段以上支气管壁，早期或肿瘤较小的时候仅表现为局部支气管壁增厚，腔内结节（图 4-7），肿瘤长大以后可生长至支气管外，并包绕侵犯邻近肺门血管，受累支气管壁不规则狭窄甚至闭塞，远侧肺组织阻塞性炎症或不张（图 4-8）。病理上以鳞癌和小细胞肺癌多见，肺腺癌相对少见。伴随恶性征象，包括：肺门、纵隔淋巴结肿大，胸腔积液，肋骨胸椎骨质破坏，肺内转移结节。

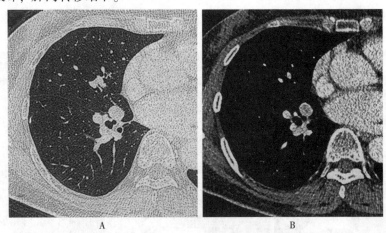

A   B

图 4-4　硬化性肺泡细胞瘤的 CT 表现

右肺中叶硬化性肺泡细胞瘤，边缘光整，增强后明确强化，均匀强化，A. 示肺窗，B. 示纵隔窗

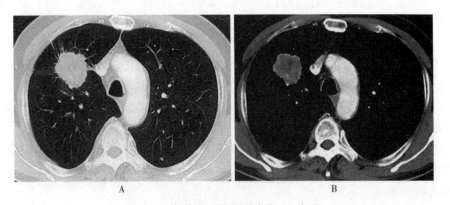

A   B

图 4-5　右肺上叶周围型肺癌 CT 表现

A. 可见分叶毛刺；B. 可见胸膜凹陷征

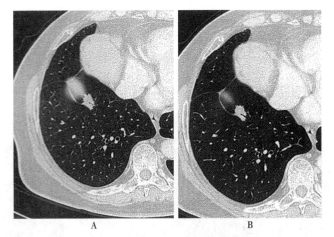

图 4-6　右肺下叶周围型肺癌 CT 表现

A. 空泡征；B. 细支气管征

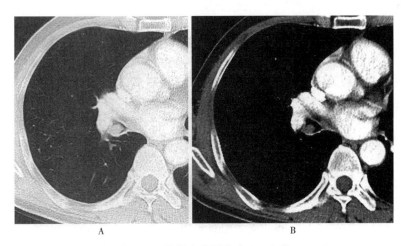

图 4-7　早期中央型肺癌 CT 表现

右肺下叶支气管腔内结节，肺内阻塞性炎症不明显。A. 肺窗；B. 纵隔窗

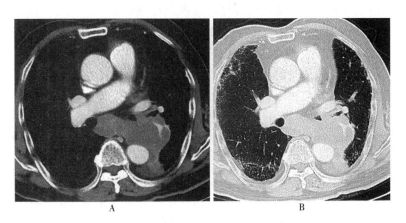

图 4-8　左肺下叶中央型肺癌 CT 表现

侵犯左肺动脉，远侧阻塞性肺不张，伴左肺门纵隔淋巴结肿大。A. 纵隔窗；B. 肺窗

肺上沟瘤，又称 Pancoast 肿瘤，肿瘤发生于肺尖部区域伴胸壁侵犯，常侵犯臂丛神经引起同侧肩痛（图 4-9），压迫侵犯颈交感神经引起同侧瞳孔缩小、眼球内陷、上眼睑下垂、额部汗少等 Horner 综合征。胸部 CT 显示肺尖部贴近胸膜顶肿块或软组织影，侵犯胸膜及相邻胸壁组织，增强后不均匀强化，相邻第 1、第 2 肋骨及 T_1、T_2 胸椎椎体骨质破坏常见。

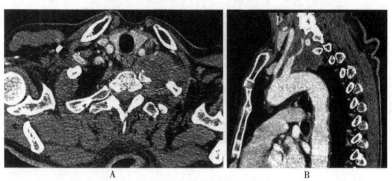

图 4-9　左肺上沟瘤侵犯左肩左侧臂丛神经及左锁骨下动脉 CT 表现
患者以左侧肩部疼痛起病。A. 轴位；B. 矢状位重建

（1）肺腺癌：多数为周围型，表现为肺内孤立性结节，根据结节密度，分为实质性结节和非实质性结节两大类，实质性肿瘤 1 cm 以上，分叶、毛刺、空泡征及胸膜凹陷征常见。空洞并不常见。部分影像学表现不典型，需与肉芽肿性炎鉴别。1 cm 以下病灶肿瘤影像学特征不明显。不典型结节需要随访，随访过程中出现结节增大，肿瘤特征越来越明显的趋势。实质性肿瘤生长速度较快，倍增时间在 30~400 日，即使很小也容易出现肺门、纵隔淋巴结转移，甚至出现远处血行转移，常见转移部位为骨、脑及肾上腺。

非实质性肿瘤，代表了另一类肺癌，惰性生长，在胸部 CT 薄层扫描上表现为纯磨玻璃样结节和亚实性磨玻璃样结节，磨玻璃样部分病理上对应于肿瘤细胞的贴壁生长，而实质性部分病理上对应于肿瘤浸润性成分；故不典型腺瘤样增生，通常表现为直径 5 mm 以下的磨玻璃样结节，原位腺癌、微浸润腺癌及表现为纯磨玻璃样结节或实质性部分<5 mm 的混杂磨玻璃样结节；浸润性腺癌通常表现为亚实性磨玻璃样结节或实性结节，偶尔表现为直径>10 mm 的纯磨玻璃样结节（GGO），多为以贴壁生长为主的浸润性腺癌，部分病例可伴有空洞形成；浸润型腺癌结节较大时边缘可出现分叶及毛刺征象（图 4-10）。

肺浸润性黏液腺癌，过去又称黏液性细支气管肺泡癌（BAC），CT 表现多样：大片实变伴空气支气管征，混杂磨玻璃影（图 4-11），多发亚实性结节或肿块，肿瘤范围较大时常见气道播散。

多灶性肺腺癌，多数缓慢进展，生存期较长，50%~70% 发生于女性及不吸烟者，胸部薄层 CT 显示双肺多发大小不一亚实性结节（图 4-12）。

部分炎性病变，肺泡内出血，肺泡间质纤维化，也可表现为磨玻璃密度影，暂时性磨玻璃样结节经过短期随访会吸收或消失，只有持久存在的磨玻璃样结节才考虑肺腺癌或浸润前病变。对于磨玻璃样结节的诊断与鉴别，胸部 CT 扫描层厚宜<3 mm，如层厚>3 mm，实质性结节甚至钙化结节可显示为磨玻璃影。

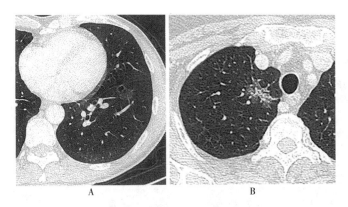

图 4-10　肺腺癌伴空洞和分叶

A. 左肺下叶纯磨玻璃结节，长径 19 mm，伴空洞形成，腺癌，腺泡亚型 70%，贴壁亚型 30%；B. 右肺上叶混杂磨玻璃样结节，分叶状，腺癌

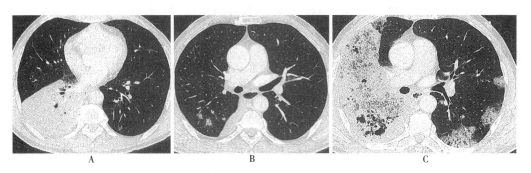

图 4-11　肺浸润性黏液腺癌 CT 表现

A. 肺黏液腺癌，右肺下叶大片实变，内见支气管气胸和小空洞形成，局部磨玻璃改变；B. 双肺散在磨玻璃样结节，多原发或肺内播散；C. 1 年后，肿瘤进展，右肺实变范围增大，左肺多发混杂磨玻璃影

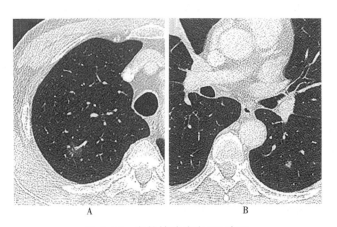

图 4-12　多灶性肺腺癌 CT 表现

同一患者，双肺多同时原发腺癌。A. 右肺上叶磨玻璃样结节，内见血管穿行；B. 左肺下叶混杂磨玻璃样结节

非实性肺腺癌生长相对缓慢，平均倍增时间纯磨玻璃样结节为 813 日，亚实性结节为

457 日，部分病例可多年稳定无生长。

（2）肺鳞癌：中央型多见，表现为段以上支气管壁不规则增厚或腔内结节，后期明显肿块形成，受累支气管不规则狭窄或截断，远侧肺野阻塞性炎症或不张（图4-13）。

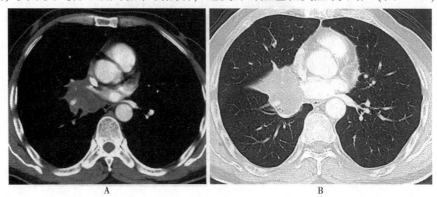

图4-13　中央型肺鳞癌 CT 表现

右肺门区肿块，右肺中叶支气管闭塞，中叶完全不张。A. 纵隔窗；B. 肺窗

周围型肺鳞癌通常表现为实质性结节或肿块，肿瘤性瘤肺界面征相对不明显，坏死及空洞常见，部分病例可沿支气管及分支生长形成指套征。

（3）肺神经内分泌肿瘤。

1）典型类癌和不典型类癌：典型类癌和不典型类癌影像学特征相似，中央型与周围型的比例为 3∶1，约30%的病例可出现钙化，多数肿瘤富血供，造影后明显强化。Hu 值增加>30，中央或边缘环形强化，部分病例瘤内可见强化肿瘤血管，增强扫描有助于鉴别肿瘤与远端的阻塞性炎症和黏液痰栓。

中央型：支气管结节或肿块，多数单发，大小 2~5 cm，边界清楚，偶尔边缘模糊或不规则，个别病例侵袭性生长至支气管外或直接蔓延至纵隔，同时可伴有肺门、纵隔淋巴结肿大，非典型类癌更多见。

周围型：15%~40%的病例肿瘤起源于段以下的支气管，多<3 cm，表现为：①圆形或类圆形结节，可有浅分叶，边缘光滑；②沿支气管内生长形成指套征。PET/CT 表现为 FDG 无或轻度摄取，FDG 摄取增加与肿瘤高生物学活性及恶性潜能存在相关性。

2）大细胞神经内分泌癌：中央型与周围型占比为 1∶4，CT 表现缺乏特异性，与其他非小细胞肺癌表现相似。

3）小细胞肺癌：90%~95%为中央型，叶和主支气管起源最常见，阻塞性肺不张，同时伴有纵隔、肺门多发淋巴结肿大，支气管移位狭窄及大血管侵犯常见。

周围型病变表现为密度均匀、边界清楚的结节或肿块，边缘分叶，磨玻璃影及细毛刺。磨玻璃影的形成并非直接肺泡侵犯，多为瘤周出血所致。

肿瘤局限于胸内者为局限期，扩散至胸外者为广泛期，多数肿瘤就诊时即为广泛期。

（4）肺淋巴瘤：肺淋巴瘤的 CT 表现多种多样。常见征象包括以下：①单发或多发结节或肿块，部分区域磨玻璃密度，伴或不伴空洞形成，肿块支气管充气征常见（图4-14）；②单发或多发段、叶或支气管周围的实变，伴支气管充气征、血管造影征（图4-14）；③局限性或大片磨玻璃影；④沿支气管血管束或间质淋巴管浸润扩展伴小叶间隔增厚形成的网状结节状影；⑤中央型病变表现为支气管内肿块或支气管壁均匀增厚伴阻塞性不张（图 4-14）。

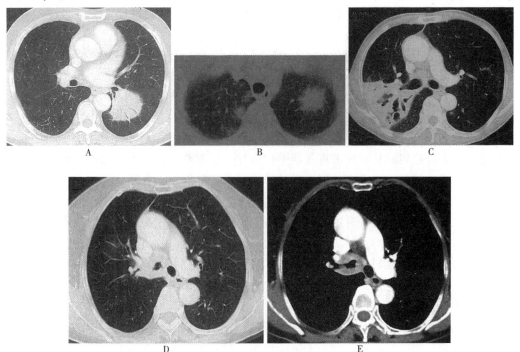

图 4-14　肺黏膜相关淋巴瘤的 CT 表现

A. 左肺下叶肿块，内见支气管充气征；B. 两肺上叶多发病灶，部分呈磨玻璃密度；C. 右肺上叶大片实变，内见扩张充气支气管；右肺上叶支气管均匀增厚；D. 肺窗；E. 纵隔窗

原发性和继发性肺淋巴瘤及不同病理类型淋巴瘤影像学表现相似，前者严格定义为肿瘤仅限于肺（肺实质或支气管），伴或不伴淋巴结肿大或以肺内淋巴瘤为首发部位，就诊时或就诊 3 个月内无肺外淋巴瘤播散；后者为全身播散性淋巴瘤的一部分或同时发现胸外淋巴瘤浸润，纵隔淋巴瘤也可直接浸润相邻肺组织（图 4-15）。

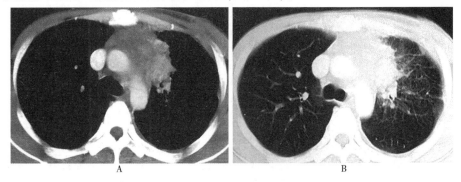

图 4-15　前上纵隔淋巴瘤 CT 表现

肿瘤直接侵犯相邻左肺上叶形成肿块，边缘浸润。A. 纵隔窗；B. 肺窗

相比其他病理类型淋巴瘤，肺黏膜相关淋巴瘤（MALT）发展相对缓慢，部分病例长期随访无明显变化。

（5）其他肺原发恶性肿瘤。

1）唾液腺型肿瘤：起源于气管、支气管的小唾液腺，病理类型包括黏液表皮样癌、腺样囊腺癌、上皮—肌上皮癌。

黏液表皮样癌占所有肺癌的 0.1%～0.2%，大多数发生于叶或段的支气管，表现为支气管腔内结节。伴随征象：阻塞性炎症，肺不张，黏液痰栓。

腺样囊腺癌占所有肺癌的 0.1%～0.5%，但在气管原发性肿瘤中占第 2 位，仅次于鳞癌，多发生于气管、主支气管或叶支气管这些中央气道，罕见发生于段支气管及小支气管，生长缓慢，常见局部复发，很少发生远处转移。

上皮—肌上皮癌同时具有肺上皮及肌上皮分化，低度恶性，发生于肺内者非常罕见，可表现为支气管腔内的息肉样病变或周围型结节，手术切除后很少复发。

2）肺肉瘤：多为周围型，类圆形肿块，以膨胀性生长为主，边界清楚光滑，可有浅分叶，毛刺少见，若合并癌成分时边缘可以表现毛糙，此时与周围型肺癌难以鉴别。肿块多数密度均匀，因组织成分不同，肿块密度变化大，如脂肪肉瘤，肿块内可见脂肪密度成分，恶性程度高的肿瘤生长速度较快，内部易出现坏死囊变及空洞。中央型肉瘤表现为肺门区肿块，伴有阻塞性炎症或不张，表现与中央型肺癌相似。造影增强后，多数肿块可见均匀或不均匀的持续性强化。

（6）肺转移瘤：典型表现为两肺单发或多发大小不一的周围型圆形结节，边界清楚或弥漫性间质增厚。非典型征象包括：①空洞形成，鳞癌常见，其次是腺癌和肉瘤；②钙化，可见于骨肉瘤和黏液腺癌；③出血导致结节周围出现磨玻璃晕征，如绒癌；④肺动脉癌栓形成；⑤转移至大支气管内形成中央型，远侧出现肺实变或肺不张，影像上与原发性中央肺癌难以鉴别；⑥癌性淋巴管炎，发生机制是由于恶性肿瘤血行转移至肺，继而侵犯肺的间质和淋巴管所致。HRCT 上表现为小叶间隔增厚及血管周围间质光滑或不规则增厚，50% 的病例见于单侧肺，50% 的病例同时伴有肺门淋巴结肿大，超过 50% 的病例伴有胸膜转移和胸腔积液。

三、肺癌的鉴别诊断

肺癌需与以下疾病鉴别。

1. 肺炎

起病较急，常见发热、畏寒、咳嗽、咳痰、胸痛等表现，常伴有白细胞升高，影像学上表现为浸润性病灶呈段性分布，抗生素治疗有效。如果肺癌阻塞支气管，可造成远端阻塞性肺炎，与单纯的肺炎较难鉴别。有些肺炎表现为 CT 上小斑片状阴影，与早期肺癌较难鉴别。

2. 肺结核

患者多有长期的低热、盗汗、消瘦表现，咳嗽、咳痰、咯血等是主要症状，易与肺癌混淆。且肺结核病程演变复杂，表现多样，肺门淋巴结结核、结核球、空洞形成、粟粒样病变、肺不张和胸腔积液等各种病变，都与不同阶段的肺癌相似，需引起重视。

（1）肺门淋巴结结核：多见于儿童或青少年，常有低热、盗汗等结核中毒表现，结核菌素试验表现为强阳性，对抗结核治疗有效。

（2）急性粟粒性肺结核：患者常有发热等全身中毒症状，且可有进行性呼吸困难，影像学上表现为大小相近、均匀分布的粟粒性结节。

（3）肺结核球：多发于上叶尖后段和下叶背段等通气较好的部位，肿块多<3 cm，影像学上表现为浅分叶状，边缘光整，少毛刺，可形成空洞，洞壁较厚，边缘光滑清楚，胸膜凹陷少见，周围卫星灶多见。周围型肺癌多有分叶，边缘毛糙，多有毛刺，如形成空洞，洞壁厚度不一，凹凸不平，常见胸膜凹陷，周围卫星灶较少。

3. 肺脓肿

起病急骤，中毒症状明显，影像学上表现为实性阴影，边缘模糊，可液化形成空洞，内壁光滑，内部可有液平。痰培养呈阳性，对抗生素治疗敏感。

磨玻璃结节（GGN）在薄层 CT 扫描中经常出现，其含义是指 CT 扫描中发现的肺脏呈磨砂玻璃样的结节状病灶，其密度可以与其中穿过的正常实质性结构（如小支气管和血管）区分。通常 GGN 指纯磨玻璃结节，而包含实质性成分的结节称为部分实性结节。磨玻璃结节是一个影像学概念，本质上是不同的疾病。磨玻璃结节的大小、CT 值、边缘形态、实性成分比例等信息有助于其鉴别诊断，但确诊依赖于穿刺或手术切除后的病理学检查，其病理学诊断可能是炎症性病变、肺泡上皮增生、不典型腺瘤样增生、原位腺癌、微浸润性腺癌或浸润性腺癌。目前，尚无理想的方法无创诊断磨玻璃结节的病理类型，推荐中低危患者进行规律的随访，时间是最好的鉴别诊断。

四、肺癌的分期

非小细胞肺癌的分期一般采用国际肺癌研究会（IASLC）、国际抗癌联盟（UICC）、AJCC 发布的 TNM 分期系统。自 1966 年首次发布以来，目前肺癌的 TNM 分期系统已更新至第 8 版。此次分期纳入了 1999—2010 年世界范围内的 94 708 例肺癌患者，来源于 16 个国家的 35 个中心，其中以欧洲和亚洲患者为主，分别占 40% 以上，是迄今规模最大、覆盖面最广泛的权威性肺癌分期数据分析。排除不符合要求的病例后，共 77 156 例患者纳入分析，其中 70 967 例非小细胞肺癌，6 189 例小细胞肺癌。新分期系统于 2015 年 9 月在美国丹佛举行的第 16 届世界肺癌大会上首次公布，于 2016 年发表在《胸部肿瘤杂志》，于 2017 年 1 月正式颁布实施。

第 8 版 TNM 分期的主要内容见表 4-2 和表 4-3。

表 4-2 原发肿瘤（T）、区域淋巴结（N）和远处转移（M）的定义

分期	定义
T 分期	
T_x	未发现原发肿瘤或者通过痰细胞学或支气管灌洗发现癌细胞，但影像学及支气管镜无法发现
T_0	无原发肿瘤的证据
T_{is}	原位癌
T_1	肿瘤最大径≤3 cm，周围包绕肺组织及脏层胸膜，支气管镜见肿瘤侵及叶支气管，未侵及主支气管
T_{1a}（mi）	微浸润性腺癌
T_{1a}	肿瘤最大径≤1 cm
T_{1b}	1 cm<肿瘤最大径≤2 cm
T_{1c}	2 cm<肿瘤最大径≤3 cm

分 期	定 义
T_2	3 cm<肿瘤最大径≤5 cm；侵犯主支气管（不常见的表浅扩散型肿瘤，不论体积大小，侵犯限于支气管壁时，虽可能侵犯主支气管，仍为 T_1），但未侵及隆突；侵及脏层胸膜；有阻塞性肺炎或者部分肺不张。符合以上任何一个条件即归为 T_2
T_{2a}	3 cm<肿瘤最大径≤4 cm
T_{2b}	4 cm<肿瘤最大径≤5 cm
T_3	5 cm<肿瘤最大径≤7 cm。直接侵犯以下任何一个器官，包括：胸壁（包含肺上沟瘤）、膈神经、心包；全肺肺不张（肺炎）；同一肺叶出现孤立性癌结节。符合以上任何一个条件即归为 T_3
T_4	肿瘤最大径>7 cm；无论大小，侵及以下任何一个器官，包括纵隔、心脏、大血管、隆突、喉返神经、主气管、食管、椎体、膈肌；同侧不同肺叶内孤立癌结节
N 分期	
N_x	无法评估区域淋巴结
N_0	无区域淋巴结转移
N_1	同侧支气管周围和（或）同侧肺门淋巴结以及肺内淋巴结转移
N_2	同侧纵隔和（或）隆突下淋巴结转移
N_3	对侧纵隔、对侧肺门、同侧或对侧前斜角肌及锁骨上淋巴结转移
M 分期	
M_0	无远处转移
M_1	有远处转移
M_{1a}	对侧肺内结节，胸膜或心包转移性结节或恶性胸腔积液或心包积液
M_{1b}	单一器官的孤立转移灶
M_{1c}	单一器官多发转移灶或多器官转移灶

表 4-3　TNM 分期

TNM 分期	T 分期	N 分期	M 分期
原发灶不明肿瘤	T_x	0	0
0 期	T_{is}	0	0
ⅠA1 期	T_{1a}	0	0
ⅠA2 期	T_{1b}	0	0
ⅠA3 期	T_{1c}	0	0
ⅠB 期	T_{2a}	0	0
ⅡA 期	T_{2b}	0	0
ⅡB 期	$T_{1a,b,c}$，$T_{2a,b}$	1	0
	T_3	0	0

TNM 分期	T 分期	N 分期	M 分期
ⅢA 期	$T_{1a,b,c}$，$T_{2a,b}$	2	0
	T_3	1	0
	T_4	0，1	0
ⅢB 期	$T_{1a,b,c}$，$T_{2a,b}$	3	0
	T_3	2	0
	T_4	2	0
ⅢC 期	$T_{3,4}$	3	0
ⅣA 期	任何 T	任何 N	$M_{1a,b}$
ⅣB 期	任何 T	任何 N	M_{1c}

　　TNM 分期系统适用于非小细胞肺癌，也适用于小细胞肺癌。但是临床实践中，接受手术治疗的小细胞肺癌一般采用 TNM 分期系统，非手术治疗的小细胞肺癌患者一般采用美国退伍军人肺癌协会的局限期和广泛期分期方法。局限期指病变局限于一侧胸腔，包括肺脏、纵隔及锁骨上窝，且可由一个放射野覆盖，超出此范围则为广泛期。

（赵春玲）

第四节　肺癌的预防

　　肺癌是我国癌症死亡的首位疾病，病因学研究发现其发生与环境因素具有明显的相关性，因此肺癌的预防尤为重要。肺癌的预防应采取 3 级预防的策略。1 级预防即病因预防，措施主要包括控制吸烟、加强职业防护预防职业性肺癌、减少空气污染改善环境等。2 级预防主要关注肺癌的筛查和早期诊断、早期治疗。3 级预防主要针对肺癌患者，要求采取各种治疗方式防止病情恶化，避免复发、转移，提高生存率，改善生活质量，促进康复。目前，尚无证据支持任何药物可以预防肺癌的发生，养成健康的生活方式有助于预防肺癌。本节主要介绍肺癌预防中最为重要的两点，即戒烟和早期筛查。

一、戒烟

　　吸烟是肺癌最主要的致病因素，控制吸烟是预防肺癌的首要措施。20 世纪 60 年代开始，欧美发达国家开始实施控烟措施，到 80 年代，肺癌的发病率和死亡率逐渐呈现下降的趋势。目前，我国已成为世界上最大的烟草生产国和消费国。《2015 年中国成年人烟草调查报告》显示，27.7% 的中国成年人吸烟（此处成年定义为 15 岁以上人群），男性中吸烟率约为 52.1%，女性中约为 2.7%。按 2015 年中国人口数量推算，中国约有 3.16 亿烟民，平均每日吸烟量为 15.2 支。在曾经吸烟的人群中，只有约 16.9% 的人成功戒烟；33.1% 的人曾经戒烟，但后来再次复吸。据估计，如果目前高吸烟率不能得到有效控制，2030 年中国将有 200 万人死于吸烟，到 2050 年这一数字可能达到 300 万。

没有全民健康，就没有全面小康。控烟关系着人民群众的健康，关系着全面建设小康社会，关系着"中国梦"的实现和中华民族的伟大复兴。党和政府历来高度重视控烟和癌症预防工作。2003 年，卫生部颁布了《中国癌症预防与控制规划纲要》（2004—2010 年），将肺癌防治列为重中之重，将控烟作为癌症预防的主要策略。2005 年 8 月 28 日，全国人大常委会批准了 WHO《烟草控制框架公约》。2014 年 11 月 24 日，国务院法制办公布《公共场所控制吸烟条例（送审稿）》，这是我国首次拟制定行政法规在全国范围全面控烟。此后各地也陆续颁布了更为严格的地方规章条例。在全社会范围内开展控烟工作，应包括以下 4 个方面。

1. 积极推进控烟立法

世界上许多国家的成功经验表明，通过立法禁止在公共场所吸烟是降低烟草使用的有效措施。立法不但可以降低公共场所的吸烟率，减轻吸烟和二手烟的危害，还能提高公众对控烟的支持。但目前，我国还没有全国性的针对公共场所的控烟法律。

2. 加强健康教育

在全社会普及吸烟危害健康的知识，加强媒体宣传，有利于营造全社会控烟的良好氛围。在大、中、小学校中加强教育，可降低青少年吸烟率。在医疗卫生机构，医务工作者也有义务对患者进行戒烟宣教。大量研究发现，由医务人员对就诊的患者进行戒烟教育，可以显著提高患者戒烟的成功率。

3. 提高烟草税率

国外经验表明，提高烟草税是遏制烟草流行的有效经济手段，可以显著降低烟草消费，特别是对于年轻人和中低收入人群更为有效。

4. 警示烟草危害

禁止在公共场所、大众媒体出现烟草广告。香烟包装上应在醒目位置提示吸烟危害，并避免使用风景名胜等精美包装图案，建议采用表现吸烟危害的图片替代。文艺影视作品中也应尽量避免出现吸烟场面，以减少对观众，特别是未成年人的影响。社会公众人物对全社会特别是青少年具有强大的影响示范效应，也应避免吸烟行为产生不良影响。

尽管政府和全社会采取了大量措施推行控烟，目前我国的吸烟状况仍未见到明显好转，控烟工作依然任重道远。控烟工作关系着每个人的健康，控制吸烟，人人有责。

二、肺癌的筛查

肺癌的筛查，也称为肺癌的早期发现，是指对无症状的个体进行的系统性检查，其目的是通过有效、简便、经济的检查手段，在无症状的人群中开展普查，以达到早期发现、早期诊断和早期治疗目的，防止或延缓疾病进展，最终降低人群的肺癌死亡率。

肺癌是世界范围内癌症死亡的首位疾病，超过半数的肺癌患者在诊断时已有远处转移，是造成肺癌预后差的主要原因。I 期肺癌的术后 5 年生存率可达 70% 以上，但只有 16% 的肺癌患者在疾病仍处于局限阶段时得到诊断，而且这部分患者往往是在体检或因其他疾病就诊时意外发现而诊断的。肺癌的筛查对于提高肺癌患者预后具有重要意义。肺癌的发生发展是一个多阶段、多步骤的连续过程，一例吸烟导致的肺癌，从暴露于烟雾到最终形成肿瘤需要十余年的时间，当中有充足的时间窗口，因此理论上讲，肺癌的筛查具有可行性。

肺癌筛查的关键是将合适的方法和技术运用于合适的人群。胸部 X 线片联合痰细胞学检查用于肺癌的筛查已有近半个世纪的历史,然而研究发现,该方法未能降低肺癌的死亡率。胸部 X 线片用于肺癌筛查的最具代表性的研究来自美国的"梅奥肺癌项目",隶属于美国国立癌症研究所(NCI)。该研究中,肺癌筛查组每 4 个月进行 1 次胸部 X 线片检查,加或不加痰细胞学检查,作为对照组者每年进行 1 次同样的检查。结果显示,筛查组的肺癌发病率、手术切除率、5 年生存率和肺癌死亡率均高于对照组,但人群未能从该筛查中获益,肺癌的死亡率并未降低。因此,目前的指南并不推荐采用胸部 X 线片作为肺癌的筛查手段。

近年来,CT 等影像学技术发展迅速,现代的低剂量螺旋 CT 薄层扫描可以在十几秒时间内完成全肺扫描成像,层厚仅为 1 mm,可以发现微小的肺磨玻璃结节病灶,且辐射剂量较低,是目前进行肺癌筛查的理想技术。20 世纪 90 年代,美国开展了"早期肺癌行动计划"(ELCAP),比较低剂量 CT 和胸部 X 线片在肺癌筛查中的作用。在纳入研究的 1 000 例吸烟者中,低剂量 CT 检出 238 人有肺部非钙化结节,而 X 线片仅检出 68 人。经过后续诊断和随访,有 28 人接受了活检,其中 27 人确诊肺癌,23 人为 I 期。该研究中,CT 对肺癌的检出率为 2.7%,而 X 线片仅为 0.7%,CT 的 I 期肺癌检出率为 2.3%,X 线片仅为 0.4%,CT 是 X 线的 6 倍。后续的"国际早期肺癌行动计划"(IELCAP)纳入了 31 456 名无症状的参与者,低剂量 CT 共诊断出 484 例肺癌,其中临床 I 期有 414 例,占 86%,检出肺癌患者的总治愈率可达 80%。很多国家的学者都开展了类似于 ELCAP 的研究,这些研究证明低剂量螺旋 CT 与胸部 X 线片相比,在肺癌筛查中具有显著的优势。

虽然低剂量 CT 在肺癌筛查中具有明显优势,但它能否降低人群的肺癌死亡率,才是评价其价值的"金标准"。2002 年,美国 NCI 开展了"国家肺癌筛查试验"(NLST)。该研究是一项前瞻性的随机对照研究,共入组 53 454 名正在吸烟或曾经吸烟的重度吸烟者,参与者随机分配至低剂量 CT 组或 X 线片组。研究发现,低剂量 CT 组的检查阳性率为 24.2%,而 X 线片组仅为 6.9%。CT 组的肺癌发生率为 645/10 万,而 X 线组为 572/10 万。CT 组的肺癌相关死亡率为 247/10 万,X 线组为 309/10 万,低剂量 CT 组肺癌相关死亡减少了 20%,总死亡也减少了 6.7%。由于效果显著,数据安全监察委员会提前终止了该项研究。欧洲的荷兰和比利时也开展了类似的研究(NELSON),将入组 10 000 余名吸烟者,研究低剂量 CT 是否可以使肺癌死亡率降低 25%,并探究其对参与者生活质量和戒烟的影响,为制订相关政策提供效益分析的支持。

值得注意的是,合适的技术只有选择合适的人群,才能达到理想的效果,在肺癌筛查中定义"高危人群"是一个具有挑战性的问题。大部分研究采用了 NLST 的入组标准:年龄 55~74 岁,吸烟量不低于 30 年包(600 年支),正在吸烟者或戒烟不满 15 年,以上 3 条必须全部符合。排除标准为:曾经诊断为肺癌,在入组前 18 个月接受过胸部 CT 检查,有咯血病史,在最近一年内体重下降 6.8 kg,以上满足任意 1 条。然而,以上标准是否适合作为肺癌筛查的高危人群仍然没有达成共识。复旦大学附属肿瘤医院牵头,联合上海市闵行区多个社区卫生服务中心开展了基于社区的低剂量 CT 肺癌筛查研究,共入组 11 332 人,诊断出原发性肺癌 27 例,肺癌检出率为 238/10 万,其中 0~I 期病例占 81.48%。进一步分析发现,肺癌筛查中,不吸烟人群的肺癌检出率为 336.97/10 万,吸烟人群为 159.05/10 万,女性的肺癌检出率为 358.17/10 万,男性为 167.97/10 万,符合近年来我国不吸烟女性人群中早期肺癌发病率增加的趋势。以上研究说明,不能简单照搬国外经验,肺癌筛查的高危人群必须结合我国肺癌流行病学的特点来确定。

痰细胞学检查对肺癌的阳性检出率约为 50%，对于中央型肺癌的诊断阳性率较高。然而，该方法在早期肺癌中敏感性较差，且受到标本留取方法、标本保存条件、涂片染色制作水平等客观因素制约，在肺癌筛查中的作用非常有限。

肺癌的肿瘤标志物研究是目前的热点。通过检测血液、痰液等体液中的肿瘤特异性成分，如循环 DNA、非编码 RNA、外泌体等，提示肿瘤的发生，具有无创、简便等优点，是非常具有前景的肺癌筛查方法。但是目前尚无可靠的敏感性和特异性较高的检测方法，可以大规模应用于临床。

（曹振华）

第五节　肺癌的治疗概述

肺癌的病理类型多样，可分为小细胞肺癌和非小细胞肺癌两类，二者有不同的治疗原则。近年来，手术器械与技术、放疗新技术和新药研究进展迅速，循证医学与多学科治疗的观念也逐渐深入人心，这些变化深刻地改变了肺癌治疗的面貌。

一、非小细胞肺癌

非小细胞肺癌（NSCLC）的治疗应当坚持多学科综合治疗与个体化治疗的原则，根据患者的身体状况，肿瘤的病理类型、分期、分子分型和生活方式等因素，制订综合治疗方案，合理运用手术、放疗、化疗、靶向治疗、免疫治疗等手段，以最大限度地延长患者寿命，提高生活质量。手术治疗是肺癌的主要治疗手段，也是目前临床治愈早期肺癌的重要方式。手术治疗可以切除肿瘤，并且明确病理类型、TNM 分期和分子分型，指导术后综合治疗。

肺癌的手术治疗应坚持如下原则。①完全性切除原则：完全性切除手术（R0 手术）除完整切除原发病灶，且保证支气管、动静脉等所有切缘阴性外，而且应进行系统性肺门和纵隔各组淋巴结（N_1 和 N_2 淋巴结）切除。最少需对 3 组肺内和 3 组纵隔淋巴结（N_2）进行清扫或采样，并尽量保证淋巴结整块切除。建议右胸淋巴结清除范围为：2R、3a、3p、4R、7～9 组淋巴结和周围软组织，建议左胸淋巴结清除范围为：4L、5～9 组淋巴结和周围软组织。②无瘤切除原则：术中应尽可能避免引起肿瘤局部播散或远处转移的操作。③"两个最大"原则：最大限度地切除肿瘤，同时最大限度地保留有功能的正常肺组织。

二、小细胞肺癌

小细胞肺癌（SCLC）是一种恶性程度高，容易侵犯和转移的肺癌，具有病程短、对放化疗敏感、易于复发和转移、预后差等特点。小细胞肺癌在病理学、分子生物学、治疗策略、预后等方面与非小细胞肺癌都有明显的区别。

小细胞肺癌占所有肺癌的 13%。与非小细胞肺癌相比，小细胞肺癌的发病年龄较轻，中位发病年龄约 60 岁。小细胞肺癌的发病与吸烟，职业暴露于苯、砷等致癌物等因素有关。多数小细胞肺癌生长于较大的支气管，容易浸润支气管壁，可能导致支气管腔堵塞，并易于与胸内淋巴结融合，侵犯纵隔，形成肺门肿块。由于多生长在大支气管，咳嗽、咳痰、咯血、肺部感染等表现多见，且发展迅速，部分患者以远处转移为首发症状。小细胞肺癌具有神经内分泌癌性质，副癌综合征表现多见。小细胞肺癌总体预后较差，中位生存期仅为数月，5 年生存率仅有 7%。

小细胞肺癌可采用 TNM 分期系统，也可采用美国退伍军人管理局的分期系统，后者因其简易性和实用性，在临床上有广泛的应用。该系统把小细胞肺癌分为局限期和广泛期，局限期指病变局限于一侧胸腔，包括肺脏、纵隔和锁骨上窝，且可由一个放射野覆盖，超出此范围则为广泛期，只有约 1/3 患者在诊断时是局限期。因为小细胞肺癌恶性程度高，易于侵犯转移，且对放化疗敏感，属于一种全身性疾病，因此化疗是小细胞肺癌的基础治疗，放疗和手术在治疗中也占有一席之地，近年来快速发展的靶向治疗和免疫治疗也可能改变小细胞肺癌治疗的面貌，多学科综合治疗和个体化治疗的原则仍然适用。

各期小细胞肺癌的治疗原则如下。

Ⅰ 期小细胞肺癌推荐手术加辅助化疗（EP 方案或 EC 方案，4~6 个周期），术后推荐行预防性脑照射。

Ⅱ~Ⅲ 期小细胞肺癌推荐化疗与放疗联合，可选择序贯或同步放化疗，序贯治疗推荐 2 个周期诱导化疗后同步放化疗。达到疾病控制者，推荐行预防性脑照射。

Ⅳ 期小细胞肺癌推荐化疗为主的综合治疗。一线推荐 EP 方案或 EC 方案、IP 方案、IC 方案。3 个月内疾病复发进展者推荐参加临床试验，3~6 个月内复发者推荐采用拓扑替康、伊立替康、吉西他滨或紫杉醇治疗，6 个月后疾病进展可选择初始治疗方案。化疗有效患者建议行预防性脑照射。

（曹振华）

第六节　肺癌的手术治疗

一、非小细胞肺癌

非小细胞肺癌的手术适应证包括：①Ⅰ 期、Ⅱ 期和部分 ⅢA 期（$T_{1~2}N_2M_0$、$T_3N_{1~2}M_0$、$T_4N_{0~1}M_0$ 可完全性切除者）的非小细胞肺癌；②有单发对侧肺转移、单发脑或肾上腺转移的部分 Ⅳ 期非小细胞肺癌；③临床高度怀疑肺癌的肺内结节，经各种检查无法确定，可手术探查。

非小细胞肺癌的手术禁忌证包括：①全身状况不佳，不能耐受手术，心、肺、肝、肾等重要脏器功能不全；②绝大部分诊断明确的 Ⅳ 期、ⅢB 期和部分 ⅢA 期非小细胞肺癌。

非小细胞肺癌患者进行手术治疗前，应进行系统的术前检查评估，进行临床诊断和分期，充分评估手术切除的可行性并制订手术方案，评估患者身体状况，排除手术禁忌证。胸部薄层增强 CT 是评估胸部病灶的最佳手段，支气管镜是中央型肺癌的重要评估方式。腹部 CT、MRI 或 B 超、同位素骨扫描，头颅 MRI 有助于评价是否出现远处转移，必要时可行 PET/CT 检查。随着影像学技术的进步及我国居民对肿瘤早诊早治认识的提高，目前，筛查或偶然发现的无症状肺癌已成为胸外科的主要病种，这部分肿瘤的生物学特性及复发转移模式与过去的肺癌已有较大区别，但目前美国 NCCN 指南及中国指南对这部分肺癌的术前检查及随访程序均无区别规定，导致过度检查，造成了经济浪费及对患者的不必要损伤。在手术前基于影像学结果对实性肺结节进行支气管镜探查能够有效地明确病变种类，指导手术。复旦大学附属肿瘤医院分析了 2008—2013 年 1 026 例 3 cm 以下肺结节患者的术前 CT 影像、术前支气管镜检查结果及术后病理报告，结果提示，若实性结节中包含磨玻璃成分，则支气管镜检查不会有阳性发现，这类患者术前可不必接受支气管镜检查。其他情况下，患者在术前都应该接受支气管镜检查，尤其是实性结节较大的患者和男性患者，这类患者更易检测出恶性病变。术前支气管镜检查，一方面能够使部分患者在术前明确病变的病理类型，指导后续的个体化治疗方案；另一方面，可以明确患者的病变范围，指导手术方式的选择。针对早期非小细胞肺癌，临床 T_1N_0 的患者，是否术前都有必要接受骨扫描来排除骨转移存在争议。复旦大学附属肿瘤医院分析了 2010—2012 年 739 例术前影像学诊断为 T_1N_0，并接受骨扫描检查的非小细胞肺癌患者，结果发现，骨转移在这类临床早期患者中的发生率不到 1%，而这些发生骨转移的患者，又有十分明显的临床特征，如年龄较小，有临床症状，术前血清 CEA 含量明显升高等。根据这些特征，能够很好地在术前区分出临床早期患者中骨转移高风险人群，针对这类患者采取积极有效的检查，而对低风险患者，可以不必采取骨扫描检查，这样不仅可节省时间、优化资源配置，更有利于患者的最佳治疗。血、尿、便常规和血液生化检查（肝肾功能、出凝血、免疫等）是外科术前常规检查，术前特别要注意的是心、肺功能的评估。肺通气功能减退程度与术后并发症发生率直接相关，第 1 秒用力呼气容积（FEV_1）是肺癌患者术后死亡率的独立预测因素，也是决定患者是否适合于手术的标准检查，一般认为 $FEV_1 > 2$ L 者可以耐受一侧全肺切除术，术后呼吸衰竭的风险低，$FEV_1 > 1.5$ L 可以行肺叶切除术，$FEV_1 < 0.8$ L 禁忌行肺部手术。每分钟最大通气量（MVV）也是评价患者肺功能的重要指标，如果 MVV < 30% 预计值，术后清除呼吸道分泌物的能力显著减退，肺部手术风险高。CO 弥散量检查（DLCO）通过测定特定条件下呼气中 CO 含量来评价肺部气体交换的有效表面积，反映肺泡气体交换的能力，如低于 50%，则提示围术期风险高。肺功能不足的患者需进一步行动脉血气分析和定量肺核素灌注扫描等检查。所有患者术前均需行心电图检查。超声心动图检查对于有心脏杂音、充血性心力衰竭的临床表现、肺动脉高压等高危患者非常重要。对于有冠心病高危因素、心脏介入治疗后或严重心律失常的患者，必要时应请心血管专科医师协助评估。多数肺癌患者有吸烟史，吸烟会导致肺部手术并发症风险显著升高，因此必须要求患者戒烟至少 2 周，才能实施手术。

肺癌的手术方式包括肺叶切除术、肺段切除术、楔形切除术、全肺切除术、扩大切除术等。解剖性肺切除术，包括肺叶切除、支气管及血管袖式肺叶切除、双肺叶切除术或全肺切除术，是标准的手术方式。对于身体状况较差，无法耐受手术的患者，可行亚肺叶切除术，其中首选解剖性肺段切除术，也可行肺楔形切除术。目前，随着影像学技术的进步及我国居民对肿瘤早诊早治认识的提高，筛查或偶然发现的无症状肺癌已成为胸外科的主要病种，这部分肿瘤的生物学特性及复发转移模式与既往所知的肺癌已有较大区别，在手术方式的选择上也应有新变化。复旦大学附属肿瘤医院研究发现，周围型 <2 cm 的原位腺癌、微浸润腺癌、贴壁亚型腺癌和鳞癌都不存在淋巴结转移，而微乳头亚型的腺癌或者伴有微乳头成分的其他亚型的腺癌具有较差的预后，实体亚型肺腺癌不仅是一个不良预后的指标，还是对化疗及 EGFR-TKI 靶向治疗不敏感的预测指标。而且，病理亚型为原位腺癌或者微浸润腺癌的患者，即使只进行了局部切除手术，术后 5 年的总体生存率及无复发生存率均为 100%。因此，病理亚型对于指导手术方式的选择可能是一个很好的指标。但是一般来说病理学诊断多

数术后才能获得，因此难以指导手术方式的选择。术中冰冻病理技术可以在手术中了解肿瘤的病理类型，是指导手术方式的理想选择。有学者通过对 803 例周围型临床 I 期肺腺癌的前瞻性研究，发现术中快速冰冻病理学检查能够精确区分肺腺癌亚型，即浸润性腺癌与不典型腺瘤样增生、原位腺癌或微浸润腺癌，与术后石蜡包埋组织病理学检查的诊断符合率高达95.9%。据此选择手术切除的方式，即对浸润性腺癌采用肺叶切除，而对不典型腺瘤样增生、原位腺癌或微浸润腺癌采用亚肺叶切除，结果表明接受亚肺叶切除的不典型腺瘤样增生、原位腺癌或微浸润腺癌患者 5 年无复发生存率达到 100%。因此，术中冰冻病理学检查结果可以指导肺癌手术方式的选择，该研究成果得到国内外同行的高度认可。袖式肺叶切除术是在术中快速病理检查保证（包括支气管、肺动脉或静脉断端）切缘阴性的情况下，将病变肺叶及其肺动脉或支气管一并切除，再重新连接血管或支气管，进而尽可能保留更多肺组织，降低肺切除手术风险，患者耐受性较好，可明显提高术后生存质量。传统的开胸手术切口长，创伤大，出血多，术后疼痛明显，20 世纪 90 年代起，电视辅助胸腔镜手术（VATS）发展迅速，有经验的胸外科医师可以熟练施行 VATS 肺叶、肺段或楔形切除术，甚至可以完成复杂的袖式切除术。已有大量研究证明，VATS 对比开胸手术，在手术并发症、围术期死亡率及远期生存方面没有明显差异，在手术出血、术后疼痛等方面具有优势。患者在无手术禁忌证的情况下，推荐使用 VATS 及其他微创手段。目前，广泛应用的 VATS 手术方式为三孔方式，具有操作简便的优点。近年来，一些外科医师探索了单孔 VATS 手术，但该手术方式具有器械干扰、视野差、背侧病灶显露困难等缺陷，目前尚未被广泛接受。对于筛查发现的早期肺癌，如何进行手术切除是胸外科研究的热点，微创外科无疑是发展的方向。回顾肺癌微创手术的发展历程，大致可以分为 3 个阶段：①微创外科 1.0 阶段，即通过缩小切口来减轻手术创伤，通过腔镜技术变"开刀"为"打洞"；②微创外科 2.0 阶段，即通过缩小手术范围减轻创伤，通过术前薄层 CT、术中冰冻病理等诊断技术的进步来缩小手术切除范围；③微创外科 3.0 阶段，即通过减轻系统性损伤来改进微创外科技术，减轻机体应激反应，也是未来微创外科的发展中需要考虑和解决的问题。

I 期非小细胞肺癌为原发肿瘤，是 T_1 或 T_{2a}，无肺门或纵隔淋巴结受累且无远处转移的患者，其治疗以积极的局部治疗为主。一般情况差，无法耐受者，均应首选外科手术治疗，行肺叶切除加系统性肺门和纵隔淋巴结清扫术，VATS 是常规手术方式，如有严重的胸腔粘连或复杂的解剖部位，也可行开胸手术。对于高龄或肺功能差的部分 I A 期非小细胞肺癌患者可考虑行解剖性肺段或楔形切除术加系统性肺门、纵隔淋巴结清扫术或采样术。早期非小细胞肺癌患者中，比较亚肺叶切除与肺叶切除的临床试验正在进行中。但在临床实践中，对于某些肿瘤较小，CT 表现为磨玻璃结节，术中冰冻病理提示为原位癌、微浸润腺癌或贴壁亚型的腺癌者，可选择行亚肺叶切除。相比楔形切除，一般认为解剖性的肺段切除术在控制局部复发等方面更具优势。切缘阳性的 I 期肺癌推荐再次手术，如患者无法再次手术，推荐术后化疗联合放疗。对于有严重的内科并发症、高龄、拒绝手术的患者，可采用大分割根治性放疗或射频消融治疗作为替代方案。

II 期非小细胞肺癌为 $T_{2b\sim3}N_0$ 或 $T_{1\sim2}N_1$ 的患者，病灶常有局部侵犯。外科手术治疗仍然是首选，推荐行解剖性肺叶切除加系统性肺门和纵隔淋巴结清扫或采样术。高龄或肺功能差的患者可考虑行解剖性肺段或楔形切除术加系统性肺门和纵隔淋巴结清扫术或采样术。对于肿瘤侵犯主支气管的情况，部分患者仍然可以完成切除肿瘤。全肺切除术对肺功能的损害较大，袖式切除术、支气管成形术等手术方式可保留更多的肺功能。肺上沟瘤指发生于肺尖的非小细胞肺癌，蔓延并侵犯胸壁、肋骨、椎体、臂丛神经或锁骨下血管等结构。此类患者一般采用多学科综合治疗模式，术前化疗、放疗联合手术治疗是标准的治疗方案，可提高完整切除率，降低局部复发率。当肿瘤侵犯壁层胸膜或胸壁时，应切除整块胸壁，切除范围达到距病灶最近的肋骨上、下缘各 2 cm，受侵肋骨切除长度至少应距肿瘤 5 cm。切缘阳性的II期肺癌推荐再次手术，无法再次手术的患者，推荐术后化疗联合放疗。对于完全性切除的 II 期非小细胞肺癌患者，均推荐术后辅助化疗。

Ⅲ期非小细胞肺癌属于局部晚期疾病，多学科综合治疗是最佳选择。手术治疗是综合治疗的重要组成部分，部分患者可以从中获益。局部晚期非小细胞肺癌具有较大的异质性，根据原发肿瘤及区域淋巴结的分期，需采取不同的治疗策略。T_4N_0 期的患者，如同侧肺内存在卫星结节，首选治疗为手术切除，可对最大的肿瘤行肺叶切除术，对其他较小的肿瘤行楔形切除术，术后行辅助化疗，研究发现其生存与其他ⅢA 期患者相似。其他可切除的 T_4N_0 期患者，可酌情首选新辅助化疗，也可选择先行手术切除。如为完全性切除，术后需行辅助化疗。如为切缘阳性，术后需行放疗和辅助化疗。T_3N_1 期的患者，首选手术治疗，术后行辅助化疗。T_4N_1 期患者的治疗原则与 T_4N_0 期相同。对于怀疑有纵隔淋巴结转移，即 N_2 期的非小细胞肺癌，既需要采取影像学检查，如增强 CT、FDG-PET，有时也需要采用有创检查取得活检病理结果以便明确分期，制订治疗方案。纵隔镜是诊断纵隔淋巴结转移的金标准，超声内镜引导下的经支气管针吸活检（EBUS-TBNA）或超声内镜引导下细针穿刺活检术（EUS-FNA）也可在有条件的医院开展。对于术前估计能完全切除的 N_2 期患者，应接受以外科手术治疗为主的综合治疗。如纵隔淋巴结无融合、固定，一般先行新辅助化疗，后行手术治疗。如果存在纵隔淋巴结融合、固定表现，应行放疗、化疗或同步放化疗，治疗后如 N_2 降期特别是降至 N_0，且经重新分期评估排除远处转移者，结合患者的机体状况，推荐手术治疗。而如果新辅助化疗后未获缓解的患者，往往提示预后不佳，进一步手术治疗也效果较差。有些 N_2 期患者是在术中甚至术后病理切片检查中才发现，如完整切除了原发肿瘤所在肺叶，并系统性进行纵隔淋巴结清扫，术后行辅助化疗仍能提高生存率。对于有组织学证实的转移性纵隔淋巴结，且 CT 短径>2 cm 或肿瘤已穿透淋巴结包膜或有多站淋巴结受累等情况，通常不可切除，同步放化疗是首选的治疗方式。N_3 淋巴结阳性的患者也不考虑手术治疗。Ⅲ期非小细胞肺癌的治疗仍然存在较多争议，需要进一步研究。

Ⅳ期非小细胞肺癌以全身治疗为主要手段，治疗目的是提高患者生活质量、延长其生存期。传统观点认为手术治疗的价值在于缓解严重疼痛、压迫等症状，但最近的临床研究表明，存在单个器官寡转移而一般情况较好的患者也可能从手术治疗中获益。孤立性脑转移的患者，脑部病变可手术切除或采用立体定向放疗，肺部原发病变则按 T 和 N 分期治疗原则进行。孤立性肾上腺转移的患者，肾上腺病变可考虑手术切除，肺部原发病变则按 T 和 N 分期治疗原则进行。对侧肺其他肺叶的孤立结节，可分别按 2 个原发瘤各自的分期进行治疗。对于大多数非孤立性转移的非小细胞肺癌患者，以化疗、靶向治疗为基础的全身治疗是首选，在全身治疗的基础上，可以辅以适当的局部治疗方式，以缓解症状，提高生活质量。

二、小细胞肺癌

手术在小细胞肺癌治疗中的地位几经沉浮。早期的医师并未认识到小细胞肺癌与非小细胞肺癌的区别，其治疗也依从非小细胞肺癌的模式，直到二十世纪五六十年代才逐渐认识到这是两种不同的疾病，需要采取不同的治疗策略。小细胞肺癌被认为是一种全身性的疾病，化疗是标准的治疗方案。到了20世纪90年代，加拿大多伦多大学回顾性分析了手术切除后的小细胞肺癌患者15年的随访资料，发现手术切除有利于对原发病灶的控制，很多Ⅰ期患者在手术和化疗等联合治疗后可以长期生存。多项回顾性研究比较了手术+化疗和放化疗在局限期小细胞肺癌治疗中的作用，发现手术+化疗的效果优于放化疗。早期小细胞肺癌手术治疗的优势可能有以下3个原因：首先，联合放化疗作为小细胞肺癌的标准治疗方案，有局部复发率高的不足，据不同的研究报道，可高达26%~63%，而手术切除可以提高局部控制率，降低复发风险，具有明显的优势。其次，手术可以使早期患者达到临床治愈，使得后续化疗在杀灭亚临床病灶时取得更好的效果。最后，一部分小细胞肺癌属于混合组织学类型，其内部同时存在小细胞肺癌成分和非小细胞肺癌成分，而后者对化疗的敏感性较差，手术切除是最佳的治疗方式。因此，临床Ⅰ期的小细胞肺癌可以从手术中获益的观念逐渐被肿瘤医师接受。手术治疗的小细胞肺癌应按照最新的TNM分期进行，对病情进行充分评估，对于Ⅱ期以上的患者不考虑手术治疗。

（邵 亮）

第七节 肺癌的放疗

一、非小细胞肺癌

放疗是肺癌多学科综合治疗模式中的重要组成部分，是一种重要的局部控制手段。随着影像诊断学的发展和放射技术的改进，放疗在非小细胞肺癌治疗中的适应证越来越广泛，效果逐渐提高，放疗损伤也逐渐减轻。目前非小细胞肺癌放疗的适应证包括因身体原因不能手术治疗的早期非小细胞肺癌患者的根治性治疗、可手术患者的术前新辅助及术后辅助治疗、局部晚期病灶无法切除患者的局部治疗和晚期不可治愈患者的姑息治疗。

放射生物学家对肺癌细胞的放射效应进行了大量研究。肺腺癌细胞系的平均致死剂量（DO）值为1.0~1.4 Gy，外推值（N）为1.2~6.8，属于放疗中度敏感。大细胞癌的（DO）值为0.76~1.5 Gy，N值为4.6~17.7，较为放射抗拒。

肺癌的放疗中，需要保护的重要器官有肺、食管、心脏和脊髓等。肺是放射敏感器官，是肺癌患者放疗剂量限制性毒性的主要器官。放射性肺损伤可分为急性和慢性，前者主要为放射性肺炎，后者主要为放射性肺纤维化。放射性肺炎主要表现为气促、干咳、发热，严重者可有呼吸窘迫，如继发感染可有高热，甚至可能导致死亡。如果发生急性放射性肺损伤，应立即停止放疗，予以吸氧、维生素C、糖皮质激素抗炎及抗生素治疗等。放射性肺纤维化进展缓慢，常呈隐匿性，目前尚无有效的治疗方法，一般采用对症支持治疗。一般放疗计划中，平均肺剂量控制在15 Gy，肺的目标函数为V20<30%，V5 60%~70%。食管的急性放射性损伤主要是放射性食管炎，慢性损伤主要是食管狭窄、瘘管形成等。一般食管平均剂量控制在34 Gy以下。心脏的放射性损伤表现多样，最常见的是放射性心包炎伴心包积液，其他包括心肌疾病、冠状动脉疾病、瓣膜缺陷和传导异常等。一般放疗计划中，心脏平均剂量控制在30~40 Gy，V50<50%。脊髓的放射性损伤主要是放射性脊髓炎，可表现为感觉麻木异

常、运动障碍和大小便失禁，甚至截瘫。脊髓的最大耐受剂量一般控制在 45 Gy。大多数接受放疗的患者会同步或序贯接受化疗，其潜在毒性及不良反应会增大，治疗前应当告知患者。放疗设计和实施时，应当注意对肺、食管、心脏和脊髓的保护，以避免对身体重要器官的严重放射性损伤。急性放射性肺损伤的判定应参照国际肿瘤放疗协作组急性放射损伤分级标准。治疗过程中应当积极处理不良反应，尽量避免因不良反应处理不当导致的放疗非计划性中断。接受放疗或放化疗的患者，治疗休息期间应当予以充分的监测和支持治疗。

根据放疗目的的不同，肺癌放疗可分为根治性放疗、姑息性放疗、辅助放疗和预防性放疗等。根治性放疗适用于 Karnofsky 功能状态评分标准评分>70 分，因医学原因或个人原因不愿意或不能接受手术治疗的早期非小细胞肺癌，以及不可切除的局部晚期非小细胞肺癌。姑息性放疗适用于晚期肺癌原发灶和转移灶的减症治疗，可以控制肿瘤，减轻症状。对于有单发脑转移灶手术切除的非小细胞肺癌患者可以进行术后全脑放疗或者立体定向放疗（SRS）。辅助放疗包括术前的新辅助放疗、术后切缘阳性（R1 和 R2 切除）的患者；淋巴结清扫不完整，外科探查不够或手术切缘近者也可行辅助治疗；根据目前证据，对于术后分期为 pN_2 的患者建议行术后辅助放疗。术后放疗的设计应当参考患者术前影像学检查、手术病理报告及手术记录。放疗的疗效评价按照 WHO 实体瘤疗效评价标准（RECIST）进行。

目前推荐采用三维适形放疗、调强放疗技术或图像引导放疗等先进的放疗技术，以提高疗效，减轻不良反应。放疗靶区勾画时，推荐增强 CT 定位或 PET/CT 定位。可以参考 PET/CT 的肿瘤生物影像，在增强 CT 定位影像中勾画肿瘤放疗靶区。放疗患者常用体位为仰卧位，双手抱肘上举过顶，采用臂托或真空袋固定。定位 CT 扫描范围自环甲膜至肝脏下缘。GTV 为临床可见病灶，包括肺部原发病灶及纵隔转移淋巴结（纵隔转移淋巴结定义为胸部 CT 最短径>1 cm），如果伴有锁骨上淋巴结转移，则应包括锁骨上区。CTV 指在 GTV 基础上包括亚临床病灶的范围，一般建议腺癌病灶需外放 6~8 mm，鳞癌需外放 5~6 mm，如无外侵证据，一般不建议超出解剖边界。做累及野照射，不做预防性淋巴结照射。PTV 由 CTV 加系统误差、摆位误差及呼吸运动形成，肺癌的器官运动一般由于呼吸运动引起，心血管运动一般影响较小，予以忽略。对于肺下叶移动幅度大的患者可以采用普通模拟机测量肿瘤运动范围。4D CT 呼吸时相融合控制技术可用来减轻呼吸运动影响，Cone-Beam CT 可用来减少摆位误差。建议在具有优良的放射物理技术条件下，开展立体定向放疗（SBRT）用于早期非小细胞肺癌的治疗。

对于临床 I 期的非小细胞肺癌患者，外科手术是首选治疗模式，如因医学或个人原因，如年龄过高、合并疾病、心肺功能差等情况不适合手术或拒绝手术时，可以选择接受放疗。常规分割放疗目前一般采用每日 1 次，每次 1.8~2.0 Gy 的放疗剂量，总剂量 60~66 Gy（使用肺校正可适当调整）。靶区勾画时仅需包含原发灶，不需要包含肺门和纵隔引流区淋巴结进行预防性照射。三维治疗计划可以在保持靶区较高剂量的同时得到最大限度的正常组织保护。对于有条件的中心，大分割放疗是更好的根治性治疗手段，推荐采用 SBRT。分割原则应是大剂量、少分次、短疗程，分割方案可根据病灶部位、与胸壁的距离等因素综合考虑，通常给予等效生物剂量≥100 Gy。制订 SBRT 计划时，应充分考虑并谨慎评估危及器官、组织如脊髓、食管、气管、心脏、胸壁及臂丛神经等的放疗耐受剂量。每次治疗前应进行 Cone-Beam CT 扫描进行靶区的校正。RTOG0236 研究是第 1 个采用 SBRT 治疗早期肺癌的前瞻性、多中心研究，旨在观察 SBRT 对无法手术的早期非小细胞肺癌进行根治性放疗的生存情况，结果显示，3 年肿瘤控制率为 97.6%，肿瘤局部控制率为 87.2%，无病生存率（DFS）为 48.3%，总生存率（OS）为 55.8%，证明 SBRT 具有较好的治疗效果。Chang 等进行了可手术的 I 期非小细胞肺癌采用 SBRT 和手术治疗效果的比较。该研究源于 2 个前瞻性随机试验的合并分析结果，共 58 例可手术的 I 期患者，经随机 27 例接受手术治疗，随访中 6 例患者死亡，3 年预期总生存率 79%；31 例接受 SBRT 治疗，随访中 1 例死亡，3 年预期总生存率 95%，而且 SBRT 组未出现 4 级毒性或治疗相关死亡。因此，SBRT 治疗可手术和不可手术的早期肺癌都取得了较好的疗效，而且不良反应小，安全性好。基于美国国立癌症研究所数据库（SEER）的一项回顾性研究总结了同期 10 923 例、年龄>66 岁的 I 期非小细胞肺癌患者，分别接受 5 种治疗的对比：肺叶切除术（58.9%）、肺段切除术（11.7%）、传统放疗（14.8%）、SBRT（1.1%）和支持治疗组（12.6%）。研究结果显示，传统放疗和支持治疗的病死率很高，但 SBRT 的病死率较低，接近于肺切除手术的病死率。这项大型病例回顾性研究表明，对于一些无法手术的病例，SBRT 为一种有效的治疗手段，需要进一步开展随机性研究以观察其远期疗效。目前的技术条件下，放疗治疗失败的主要因素包括局部和全身治疗失败，两者均很常见，需要加以注意，以改善治疗效果。

对于因身体原因不能接受手术的 II～III 期非小细胞肺癌患者，如果身体条件允许，也可以给予适形放疗结合同步化疗。对于有临床治愈希望的患者，给予放疗或同步放化疗时，应制订更为适形的放疗计划，并提供更为积极的支持治疗，以尽量避免治疗时间的中断和治疗剂量的降低。对于局部晚期的非小细胞肺癌，术前准确分期非常重要，会直接影响放疗的效果。薄层 CT、PET/CT 有助于评估纵隔淋巴结情况。目前的常规放疗剂量一般为 60～66 Gy，有学者认为此剂量对于非小细胞肺癌不足，更高的剂量可以提高肿瘤局控率，但仍需进一步探索。近年的研究显示，化疗联合放疗可提高生存率，同步放化疗效果优于序贯治疗。诱导化疗和巩固化疗也是近年来关注的内容，有研究显示，诱导化疗并未改善患者生存，巩固化疗可能提高了部分患者的生存，但也可导致更严重的不良反应，有关诱导和巩固治疗仍需进一步研究。

对于接受手术治疗的局部肺癌晚期患者，如果术后病理手术切缘阴性而纵隔淋巴结阳性（pN2 期），建议除了常规接受术后辅助化疗外，还可加用术后放疗，建议采用先化疗后序贯放疗的顺序。对于切缘阳性的 pN2 期患者，建议采用术后同步放化疗。研究认为，辅助放疗不仅能提高肿瘤局部控制率，也可提高患者生存率。回顾性分析 SEER 数据库中 7 465 例患者，发现术后辅助放疗可使 N2 患者死亡风险降至 14.5%。ANITA 亚组分析显示，术后辅助放疗使 N2 患者的 5 年生存率从 34% 提高至 47%。

对于有广泛转移的 IV 期非小细胞肺癌患者，部分患者可以接受原发灶和转移灶的放疗以达到姑息减症的目的。对于因原发灶或转移灶导致的局部压迫症状、骨转移导致的疼痛，以及脑转移导致的神经症状等可以起到缓解症状的作用。对于此类患者可以考虑采用大分割照射技术，迅速缓解症状，也方便患者的治疗。脑是肺癌常见的转移器官，一旦发生往往预后较差。对于 1～3 个脑部转移灶，一般推荐采用立体定向放疗或手术切除后放疗。多发脑转移患者的治疗手段主要选择全脑放疗，配合糖皮质激素减轻脑水肿，改善神经症状。肺癌骨转移也较常见，骨转移的治疗目标是减轻疼痛，防止病理性骨折的发生，改善活动能力，有可能延长生存期。因为单纯的骨转移一般不会影响患者的生存，因此骨转移灶不一定都需要放疗，而应该考虑是否有疼痛、骨折或影响活动。对于脊柱转移者，因有可能导致截瘫，应予以积极治疗。肝脏也是转移经常发生的部位，对于孤立的肝转移灶可以采用三维适形放疗或 IMRT。有学者报道，SBRT 用于肝转移灶的治疗，也取得了较好的疗效。

对于Ⅳ期非小细胞肺癌，当患者全身治疗获益明显时，可以考虑使用 SBRT 技术治疗残存的原发灶和寡转移灶，争取获得潜在根治效果。研究发现，对于转移灶数目≤5 个的寡转移患者，全身治疗结合局部放疗可以取得更好的临床疗效，SBRT 技术不良反应小，疗效较好。对于周围型、肿瘤直径<5 cm 的复发灶，再次行 SBRT 也是安全并且有效的。

二、小细胞肺癌

小细胞肺癌对放疗敏感，放疗在其综合治疗中占据重要的地位。对于不可手术的局限期小细胞肺癌，放化疗综合治疗是标准治疗。《中国原发性肺癌诊疗规范（2018 年版）》推荐局限期患者初始治疗就行同步化放疗或先行 2 个周期诱导化疗后行同步放化疗。如果患者不能耐受，也可行序贯放化疗。如果病情允许，局限期小细胞肺癌的放疗应当尽早开始，可以考虑与第 1 或第 2 个周期化疗同步进行。如果病灶巨大，放疗导致肺损伤的风险过高的话，也可以考虑在第 3 个周期化疗时同步放疗。对于广泛期小细胞肺癌患者，远处转移灶经化疗控制后加用胸部放疗也可以提高肿瘤控制率，延长生存期。

几个 Meta 分析回答了联合放化疗与单纯化疗相比是否有优势的疑问。一项分析纳入了 11 个临床试验，结果表明联合放化疗比单纯化疗使患者的区域复发率降低了 25.3%，2 年生存率提高了 5.4%，Pignon 等进行了一项更大规模的 Meta 分析，纳入了 13 项临床试验的 2 140 例患者，结果发现联合治疗优于单纯化疗，两组的 2 年局部复发率分别为 23% 和 48%，3 年生存率分别为 15% 和 9%，5 年生存率分别为 11% 和 7%。因此，目前推荐小细胞肺癌患者接受联合治疗。

放疗的时间、顺序和剂量等的优化也可能影响放疗的效果。一个 Meta 分析纳入了 6 个临床试验，均为含顺铂的放化疗联合治疗方案，发现在化疗开始 30 日内接受放疗患者的生存率比 30 日后接受放疗者明显提高，且对于放疗的治疗时间少于 30 日者更加显著。另一项 Meta 分析发现，在化疗开始的 9 周内，且在第 3 个化疗疗程之前进行放疗，患者的生存有明显获益。但是早期行同步放化疗有增加放射性食管炎和引起白细胞减少的风险。放疗刚应用于小细胞肺癌治疗的早期，一般给予的剂量较小，因为当时化疗效果较差，患者多死于远处转移。随着 EP 方案的使用，局部复发的风险逐渐提高，过低的放疗剂量已经不能满足需要。加拿大的一项Ⅲ期临床研究比较了 25 Gy/10Fx 和 37.5 Gy/15Fx 两组放疗剂量的效果，结果表明，两组中位 PFS 分别为 38 周和 49 周（$P=0.05$），总生存率无显著差别。美国麻省总医院回顾性分析了不同剂量与局部复发的关系，发现 50 Gy、45 Gy、40 Gy、35 Gy、30 Gy 组的 2.5 年局部和区域复发率分别为 37%、39%、49%、79% 和 84%，该研究结果提示剂量提高与局部复发率降低的关系。目前，小细胞肺癌根治放疗剂量仍没有完全达成共识，但一般认为不低于 60 Gy/30Fx 或者 45 Gy/1.5 Gy 每日 2 次。

初次确诊的小细胞肺癌患者有 14%～24% 可发现脑转移，60% 的小细胞肺癌患者 2～3 年会发生脑转移，诱导放化疗成功的局限期小细胞肺癌的脑部复发率高达 50%～67%。另外，由于血脑屏障的存在，很多化疗药物无法到达脑转移灶。多项临床试验和 Meta 分析研究了小细胞肺癌中预防性脑照射的作用。一项研究纳入了 7 个临床试验，比较了达到完全缓解（CR）的小细胞肺癌患者接受与未接受全脑放疗的生存情况，发现预防性全脑放疗组的脑转移风险下降了 54%，无病生存期延长 25%，3 年生存率提高 5.4%。目前的研究未发现预防性全脑放疗对认知功能和生活质量产生不良影响。因此，现在推荐局限期小细胞肺癌患者，在胸内病灶经治疗达到完全缓解后行预防性脑照射，达到部分缓解的患者也推荐行预防性脑照射。对于广泛期小细胞肺癌患者，在化疗有效的情况下，行预防性脑照射也可以降低脑转移的风险。预防性脑照射推荐时间为所有化放疗结束后 3 周左右进行，以避免增加毒性。在治疗前应行增强脑磁共振检查以排除脑转移。一般常用的剂量是 10~18 次给予 25~36 Gy。

（李　宇　熊　羽）

第八节　肺癌的内科治疗

一、非小细胞肺癌

（一）化疗

化疗是一种全身性治疗方式。虽然在肿瘤的三大主要治疗手段中，化疗的历史最短，但已经取得了卓著的成效，是肺癌多学科综合治疗中至关重要的组成部分。化疗可分为姑息化疗、辅助化疗和新辅助化疗。由于化疗药物种类繁多，作用机制复杂，如运用不当会造成严重不良反应，因此，在临床实践中应当严格掌握治疗的适应证，并在肿瘤内科医师主导下进行化疗。化疗应当充分考虑患者的疾病情况和一般状况，权衡患者可能的获益和对治疗的承受能力，及时规范地评估疗效，密切监测并有效防治不良反应。

非小细胞肺癌化疗的适应证为：美国东部肿瘤协作组（ECOG）体力状况（PS）评分≤2 分且心、肺、肝、肾等重要脏器功能可耐受化疗。对于 ECOGPS 评分>2 分或 Karnofsky 功能状态评分<60 分的患者不宜进行化疗。化疗开始前，血常规检查白细胞计数<3.0×10⁹/L，中性粒细胞计数<1.5×10⁹/L，血小板计数<75×10⁹/L，红细胞计数<2×10¹²/L，血红蛋白<80 g/L 的患者原则上不宜化疗。肝、肾功能指标超过参考值上限 2 倍的患者或有严重并发症和感染、发热、出血倾向的患者不宜化疗。在化疗过程中，要密切监测化疗相关不良事件，其评估参照美国国家癌症研究所常见不良反应事件评价标准（CTCAE 4.03 版），如有≥3 级不良反应，对患者生命有明显威胁时，应当停药，并在下次治疗时改用其他方案。治疗中一般每两个周期进行一次疗效评估，如果发现疾病进展或在化疗周期的休息期间发生病情恶化，应当停止原化疗方案治疗，酌情选用其他化疗方案或治疗方式。化疗应强调治疗方案的规范化和个体化。

非小细胞肺癌的化疗推荐采用含铂两药联合化疗方案。联合化疗的用药原则有以下 6 点。①化疗方案的选择应遵循循证医学的原则，根据最佳、最新的临床证据制定化疗方案。②单药化疗疗效肯定：单药有效率需≥15%，常用药物有顺铂、卡铂、长春瑞滨、吉西他滨、紫杉醇、多西他赛和培美曲塞等。③选择的两种药物应具有不同的药理作用，作用于细胞增殖的不同时期，一般包括细胞周期特异性药物和细胞周期非特异性药物。④化疗药物之间应有增效作用或协同作用。⑤化疗药物的毒性呈现于不同的靶器官或作用于同一靶器官的时相不同，不会产生叠加作用。⑥药物之间无交叉耐药性。

目前非小细胞肺癌化疗常用的含铂两药联合方案有 NP 方案、TP 方案、GP 方案、DP 方案和 AP 方案等，各个方案的具体内容见表 4-4。NP 方案被证明在ⅠB~ⅢA 期完整切除的非小细胞肺癌患者中可以改善总生存期，随访时间最长，病例数最多。法国进行的一项 RCT 显示，与长春瑞滨单药化疗或长春地辛联合顺铂的方案相比，NP 方案优于前两者，总有效率为 30%，1 年生存率为 35%。另一项 SWOG 的研究显示，在ⅢB/Ⅳ期患者中，NP 方案的总缓解率为 26%，中位生存期为 8 个月，1 年生存率为 36%。该方案的主要不良反应是骨髓抑制、恶心、呕吐、手足麻木和静脉炎等。因长春瑞滨属于发疱剂，使用时要避免药物外渗。顺铂有明显的肾毒性，要采取水化、利尿措施保护肾功能，一般在化疗的第 1~3 日予以 2 000 mL 以上的静脉补液，并记录 24 小时尿量，顺铂使用后给予呋塞米 20 mg。

表 4-4　非小细胞肺癌常用的一线化疗方案

药物	剂量	给药时间	给药周期
NP 方案			21 日为 1 个周期，4~6 个周期
长春瑞滨	25 mg/m²	第 1，第 8 日	
顺铂	75~80 mg/m²	第 1 日	
TP 方案			21 日为 1 个周期，4~6 个周期
紫杉醇	135~175 mg/m²	第 1 日	
顺铂或卡铂			
顺铂	75 mg/m²	第 1 日	
卡铂	AUC = 5~6	第 1 日	
GP 方案			21 日为 1 个周期，4~6 个周期
吉西他滨	1 000~1 250 mg/m²	第 1，第 8 日	
顺铂或卡铂			
顺铂	75 mg/m²	第 1 日	
卡铂	AUC = 5~6	第 1 日	
DP 方案			21 日为 1 个周期，4~6 个周期
多西他赛	75 mg/m²	第 1 日	
顺铂或卡铂			
顺铂	75 mg/m²	第 1 日	
卡铂	AUC = 5~6	第 1 日	
AP 方案			21 日为 1 个周期，4~6 个周期
培美曲塞（非鳞癌）	500 mg/m²	第 1 日	
顺铂或卡铂			
顺铂	75 mg/m²	第 1 日	
卡铂	AUC = 5~6	第 1 日	

ECOG1594 研究比较了 4 个含铂的化疗方案，包括紫杉醇+顺铂、吉西他滨+顺铂、多西他赛+顺铂和紫杉醇+卡铂，结果显示 4 组的缓解率相似，分别为 21%、22%、17% 和 17%，中位生存期分别为 7.8 个月、8.1 个月、7.4 个月和 8.1 个月，1 年生存率分别为 31%、36%、31% 和 34%。该试验表明以上几个含铂 3 代新药方案具有相近的效果。TP 方案的主要不良反应为过敏、骨髓抑制及恶心、呕吐等。紫杉醇输液时应使用专用的输液管和针头，

因其溶剂蓖麻油可引起过敏反应，因此在用药前 12 小时和 6 小时分别给予地塞米松 20 mg 预处理。顺铂和卡铂都可以使用，有 Meta 分析显示，以顺铂为基础的化疗方案总生存率高于以卡铂为基础的方案，但引起的不良反应也明显增加。鉴于晚期肿瘤的治疗多为姑息性，因此，顺铂带来的有限的生存获益可能会被不良反应的增加所抵消。如果顺铂的不良反应可能造成严重后果的话，用卡铂替代是合理的选择。卡铂的配制不能使用含氯溶剂，一般使用葡萄糖配制。

GP 方案在 ECOG1594 研究中 1 年生存率最长，TP 方案也充分体现了其优势。该方案的主要不良反应为恶心、呕吐和骨髓抑制，特别是血小板减少的发生率较高，3~4 度血小板减少的发生率为 28%~40%。

DP 方案的不良反应主要是过敏、骨髓抑制、恶心、呕吐和体液潴留等。使用多西他赛之前应先了解患者有无过敏史，如有过敏史或血常规白细胞、血小板低下等慎用。

在化疗药物的基础上联合使用抗血管生成药物，可以显著提高非小细胞肺癌的生存率。ECOG4599 研究显示，贝伐珠单抗联合紫杉醇+卡铂作为一线治疗方案用于晚期非鳞癌的患者，比单纯化疗显著提高了客观缓解率（27% *vs.* 10%，$P < 0.001$），无进展生存期（6.2 *vs.* 4.5 个月，$P < 0.001$）和总生存期（12.3 *vs.* 10.3 个月，$P < 0.01$）也显著延长。贝伐珠单抗的常见不良反应为乏力、疼痛和高血压等，严重者可能发生胃肠穿孔、出血、高血压危象、肾病综合征和充血性心力衰竭。有出血倾向的患者慎用贝伐珠单抗，使用过程中应注意监测患者血压变化、凝血功能和尿常规。

大部分肺癌发生在老年人群中，据统计 40% 的肺癌患者诊断时已经超过 70 岁。老年人往往身体一般情况较差，内科并发症多，化疗过程中更容易出现不良反应。因此，一些肿瘤内科医师在治疗老年患者时倾向于不使用足量的标准化疗方案。但是，在决定治疗策略时，患者的身体器官功能状况比简单的生理年龄更重要，相同年龄的老年患者可能具有完全不同的功能状态。前瞻性研究表明，对于一般情况较好，符合化疗适应证的老年患者，化疗后的生存获益及生活质量与年轻患者相似。目前，推荐体力状况较好且重要器官功能良好的老年非小细胞肺癌患者接受含铂两药化疗，不能耐受以铂类为基础的老年患者，可以考虑第 3 代化疗药物进行单药化疗，如长春瑞滨、吉西他滨、紫杉醇或多西他赛等。对于不适合积极治疗的老年患者，可给予支持治疗。患者的体力状态对于化疗的效果和耐受能力也有影响。回顾性分析发现，体力状态不佳是预后不良的危险因素。体力状况为 0~1 分的患者预后相对优于 2 分的患者，化疗并发症出现比例也较低，预后较好。一些研究（如 CALGB9730）对比了体力状态 2 分的患者接受含铂两药化疗和单药化疗的效果，发现联合化疗方案的有效率和生存显著优于单药方案，不过贫血和中性粒细胞减少的比例也较高。对于体力状况 3 分及以上的患者，一般不考虑化疗。

对于晚期的非小细胞肺癌患者，一线药物治疗方案是以铂类为基础的两药联合化疗方案，在化疗基础上可联合抗血管生成药；对于 *EGFR* 基因敏感突变或 *ALK* 融合基因阳性患者，推荐首先选择靶向药物治疗。对一线治疗达到疾病控制（完全缓解、部分缓解和稳定）的患者，可给予维持治疗。目前，有循证医学证据支持的同药维持治疗药物有培美曲塞（非鳞癌）和吉西他滨，换药维持治疗的药物有培美曲塞（非鳞癌），对于 *EGFR* 基因敏感突变患者可以选择表皮生长因子受体酪氨酸激酶抑制剂（EGFR-TKI）进行维持治疗。一线治疗后出现疾病进展的患者，如果体力状况允许，可以进行二线治疗。目前，批准的二线治疗药物包括多西他赛、培美曲塞和 EGFR-TKI。*EGFR* 基因敏感突变的患者，如果一线和维持治疗时没有应用 EGFR-TKI，二线治疗时应优先应用 EGFR-TKI；对于 *EGFR* 基因敏感突变阴性的患者，应优先考虑化疗。三线药物治疗可选择 EGFR-TKI 或参加临床实验。对于不能手术切除的局部晚期非小细胞肺癌患者，推荐优先选择同步放化疗，如果不能耐受同步放化疗，可以考虑行序贯化放疗。

对于手术完全切除的 Ⅱ~Ⅲ 期非小细胞肺癌患者，推荐术后给予含铂两药方案进行 4 个周期的辅助化疗。对于具有高危险因素的 Ⅰ B 期患者，可以考虑给予辅助化疗。高危因素包括分化差、神经内分泌癌（除外分化好的神经内分泌癌）、脉管受侵、楔形切除、肿瘤直径>4 cm、脏层胸膜受累和淋巴结清扫不充分等。Ⅰ A 期患者不推荐进行辅助化疗。辅助化疗一般在术后 3~4 周患者体力状况基本恢复到正常后开始。对于可切除的 Ⅲ A 期非小细胞肺癌患者，可在术前给予 2 个周期的含铂两药方案新辅助化疗。手术一般在化疗结束后 2~4 周进行。

（二）靶向治疗

接近 80% 的非小细胞肺癌患者确诊时已经不属于早期，需要接受全身治疗。传统的化疗虽然延长了一些患者的生存期，但由于缺乏特异性，在取得疗效的同时不可避免地带来不良反应。另外，肺癌的病死率高达 80% 以上，总体 5 年生存率只有 20%，进展期肺癌患者仍难以长期生存。近年来，随着肺癌分子生物学领域研究的深入，在肺癌基因组中发现了多个致癌驱动基因突变，如 *EGFR*、*HER-2*、*KRAS*、*BRAF*、*ALK*、*ROS1*、*RET*、*ERBB3*、*ARAF*、*NRG1*、*PIK3CA*、*DDR2*、*AKT1*、*FGFR1* 和 *FGFR3* 等，且有多种靶向治疗药物已经被批准用于非小细胞肺癌的治疗。这些靶向治疗药物选择性作用于细胞中特定的靶点，阻断相关信号转导通路，与化疗相比，既取得明显的疗效，又减轻了对正常细胞的损害。因此，靶向治疗越来越被学术界和患者所认同，成为近十几年来肺癌治疗领域最重要的突破。

临床上应用最久，也是目前应用最广泛的靶向治疗药物是 EGFR-TKI。EGFR 属于 ErbB 家族，是一种跨膜酪氨酸激酶受体，调控细胞跨膜信号转导通路，具有影响细胞增殖、血管生成和细胞凋亡等功能。EGFR 蛋白由 3 个结构域组成，其胞外域与配体结合，接受外部信号，富含半胱氨酸残基；其跨膜区具有疏水结构；其胞内域具有酪氨酸激酶活性。当其上游信号分子与胞外域结合，2 个 EGFR 分子即可在细胞膜上形成同源或异源二聚体，其胞内域的蛋白激酶功能被激活，导致酪氨酸残基发生磷酸化，进而激活下游信号通路，促进细胞的分裂和增殖。在非小细胞肺癌中，*EGFR* 基因的突变、扩增和高表达，都会导致细胞 EGFR 信号通路异常激活，促进肿瘤的形成。基础研究已经证明，*EGFR* 基因中编码酪氨酸激酶结构域的序列，特别是第 18~21 外显子的突变，是肺腺癌中的致癌驱动突变，可以导致肿瘤发生。肺腺癌中 *EGFR* 基因突变的频率与人种、性别、吸烟史等因素有关，在西方人群中约占 14%，在东亚人群中可高达 30% 以上，尤其多见于不吸烟的青年女性患者，约 90% 的突变是第 19 外显子缺失突变或第 21 外显子 L858R 突变。EGFR-TKI 是小分子化合物，可与 EGFR 通过竞争性结合而阻断磷酸化，抑制 EGFR 信号通路，抑制肿瘤细胞增殖。

EGFR-TKI 目前用于携带 *EGFR* 基因敏感突变的晚期非小细胞肺癌患者的一线治疗，对于一线治疗达到疾病控制的患者，可给予维持治疗，对于一线治疗中由于各种原因未能使用此药的携带敏感突变患者，也可用于二线治疗。多项大型前瞻性多中心 Ⅲ 期临床随机试验证实 EGFR-TKI 在伴有 *EGFR* 基因突变的晚期肺癌患者中疗效显著，其无进展生存期优于一线化疗方案，高达 75% 的敏感突变患者可达到影像学缓解。EGFR-TKI 是小分子化合物，可口服吸收，目前已经有 3 代药物上市。第 1 代药物有吉非替尼、厄洛替尼和埃克替尼等，第 2 代药物有阿法替尼和达克替尼，第 3 代药物有奥希替尼（osimertinib，AZD9291）。目前，吉非替尼、厄洛替尼、埃克替尼、阿法替尼和奥希替尼均已获准在我国上市。

EGFR-TKI 首先被批准为非小细胞肺癌的二线及三线治疗药物。2003 年发表的以日本人群为主的多中心 II 期临床研究 IDEAL1 和 IDEAL2 比较了不同剂量吉非替尼在非小细胞肺癌二线或多线治疗中的疗效和耐受性。该研究入组的患者均为晚期非小细胞肺癌患者，对标准化疗或放疗无效，预后较差。研究发现吉非替尼 250 mg，每日 1 次，口服给药，对晚期非小细胞肺癌患者的有效率为 10.4%~12.0%，中位生存期 7.0~7.6 个月，证明吉非替尼在晚期非小细胞肺癌中效果较好，且耐受性好，可成为二线或三线治疗的选择，特别在不吸烟的女性患者中更为突出。2005 年报道了对比 EGFR-TKI 与安慰剂的 III 期对照研究 ISEL 和 BR21 的结果。2 项研究都以 2：1 的比例随机分配患者至 EGFR-TKI 或安慰剂组。ISEL 研究中，吉非替尼与安慰剂相比，在总体人群中未带来生存上的获益，但亚组分析显示在非吸烟组、亚裔组中使用吉非替尼患者的 OS 明显高于安慰剂组，分别为 8.9 个月和 6.1 个月、9.5 个月和 5.5 个月。BR21 研究中，厄洛替尼组和安慰剂组的 PFS 分别为 2.2 个月和 1.8 个月，OS 分别为 6.7 个月和 4.7 个月，其差异均有统计学意义，表明厄洛替尼较安慰剂明显延长生存期。2008 年报道了吉非替尼对比多西他赛的 III 期多中心非盲态研究（INTEREST），结果显示吉非替尼与多西他赛用于二线治疗的疗效相似。以上研究确立了 EGFR-TKI 在非小细胞肺癌二线治疗中的地位。

上述 EGFR-TKI 在晚期二线治疗中的研究都是在未经 EGFR 基因突变筛选的总体人群中进行的，分层分析发现 EGFR-TKI 在亚裔不吸烟女性肺腺癌患者中效果更好。后续的 EGFR-TKI 用于一线治疗的临床试验大多在 EGFR 基因突变的人群中进行，取得了肯定的效果。2009 年报道的 IPASS 研究比较了吉非替尼与标准一线化疗方案（紫杉醇+卡铂）在亚裔、不吸烟的肺腺癌患者中的疗效，结果显示在 261 例 EGFR 突变阳性患者中，吉非替尼组的 PFS 优于化疗组，在 176 例 EGFR 突变阴性患者中，化疗组的 PFS 优于吉非替尼组。EGFR 基因突变是吉非替尼治疗的预测因子，携带 EGFR 敏感突变的患者接受吉非替尼治疗效果优于化疗。此后，多项大规模 III 期随机对照研究（NEJ0002、WJTOG3405、OPTIMAL、EUR-TAC、LUX LUNG3、LUX LUNG6、LUX LUNG7）证明 EGFR-TKI 在 EGFR 敏感突变的患者中一线治疗的有效率为 55%~83%，PFS 为 9.2~13.1 个月，显著优于一线化疗方案，且不良反应轻，主要不良反应是腹泻和皮疹。这些研究确立了 EGFR-TKI 在晚期非小细胞肺癌一线治疗中的地位。

对 EGFR-TKI 与化疗联合的治疗方案也进行了探索。早期的 INTACT-1/2 研究和 TRIB-UTE 研究将 EGFR-TKI 与标准化疗方案联合用于晚期非小细胞肺癌的一线治疗，但没有一个试验证明患者的生存得到改善。近年来又开展了 NEJ009 和 JMIT 等研究，选择性纳入 EGFR 敏感突变的患者，且采用不含铂类药物的化疗方案，结果尚未完全公布。EGFR-TKI 与抗血管生成药联合的治疗方案也在研究中。JO25567 尝试了厄洛替尼联合贝伐珠单抗一线治疗 EGFR 突变患者，结果表明 PFS 显著优于单用靶向治疗，类似的方案还需要进一步的研究来证实。对 EGFR-TKI 在辅助治疗中的地位也开展了研究。随机双盲 III 期临床试验 RA-DIANT 研究报道，厄洛替尼辅助治疗在未经选择的人群中没有改善患者的无病生存期

（DFS）。ADJUVANT 研究比较了吉非替尼和标准辅助化疗方案在 Ⅱ～ⅢA 期 *EGFR* 敏感突变患者的术后辅助治疗中的效果，表明吉非替尼显著延长了患者的 DFS，安全性与既往研究一致。因此，吉非替尼辅助治疗是携带 EGFR 敏感突变的患者术后辅助治疗的合理且安全的选择。

多数携带 *EGFR* 敏感突变的患者在接受 EGFR-TKI 治疗 1 年后会出现耐药现象。最常见的耐药机制是 *EGFR* 第 790 位点的苏氨酸被甲硫氨酸（蛋氨酸）取代（T790M），约占所有继发性耐药的 50%，其他耐药机制包括 *MET* 基因扩增、*PIK3CA* 突变、上皮—间质转化（EMT）、转分化为小细胞癌等。第 3 代 EGFR-TKI 主要为解决 T790M 导致的继发性耐药研制，目前上市的有奥希替尼。Ⅲ期随机对照临床试验 AURA3 纳入 419 名接受 EGFR-TKI 治疗后再次进展后，伴有 *EGFR T790M* 突变阳性的局部晚期或者转移性非小细胞肺癌患者。试验将奥希替尼与含铂双药化疗进行对比，结果表明奥希替尼比联合化疗方案延长患者无进展生存期（PFS）达 5.7 个月，安全性也明显优于化疗。而且试验还表明，近半数肿瘤组织检测为 *T790M* 突变的患者，在血浆 ctDNA 检测中也显示 *T790M* 突变。因此，患者可优先考虑无创的血浆 ctDNA 检测，阴性者再进行组织检测。最近的研究在初治的 *EGFR* 敏感突变患者中，比较了奥希替尼和第 1 代 EGFR-TKI 的效果，表明奥希替尼可显著延长患者的 PFS，且对脑转移患者效果更好，因此，目前奥希替尼已经可以用于 *EGFR* 敏感突变患者的一线治疗。

2007 年发现非小细胞肺癌中另一个重要的驱动基因 *EMLA-ALK* 融合基因，确立了 ALK 阳性的非小细胞肺癌分子亚型。随后计算机精确模拟化学结构指导研发了的针对 ALK、MET 和 ROS1 靶点的 TKI 药物克唑替尼。PROFILE 系列研究证明了克唑替尼在 ALK 阳性非小细胞肺癌中的良好效果。其中 PROFILE1014 对比了克唑替尼与含铂两药方案作为一线治疗晚期非小细胞肺癌的结果，发现克唑替尼组总有效率显著高于化疗组（74.0% *vs.* 45.0%，*P*<0.01），中位 PFS 显著延长（10.9 个月 *vs.* 7.0 个月，*P*<0.01）。因此 2014 年 NCCN 指南推荐克唑替尼一线治疗晚期 ALK 阳性非小细胞肺癌。2015 年，第 2 代 ALK-TKI 色瑞替尼也获批上市。克唑替尼也获批用于 ROS1 阳性的晚期非小细胞肺癌患者的一线治疗。

（三）免疫治疗

1893 年，肿瘤免疫治疗的先驱，美国肿瘤外科医师 William Coley 意外观察到一位肉瘤患者在化脓性链球菌感染导致的高烧后肿瘤消失了。他立即投身于使用细菌毒素来治疗肿瘤的研究中，然而未能发现战胜肿瘤的方法。直到他去世 30 多年后的 1968 年，科学家鉴定出了他的研究中与肿瘤消退有关的蛋白，将其命名为肿瘤坏死因子 α（TNF-α）。在肿瘤免疫治疗最初的百年间，它在大多数实体肿瘤的治疗中未能取得重要进展。直到 21 世纪，免疫治疗终于取得了令人瞩目的发展，在黑色素瘤、肾癌等多种肿瘤的治疗中取得突破性效果，2013 年《科学》杂志将免疫治疗列为十大科学突破的首位。尽管传统观点认为肺癌不是一种典型的免疫相关性肿瘤，但近期的临床研究数据显示免疫治疗在肺癌中具有广阔的应用前景。

免疫治疗可分为被动免疫治疗和主动免疫治疗，两者的区别在于是否激活机体自身的免疫系统。被动免疫治疗主要包括针对肿瘤信号转导通路中的受体或配体的单克隆抗体和过继性细胞输注。其中，过继性细胞输注包括输注经分离及扩增的具有抗肿瘤活性的同源淋巴细胞和输注经改造的 T 细胞两大类。目前，被动免疫治疗的多数方法仍处于临床前期研究阶段，离临床推广仍有较长距离。开展临床试验的主要有细胞因子诱导的杀伤细胞（CIK）。CIK 细胞是一种在多种细胞因子及单克隆抗体的刺激下，从外周血、骨髓或脐血中分离出单个核细胞，在体外培养扩增而成的具有 T/NK 细胞表型和非 MHC 限制性抗肿瘤活性的细胞。有研究报道自体 CIK 细胞联合化疗用于进展期肺癌与单纯化疗相比可提高疗效，但目前尚无充分的证据支持。

主动免疫治疗主要有肿瘤疫苗和免疫检查点抑制剂两类。肿瘤疫苗通过刺激肿瘤特异性 T 细胞起到抗肿瘤作用，包括抗原特异性肿瘤疫苗、肿瘤细胞疫苗和树突状细胞疫苗等。目前开发的肿瘤疫苗有 MAGE-A3（肿瘤蛋白疫苗）、tecemotide（针对 MUC-1）和 belagenpumatucel-L（针对转化生长因子 β）等。一些Ⅲ期临床试验比较了肿瘤疫苗联合化疗与单纯化疗在非小细胞肺癌中的效果，遗憾的是几乎均以失败告终。最近的一个新疫苗 TG4010 是表达肿瘤相关性抗原 MUC1 抗原和 IL-2 的重组病毒疫苗。研究发现其在 CD16、CD56、CD69 三阳性的进展期非小细胞肺癌患者中与标准化疗联合，疗效优于单纯化疗，中位 PFS 分别为 5.9 个月和 5.1 个月，差异有统计学意义。

目前看来，最有前景的免疫治疗手段是免疫检查点抑制剂。免疫检查点是维持自身免疫耐受的重要抑制通路，肿瘤细胞通过作用于免疫检查点实现免疫逃逸。近年来，多个免疫检查点抑制剂类药物在临床试验中呈现出良好的治疗效果，目前，临床上使用的相关药物包括溶细胞性 T 淋巴细胞相关抗原 4（CTLA-4）抗体及程序性细胞死亡受体 1（PD-1）抗体及其配体（PD-L1）的抗体。

Ipilimumab 是一种人源抗 CTLA-4 单克隆 IgG1 抗体，最早在黑色素瘤的治疗中取得显著效果。Ipilimumab 联合化疗治疗晚期非小细胞肺癌的Ⅱ期临床试验表明，化疗序贯应用 Ipilimumab 可以延长患者的 PFS 和 OS，化疗序贯 Ipilimumab 组、化疗同步 Ipilimumab 组及安慰剂组患者的 PFS 分别为 5.1 个月、4.1 个月和 4.2 个月，OS 分别为 12.2 个月、9.7 个月和 8.3 个月。亚组分析发现，肺鳞癌患者使用 Ipilimumab 效果更显著。目前，多项 Ipilimumab 联合化疗或其他免疫检查点抑制剂治疗Ⅳ期非小细胞肺癌患者的Ⅲ期临床研究正在进行，结果令人期待。

PD-1 抗体目前主要有 nivolumab 和 pembrolizumab。nivolumab 是一种全人源化 IgG4 单克隆抗体。鉴于几项大规模临床试验已经证实其在晚期非小细胞肺癌中的良好效果，美国 FDA 于 2015 年批准 nivolumab 用于铂类基础化疗中或化疗后疾病进展的晚期非小细胞肺癌。CheckMate 017 是一项Ⅲ期开放多中心随机对照临床研究，该研究对比了转移性鳞状细胞癌中二线应用 nivolumab 或多西他赛的疗效。中期分析表明 nivolumab 组和多西他赛组的 PFS 分别为 3.5 个月和 2.8 个月，1 年生存率分别为 42% 和 24%，OS 分别为 9.2 个月和 6 个月，风险比为 0.59（95%CI 0.44~0.79，$P<0.001$）。由于中期分析提示 nivolumab 疗效明显优于多西他赛，该试验被提前终止。另一项Ⅲ期开放多中心随机对照研究 checkMate 057 对比了非鳞非小细胞肺癌中二线应用 nivolumab 或多西他赛的疗效。结果显示，nivolumab 组的总生存期显著长于多西他赛组，中位 OS 分别为 12.2 个月和 9.4 个月，1 年生存率分别为 51% 和 39%，RR 分别为 19.2% 和 12.4%。Checkmate 057 研究还发现，非鳞癌患者的疗效与肿瘤细胞中 PD-L1 的表达水平有关，这为 PD-L1 作为疗效预测的生物标志物提供了线索。后续的一项开放标签的Ⅲ期随机对照研究 CheckMate 026 将 nivolumab 单药与含铂两药化疗方案作

为一线治疗进行了对比，入组患者为 PD-L1 表达≥5% 的晚期非小细胞肺癌。遗憾的是，该研究以失败告终，nivolumab 一线治疗晚期非小细胞肺癌对比传统化疗在 PFS 方面并未取得优势。

Pembrolizumab 也是一种抗 PD-1 人源化 IgG4 抗体。Ⅰ期临床试验 KEYNOTE 001 证明了该药物的安全性和有效性。在一项开放随机Ⅱ期或Ⅲ期研究 KEYNOTE-010 中，对比了 2 mg/kg pembrolizumab、10 mg/kg pembrolizumab 和多西他赛在非小细胞肺癌的二线治疗中的效果。结果显示，三组患者的中位 OS 分别为 10.4 个月、12.7 个月和 8.5 个月。与多西他赛组相比，高剂量和低剂量的 pembrolizumab 组患者生存期均显著延长。3 组的 PFS 分别为 3.9 个月、4.0 个月和 4.0 个月，未见显著差异。亚组分析显示，肿瘤细胞 PD-L1 表达≥50% 的患者 OS 及 PFS 均显著延长（OS 分别为 14.9 个月、17.3 个月和 8.2 个月，PFS 分别为 5.0 个月、5.2 个月和 4.1 个月）。鉴于上述结果，2015 年 10 月 pembrolizumab 获批用于表达 PDL1 的含铂方案治疗后进展的转移性非小细胞肺癌的治疗。Ⅲ期随机对照研究 KEYNOTE-024 进一步探索了 pembrolizumab 用于非小细胞肺癌一线治疗的可能。该研究纳入了 305 例 PD-L1 表达≥50% 且 EGFR/ALK 阴性的初治晚期非小细胞肺癌患者，对比 pembrolizumab 和含铂两药化疗方案的效果。结果表明，pembrolizumab 组和化疗组的中位无进展生存期分别为 10.3 个月和 6.0 个月，6 个月生存率分别为 80.2% 和 72.4%，均有统计学意义，且 pembrolizumab 组的治疗相关不良事件显著低于化疗组。因此，2016 年 10 月，FDA 批准 pembrolizumab 用于一线治疗 PD-L1 高表达且非 EGFR 突变、非 ALK 基因融合的晚期非小细胞肺癌，成为第 1 个走上肺癌一线治疗的免疫治疗药物。

Atezolizumab 是第 1 个针对 PD-L1 的特异性 IgG1 抗体。与 PD-1 抗体不同，PD-L1 抗体不会阻断 PD-1 与 PD-L2 的结合，因此免疫相关性肺炎的可能性会降低。在一项Ⅲ期临床试验 OAK 中 Atezolizumab 二线治疗晚期非小细胞肺癌优于多西他赛。FDA 也已经批准 atezolizumab 用于转移性非小细胞肺癌的二线治疗。

综上所述，免疫检查点抑制剂在非小细胞肺癌的治疗研究中方兴未艾，显示出令人瞩目的进展和希望。在期待后续新药和新临床试验的同时也应看到，仍有一些问题尚待解决，例如，能否找到准确预测疗效的生物标志物以选择敏感人群，如何把不同种类免疫检查点抑制剂和化疗或靶向治疗联合以发挥更好的效果等。总体来说，免疫检查点抑制剂是肿瘤免疫治疗的重大突破，在肺癌多学科综合治疗中将会发挥更大的作用。

二、小细胞肺癌

化疗是小细胞肺癌治疗的基石，其疗效确切，适用于各个分期的患者，且老年人或体力状况较差者也可从中获益。《中国原发性肺癌诊疗规范（2018 年版）》推荐的化疗的适应证为：美国东部肿瘤协作组（ECOG）体力状况（PS）评分≤3 分且重要脏器功能可耐受化疗。局限期小细胞肺癌患者推荐化疗、手术和放疗为主的综合治疗，一线化疗方案推荐 EP 方案或 EC 方案。广泛期小细胞肺癌患者推荐化疗为主的综合治疗，一线化疗方案推荐 EP 方案、EC 方案、IP 方案或 IC 方案，常用的化疗方案见表 4-5。3 个月内疾病复发进展患者推荐进入临床试验，3~6 个月复发者推荐拓扑替康、伊立替康、吉西他滨或紫杉醇治疗，6 个月后疾病进展者可选择初始治疗方案。

表 4-5 小细胞肺癌常用的化疗方案

化疗方案	剂量	用药时间	时间及周期
EP 方案			
依托泊苷	100 mg/m²	第 1~3 日	21 日为 1 个周期，4~6 个周期
顺铂	75~80 mg/m²	第 1 日	
EC 方案			
依托泊苷	100 mg/m²	第 1~3 日	21 日为 1 个周期，4~6 个周期
卡铂	AUC=5~6	第 1 日	
IP 方案			
伊立替康	60 mg/m²	第 1、第 8、第 15 日	21 日为 1 个周期，4~6 个周期
顺铂	60 mg/m²	第 1 日	
IP 方案			
伊立替康	65 mg/m²	第 1、第 8 日	21 日为 1 个周期，4~6 个周期
顺铂	30 mg/m²	第 1、第 8 日	
IC 方案			
伊立替康	50 mg/m²	第 1、第 8、第 15 日	21 日为 1 个周期，4~6 个周期
卡铂	AUC=5	第 1 日	

在小细胞肺癌治疗的研究早期，联合治疗方案主要采用烷化剂或蒽环类。1970 年首次提出了 CAV 方案（环磷酰胺+阿霉素+长春新碱）及其衍生的 CAE 方案，后者以依托泊苷替代了前者中的环磷酰胺。在一项入组 153 例局限期小细胞肺癌的临床试验中，6 个周期的 CAV 方案化疗序贯胸部放疗及预防性脑放疗，结果发现该方案的反应率为 84%，52% 的患者达到 CR，整体的中位 OS 达到 49 周，2 年生存率为 19%，且患者耐受性好，该方案成为当时小细胞肺癌的标准化疗方案。1980 年开始，以铂类为基础的化疗方案因能提高总反应率并延长生存期，使用逐渐广泛。EP 方案最初用于以环磷酰胺为基础的一线化疗方案治疗后进展的二线治疗，取得了较好的疗效。此后多项临床研究及 Meta 分析比较了 EP 方案和 CAV/CEV 方案的效果，证明 EP 方案在患者的生存率和毒性反应等方面均占优势，由此确立了 EP 方案为小细胞肺癌标准一线化疗方案的地位。EP 方案在局限期小细胞肺癌的一线化疗中客观缓解率约为 80%，中位生存时间可达 17 个月，5 年生存率可达 12%~25%，在广泛期小细胞肺癌中的客观缓解率为 50%~90%，中位生存时间为 7~9 个月，5 年生存率仅为 2%。

一项 Meta 分析纳入 19 个随机对照研究，比较了含铂与不含铂方案治疗小细胞肺癌的效果，结果表明与不含铂方案相比，含铂方案的缓解率更高（RR=1.35，95%CI 为 1.18~1.55，P<0.001），死亡风险显著降低（OR=0.8，95%CI 为 0.69~0.93，P<0.01），且含顺铂方案的毒性死亡率未升高，客观有效率也显著增加，但是 6 个月和 1 年生存率的增加并无统计学意义。对比含依托泊苷与不合依托泊苷方案的效果，表明两组各项指标相似。上述结果表明，含铂方案在小细胞肺癌化疗中效果更好，毒性可耐受，适合作为小细胞肺癌化疗的标准方案，而不含铂方案可以用于不能耐受铂类药物患者。有多项 Meta 分析研究了顺铂与

卡铂在联合方案中的差异，结果表明两者在有效率、无病生存率和总生存率等方面基本相当，但具有不同的不良反应。卡铂导致的血液学毒性多于顺铂，而顺铂在非血液学毒性方面，如恶心、呕吐、肾毒性、耳毒性等方面强于卡铂。因此，在临床实践中，可根据患者对不良反应的耐受情况选择合适的方案。

联合使用机制与毒性不同的药物是化疗的基本策略，很多研究者尝试了在 EP 方案基础上增加 1~2 种药物，以期望达到更好的效果。一项研究对比了 EP 方案和 EP+异环磷酰胺方案的效果，结果表明，两组的客观缓解率分别为 67%和 73%，CRR 分别为 20%和 21%，差异无统计学意义。两组的中位 TTP 分别为 6.0 个月和 6.8 个月，中位 OS 分别为 7.3 个月和 9.1 个月，EP 组的 1、2、3 年生存率分别为 27%、5%和 0；EP+异环磷酰胺组为 36%、13% 和 5%，差异有统计学意义。虽然增加异环磷酰胺后生存上有获益，但是不良反应也显著增加，3~4 度血液学毒性显著上升，如 EP 组和 EP+异环磷酰胺组中贫血的发生率分别为 13% 和 42%，白细胞降低的发生率分别为 39%和 57%，血小板降低的发生率分别为 18%和 28%。有研究比较了 226 例患者接受 EP 方案与 EP+表柔比星+环磷酰胺方案的效果，结果表明两组的 ORR 分别为 61%和 76%，CRR 分别为 13%和 21%（$P<0.05$），TTP 分别为 6.3 个月和 7.2 个月（$P<0.001$），OS 分别为 9.3 个月和 10.5 个月（$P<0.01$），1 年生存率分别为 29% 和 40%。4 药联合方案在改善生存的同时，也不可避免地增加了不良反应，EP 组与 EP+表柔比星+环磷酰胺组贫血的发生率分别为 18%和 51%，白细胞减少发生率分别为 85%和 99%，血小板减少发生率分别为 18%和 78%；心脏毒性的发生率分别为 2%和 8%；发热的发生率分别为 18%和 79%；感染的发生率分别为 8%和 22%。虽然结果表明 2 种以上的药物有提高有效率或改善生存的可能，但是考虑到药物不良反应和经济负担等因素，仍然推荐 EP 方案作为标准化疗方案。

有学者尝试了以其他药物替代依托泊苷联合铂类治疗小细胞肺癌。日本专家首先对伊立替康+顺铂/卡铂（IP 方案）与标准 EP 方案进行对比，结果显示 IP 方案与 EP 方案的中位 OS 分别为 12.8 个月和 9.4 个月，2 年生存率分别为 19.5%和 5.2%，不良反应方面，IP 方案以严重腹泻常见，而 EP 方案以骨髓抑制显著。中期分析时发现 IP 方案有显著的生存优势，因而该研究提前终止。此后北美开展了一项更大样本的随机对照研究，结果表明 IP 方案与 EP 方案疗效相当，只是在毒性上各有区别。有学者认为，上述不一致的结果可能是由于亚洲人与欧美人的药物代谢酶不同导致。IP 方案可作为标准 EP 方案的备选及替代方案。有学者尝试了拓扑替康联合顺铂（TP 方案）对比 EP 方案的效果，结果表明，TP 方案与 EP 方案在 ORR 和 TTP 上有优势，但在中位生存期和 1 年生存率上并无优势，且药物相关死亡率和血液学毒性更强。因此，虽然 TP 方案在有效率上有一定优势，但目前尚不适于成为标准一线治疗方案。国内有学者尝试了表柔比星联合顺铂（AP 方案）与 EP 方案对比的 III 期临床研究，结果表明 AP 方案的 ORR 优于 EP 方案，但不良反应显著高于 EP 方案。综上所述，EP 方案仍然是目前推荐的一线治疗方案，IP 方案也可作为选择。

一些临床研究希望通过增加药物剂量来增加获益。一项由美国国立癌症研究所（NCI）开展的随机临床试验中，体力状况良好的患者分为标准剂量 EP 方案组（顺铂 80 mg/m² d 1+依托泊苷 80 mg/m² d 1~3，每 3 周 1 个疗程）和大剂量 EP 方案组（顺铂 27 mg/m²+依托泊苷 80 mg/m² d 1~5，每 3 周 1 个疗程），结果显示，大剂量组和标准剂量组的 CRR 分别为 23%和 22%（$P>0.05$），中位 OS 分别为 10.7 个月和 11.4 个月，大剂量并未带来效果上的优势，但显著增加了白细胞减少、血小板减少和体重减轻等不良反应。Nankanishi 等报道大剂量化疗+外周血干细胞移植治疗小细胞肺癌的结果，发现该治疗的耐受性及可行性较好，但是鉴于研究例数较少，说服力仍然有限，还需要进一步的探索。

在完成 4~6 个周期的标准化疗后，是否需要继续进行维持化疗，很多学者进行了有益的探索。多数研究发现，维持治疗并未带来生存的获益，相反还会引起不良反应的增加。一项纳入 21 个随机试验的 Meta 分析显示，维持治疗未能延长 OS 和 PFS。因此，目前维持化疗在小细胞肺癌中的证据尚不充分，推荐对有效的患者进行密切随访，一旦发现肿瘤复发或远处转移，立即根据患者情况给予有效的药物进行治疗。

靶向治疗是近年来肿瘤领域的研究热点，靶向药物在小细胞肺癌中的效果也进行了较广泛的研究。目前已经开展了数十种靶向药物的临床研究，然而包括贝伐珠单抗、吉非替尼、伊马替尼、基质金属蛋白酶抑制剂、西罗莫司、沙利度胺等均未能得到阳性结果。免疫治疗在小细胞肺癌治疗中的作用也需要进一步研究。

一线治疗后疾病复发进展的患者可进行二线治疗，若一线药物治疗有效持续时间>6 个月则提示二线治疗可使用原一线含铂方案，而原药治疗对耐药复发的 ORR 仅为 10%。由此可见，SCLC 对一线治疗反应的效果及持续有效时间很大程度上预示着对二线治疗的反应效果。拓扑替康是美国 FDA 唯一认可的小细胞肺癌二线治疗标准方案，可经口服或静脉给药，在临床疗效及耐受性上无显著差异。口服拓扑替康的有效率及中位生存时间均优于 CAV 方案或最佳支持治疗，可延长患者总生存期，并提高生活质量。拓扑替康用于二线治疗的 ORR 为 2%~38%，中位生存期为 4.1~8.7 个月，不良反应主要为骨髓抑制。除拓扑替康外，伊立替康、吉西他滨或紫杉醇等也被用于小细胞肺癌的二线治疗，但临床试验表明疗效均不及拓扑替康。

（薛梦若）

第九节　肺癌的多学科综合治疗模式

肺癌是一种发病率高、预后差的肿瘤。尽管前面介绍了各个学科近年来取得的重大进步，目前肺癌的总体 5 年生存率仍徘徊在 20% 左右，单独依靠任何一种手段都不可能治愈肺癌。目前，肺癌的治疗必须以循证医学为基础，采取多学科综合治疗的模式，已成为全世界肺癌专家的共识，也逐渐被患者接受。《中国原发性肺癌诊疗规范（2018 年版）》认为，肺癌的治疗原则是"应当采取多学科综合治疗与个体化治疗相结合的原则"，美国的《国家癌症综合网络（NCCN）肺癌指南》也倡导以临床分期为基础的规范化肺癌多学科综合治疗模式。我国肺癌多学科综合治疗专家吴一龙教授将肺癌多学科综合治疗定义为："根据肺癌患者的功能基因组学和蛋白组学的改变，结合患者的身心状况，肿瘤的 TNM 分期、病理类型和发展趋势，有计划、合理地应用现有的多学科、多种有效治疗手段，以最适当的经济费用取得最好的治疗效果，同时最大限度地改善患者的生活质量。"肺癌的多学科综合治疗模式是建立在大量循证医学指导下的临床研究和个体化治疗的基础上的。现在手术、放疗、化疗、靶向治疗和免疫治疗是肺癌的主要治疗手段，肺癌的多学科综合治疗实际上就是如何合理地组合这些手段，让肺癌患者获得最佳的治疗，提高肺癌总体治疗效果。

肺癌的多学科综合治疗给医疗技术人员带来了新的挑战。医学的专科化发展趋势使得医师往往只关注于自身学科，对其他学科了解不足。多学科综合治疗模式要求医师必须对其他学科的知识有充分了解，不断学习更新，才能给患者提供最佳的治疗方案。另外，医院的管理体系需要打破以往以治疗手段分科的方式，推动多学科综合治疗团队的建设。在研究生、住院医师的培养过程中，也应加入相关学科的学习实践。

（高冬梅）

第十节　肺癌的随访和预后

一、肺癌的随访

肺癌患者应当建立完整病历资料并完成恶性肿瘤传报，诊疗结束后应由相关专科医师进行规范的随访。规范的随访既可以及时发现治疗相关的并发症，予以积极处理，提高生活质量，还可以监测疾病复发和转移，延长患者生存期。

肺癌手术后的患者应由胸外科专科医师进行规律的随访，对术后并发症和复发转移等情况进行评估。术后并发症随访的主要内容是再入院、肺功能减退及疼痛等。肺癌术后感染、肺和支气管残端漏气和心血管事件是再次入院的主要原因。绝大多数患者术后会出现肺功能减退，与患者的手术方式及基础情况密切相关。一般术后 6 个月，全肺切除患者的 FEV_1 会降低 20%~25%，肺叶切除者会降低 10%~15%，楔形切除则影响较小。胸部神经分布广泛，术后疼痛非常常见，国外统计约 10%的患者术后需要进一步的止痛治疗。患者的生活质量与手术方式、患者年龄及体力状态等因素有关。一般术后 3~6 个月，患者生活质量会有明显影响，6 个月~1 年后会逐渐恢复至正常水平，手术范围小，微创手术，年轻、一般情况好的患者恢复较快。

放疗后患者的随访应由放疗科专科医师进行，对放疗后并发症和复发转移等情况进行评估。随访的并发症主要包括放射性肺炎、放射性肺纤维化、放射性食管炎、心脏疾病和皮肤损害等。放射性肺炎多发生于治疗 3 个月后，主要表现为气促、干咳、发热，严重者可有呼吸窘迫，如继发感染可有高热，甚至可能导致死亡。程度较轻的患者可以自愈，严重者需予以吸氧，糖皮质激素抗炎及抗生素治疗等。放射性肺纤维化进展缓慢，常呈隐匿性，一般出现在放疗后 3~24 个月，目前尚无有效的治疗方法，一般采用对症支持治疗。放疗后也可出现肺功能减退，目前新的放疗技术对肺功能的损伤已经明显减轻。

接受化疗的患者也需要由肿瘤科专科医师规律随访。化疗相关的不良反应一般在治疗期间出现，长期的不良反应相对较少。

研究发现肺癌根治性治疗后的复发转移风险在早期逐渐升高，1 年左右达到最高点，此后逐渐降低。因此，治疗后早期随访应相对密集详细，后期逐渐减少频率和内容，以达到成本和效益的优化，减轻患者的负担。目前，关于随访频率的研究仍比较缺乏，根据多年临床实践的经验，很多指南推荐了随访的计划，一般建议接受根治性治疗的患者在治疗后的 2 年内每 3~6 个月随访 1 次，2~5 年每 6 个月随访 1 次，5 年后每年随访 1 次。随访的内容包括详细采集病史、仔细进行体格检查、血液生化和血液肿瘤标志物检查、有针对性地进行 CT 等影像学检查和与超声等。如有新出现的症状，应及时进行有针对性的检查。

复旦大学附属肿瘤医院回顾性分析了接受根治性手术治疗的肺鳞癌和浸润性肺腺癌的病

例，发现吸烟史、肿瘤病理类型、脉管侵犯、胸膜侵犯、肿瘤大小、淋巴结转移状态和病理分期是肿瘤复发的危险因素，而且肺腺癌比肺鳞癌脑和骨的复发风险高，但胸部和颈部或腹部复发风险相当，即鳞癌倾向于局部复发，而非远处复发，并制作了基于互联网的非小细胞肺癌切除术后复发预测模型。

二、肺癌的预后

肺癌是我国发病率和死亡率第 1 位的恶性肿瘤，虽然近年来诊治方面取得了很大进展，整体的预后仍然较差。根据美国癌症监测、流行病学与结局数据库（SEER）和美国国家癌症数据库（NCDB）的统计数据，美国肺癌的 1 年生存率在 1975—1977 年为 34%，2008—2011 年已经提高到 45%。这一进步主要是由于外科技术的提高和放化疗的进展。57% 的肺癌患者在诊断时已有远处转移，只有 16% 的患者在局限期得到诊断。局限期患者的 5 年生存率为 55%，局部进展期的患者 5 年生存率为 27%，远处转移的患者 5 年生存率只有 4%。非小细胞肺癌患者总体 5 年生存率为 21%，小细胞肺癌总体 5 年生存率只有 7%。

预后因素指能够提示疾病转归的生物学指标，既可以是临床信息，也可以是分子指标。与预测因素不同，预后因素与患者接受的治疗无关，只与肿瘤自身固有的发生发展过程有关。几乎所有的患者得知自己罹患癌症之后首先提出的问题就是"疾病是否严重，我可以活多久？"因此选择合适的预后因素作为预后判断的指标，可望帮助患者做出合理的治疗和生存规划。

传统的预后指标是患者的临床病理特征。毫无疑问，TNM 分期是目前最可靠且最常用的预后指标。TNM 分期中的 3 个主要内容，即肿瘤大小、区域淋巴结和远处转移，都是强有力的预后指标，TNM 分期在总结分析大量病例的基础上将三者结合，不但具有很好的预后判断价值，也是指导治疗策略的重要依据。根据第 8 版 TNM 分期，临床 ⅠA1、ⅠA2、ⅠA3、ⅠB、ⅡA、ⅡB、ⅢA、ⅢB、ⅢC、ⅣA、ⅣB 各期的肺癌患者 2 年生存率分别为 97%、94%、90%、87%、79%、72%、55%、44%、24%、23% 和 10%，5 年生存率分别为 92%、83%、77%、68%、60%、53%、36%、26%、13%、10% 和 0。病理 ⅠA1、ⅠA2、ⅠA3、ⅠB、ⅡA、ⅡB、ⅢA、ⅢB、ⅢC 各期患者的 2 年生存率分别为 97%、94%、92%、89%、82%、76%、65%、47% 和 30%，5 年生存率分别为 90%、85%、80%、73%、65%、56%、41%、24% 和 12%。肺癌的病理类型对预后也有一定的影响，小细胞肺癌比非小细胞肺癌预后差。非小细胞肺癌中腺癌和鳞癌的预后，在不同研究中有不同结果，目前认为影响不大，但肺腺癌比肺鳞癌更容易从某些药物治疗中获益，如培美曲塞和 EGFR-TKI。患者的体力状态是与生存相关的重要因素，Finkelstein 等的研究表明 WHO 体力评分 0 分、1 分和 2 分的肺癌患者 1 年生存率分别为 36%、16% 和 9%，一项 RTOG 的研究发现 KPS 评分 >70 分和 ≤70 分者的中位生存时间分别为 9.9 个月和 5.6 个月。其他临床病理信息与预后的关系或研究不多，未能得出一致的结论或价值有限，临床实用性不强，如年龄、吸烟史、家族史、肿瘤倍增时间、神经脉管侵犯等。

肿瘤标志物具有简便无创、报告迅速、可动态监测等优点，常可以早于临床表现和影像学检查，可协助疾病的筛查、诊断、疗效评估和随访，在肺癌全过程管理中的临床应用价值越来越大。目前，常规推荐的肺癌肿瘤标志物有癌胚抗原（CEA）、神经元特异性烯醇化酶（NSE）、细胞角蛋白片段 19（CYFRA21-1）、胃泌素释放肽前体（proGRP），以及鳞状上皮细胞癌抗原（SCC）等。NSE 对小细胞肺癌的复发有较好的预测价值，而且可以作为小细胞肺癌的独立预后指标，Okusaka 等报道在 50%的小细胞肺癌复发时有 NSE 升高。proGRP 在小细胞肺癌的复发中也有较好的预测价值，且对预后也有一定的提示作用，Okusaka 等报道 94%的患者复发时其浓度升高。而对于非小细胞肺癌，术后 CEA 升高提示预后不良。

随着分子生物学、分子遗传学理论和技术的发展，人类对于肿瘤的认识也从组织细胞水平深入到分子水平，很多研究试图从肿瘤的分子标志物中找到与预后有关的指标，既有对单个分子的研究，也有复杂的网络形式预后模型的建立；既有基因突变、表达水平的改变，也有长链非编码 RNA（lncRNA）、微小 RNA（microRNA）等的研究。2002 年，Beer 等首先报道了利用基因表达微阵列技术检测早期肺腺癌中 50 个基因表达水平，从而将患者分为预后不同的两组，并推荐高危组患者接受更为积极的治疗。Shukla 等报道了基于 RNA-Seq（RNA 测序）技术发现的 4 个 RNA 构建的预后模型，其中包括 3 个 mRNA 和 1 个 lncRNA，该模型可将患者分为预后不同的两组，两组 OS 的 HR 达 2.05~3.07，且在 I 期及不同 *EGFR* 基因状态的不同亚组中都有较好的预后判断作用。Boeri 和 Hu 等分别报道了检测血清中特定 microRNA 的表达水平可以预测肺癌患者预后的发现。虽然发现了很多的预后指标，建立了复杂的预后模型，但是这些方法在不同人群中的重复性尚未能得到大量样本的验证，昂贵复杂的检测带来的效能比起简单实用的 TNM 分期也没有革命性的提高，因此，这些成果的绝大多数仍然停留在论文上和实验室里，承载着研究者美好的愿景，却与临床应用仍有相当的距离。

（高冬梅）

第五章

乳腺癌

第一节　乳腺癌的病因学

一、诱发乳腺癌的主要因素

1. 年龄

在女性中，乳腺癌发病率随着年龄的增长而上升，在月经初潮前罕见，20 岁前也少见，但 20 岁以后发病率迅速上升，45~50 岁较高，但趋势相对平坦，绝经后发病率继续上升，到 70 岁左右达最高峰。死亡率也随年龄增加而上升，在 25 岁以后死亡率逐步上升，直到老年时始终保持上升趋势。

2. 遗传与家族因素

有家族史的妇女中如有第一级直亲家族的乳腺癌病史者，其乳腺癌的危险性明显增高，是正常人群的 2~3 倍；且这种危险性与绝经前后患病及双侧或单侧患病的关系密切。绝经前乳腺癌患者的一级亲属危险性增加 3 倍，绝经后增加 1.5 倍；双侧乳腺癌患者一级亲属的危险性增加 5 倍；如果是绝经前妇女双侧乳腺癌，其一级亲属的危险性增加 9 倍，而同样情况对绝经后妇女的一级亲属危险性增加为 4 倍。乳腺癌家族史是一个重要危险因素，这可能是遗传易感性造成的，也可能是同一家族具有相同的生活环境所致。遗传异常的 *BRCA1* 或 *BRCA2* 基因突变也使乳腺癌发病危险性明显增高。

3. 其他乳房疾病史

有关乳腺癌发生的公认假设为持续数年的持续进展的细胞增殖改变：正常乳管→管内增生→不典型增生→导管原位癌→浸润性导管癌。在部分女性体内导管内细胞的增殖导致了导管增生，少部分进一步发展为小叶原位癌和导管原位癌；部分最终发展为恶性浸润性癌。现认为，不会增加癌变风险的良性乳腺疾病，包括腺病、乳腺导管扩张、单纯纤维腺瘤、纤维化、乳腺炎、轻度上皮增生、囊肿及大汗腺和鳞状上皮组织化生等；会轻度增加乳腺癌发病风险的良性乳腺疾病包括复杂性纤维腺瘤、中度或重度典型或非典型上皮增生、硬化性腺病和乳头状瘤。而不典型导管或小叶增生则会使乳腺癌发病的风险升高 4~5 倍，如果同时伴有一级亲属患有乳腺癌，则可升高至 10 倍。

4. 月经初潮年龄、绝经年龄

初潮年龄<12 岁，绝经年龄>55 岁，行经年数>35 年为各自独立的乳腺癌危险因素。初潮年龄<12 岁者乳腺癌发病的危险性为年龄>17 岁者的 2.2 倍；而绝经年龄>55 岁者比<45 岁的危险性也相应增加，绝经年龄越晚，乳腺癌的风险越高；行经期>35 年比行经期<25 年的妇女发生乳腺癌的危险性增加 2 倍。

5. 初产年龄、生育次数、哺乳月数

是 3 个密切相关的生育因素。首次怀孕年龄较晚、最后一次怀孕年龄较大都可增加患乳腺癌的危险度。生育次数增加则可降低乳腺癌发生的危险度。哺乳也可降低乳腺癌发生的危险性，随着哺乳时间延长，乳腺癌发生的危险呈下降趋势，其机制可能与排卵周期的抑制而使雌激素水平下降、催乳素水平升高有关。

6. 口服避孕药和激素替代治疗

流行病学研究证实，乳腺癌发病危险增加与使用口服避孕药无关联或仅有轻微关联。但是，在某些特殊类型的女性中，使用口服避孕药会增加乳腺癌发生的危险度，包括一级亲属患有乳腺癌的女性和 BRCA1 基因携带者。并且，年龄较小时使用口服避孕药的女性和使用较早规格口服避孕药的女性发生乳腺癌的风险均较高。

绝经后妇女如长期服用雌激素或雌激素加孕激素替代治疗，可能会增加乳腺癌的危险性，特别是超过 5 年的长期治疗者。

7. 饮食与肥胖

长期高脂肪膳食的情况下，肠道内细菌状态发生改变，肠道细菌通过代谢可能将来自胆汁的类固醇类物质转变为致癌的雌激素。高热量膳食可使妇女月经初潮提前和肥胖增加，肥胖妇女可代谢雌烯二酮成为脂肪组织中的雌激素，其血清雌酮也增高。这些因素都可能增加乳腺癌的危险性。

8. 饮酒

近 20 年来的绝大多数流行病学研究均表明饮酒和乳腺癌发病危险的增加有关。随着酒精消耗量的增加，乳腺癌发病相对危险度持续升高，但是效应量很小；与不饮酒者相比，每日平均饮酒 12 g 的女性（近似一个典型酒精饮料的量）乳腺癌发病的相对危险度高。

9. 吸烟

较早年龄开始主动吸烟的女性会使乳腺癌发病危险度轻度增加；未生育且平均每日吸烟≥20 支的女性以及累计吸烟≥20 年的女性，乳腺癌发病的危险度明显增加。

10. 电离辐射

随着电离辐射暴露剂量增加，乳腺癌发病危险性升高。

11. 精神因素

性格内向、长期烦恼、悲伤、易怒、焦虑、紧张、疲倦等不良情绪，均可作为应激源刺激机体，产生一系列应激反应，通过心理→神经→内分泌→免疫轴的作用，导致机体免疫监视、杀伤功能降低，T 淋巴细胞减少，抑制抗癌瘤的免疫，在致癌因子参与下促使癌症的发生、发展。

12. 其他系统疾病

一些疾病如非胰岛素依赖型糖尿病会增加乳腺癌发病的危险性；而另外一些疾病如子痫、先兆子痫或妊娠期高血压则会减少乳腺癌发病的危险性。

虽然许多乳腺癌危险因素都有很高的相对危险度，但是几乎没有一种乳腺癌的危险因素在人群中的影响高于 10%~15%。年龄是乳腺癌最主要的危险因素之一。2001 年美国女性浸润性乳腺癌的发病率和年龄的关系、乳腺癌的常见危险因素及其相对危险度和归因危险度见表5-1。

表5-1 乳腺癌的传统危险因素及它们的相对危险度和人群归因危险度

危险因素	基线分类	危险分类	相对危险度	暴露率（%）	人群归因危险度
初潮年龄	16岁	<12岁	1.3	16	0.05
绝经年龄	45~54岁	>55岁	1.5	6	0.03
初产年龄	<20岁	没有生育或>30岁	1.9	21	0.16
乳腺良性疾病	未行切除检查或针吸检查	任何良性疾病	1.5	15	0.07
		乳腺增生性疾病	2.0	4	0.04
		非典型增生	4.0	1	0.03
乳腺癌家族史	一级亲属没有	母亲患乳腺癌	1.7	8	0.05
		两个一级亲属患乳腺癌	5.0	4	0.14

注：人群归因危险度＝［暴露率×（相对危险度-1）］÷｛［暴露率×（相对危险度-1）］+1｝。

二、发病机制

1. 遗传因素

Li（1988）报道，美国患有软组织恶性肿瘤的年轻人，其后代有的患乳腺癌，这是乳腺癌综合征。研究证明女性乳腺癌中有部分患者是由遗传基因的传递所致，即发病年龄越小，遗传倾向越大。随着遗传性乳腺癌发病机制的深入研究，将来可能会有一定的阐述。遗传性乳腺癌的特点：①发病年龄轻；②易双侧发病；③在绝经前患乳腺癌者，其亲属也易在绝经前发病。

2. 基因突变

癌基因可有两种协同的阶段但又有区别，即启动阶段和促发阶段。目前对癌基因及其产物与乳腺癌发生和发展的关系，已得出结论：有数种癌基因参与乳腺癌的形成；正常细胞第1次引入癌基因不一定发生肿瘤，可能涉及多次才发生癌；癌基因不仅在启动阶段参与细胞突变，而且在乳腺癌形成后仍起作用；在正常乳腺上皮细胞—增生—癌变过程中，可能有不同基因参与。

（1）放射线照射可引起基因损伤，使染色体突变，导致乳腺癌发生。

（2）内分泌激素对乳腺上皮细胞有刺激增生作用，动物实验表明雌激素主要作用于癌形成的促发阶段，而正常女性内分泌激素处于动态平衡状态，故乳腺癌的发生与内分泌紊乱有直接关系。

雌激素、黄体酮、催乳素、雄激素和甲状腺激素等与乳腺癌的发生发展均有关系。乳腺中的雌激素水平比血液中雌激素水平高若干倍。乳腺中的胆固醇及其氧化产物，即胆固醇环氧化物可诱发乳腺上皮细胞增生，且胆固醇环氧化物本身便是一种致突变、致癌、有细胞毒性的化合物。

（3）外源性激素：如口服避孕药，治疗用雌激素、雄激素等，都可引起体内内分泌激素平衡失调，产生相应的效应。

（4）饮食成分和某些代谢产物如脂肪与乳腺癌的关系：由动物及植物油引起的高脂血

症的小鼠乳腺肿瘤发生率增加。在致癌剂对小鼠致癌作用的始动阶段，增加脂肪量不起作用，但在促发作用阶段，脂肪喂量增加，肿瘤增长迅速加快。

3. 机体免疫功能下降

机体免疫力下降，不能及时清除致癌物质和致癌物诱发的突变细胞，是乳腺癌发生的宿主方面的重要因素之一。随着年龄的增加，机体的免疫功能尤其是细胞免疫功能下降，这是大多数肿瘤包括乳腺癌易发生于中老年的原因之一。

4. 神经功能状况

乳腺癌患者不少在发病前有过精神创伤，表明高级神经系统过度紧张，可能为致癌剂的诱发突变提供有利条件。

（荆　晶）

第二节　乳腺癌的 TNM 分期

一、临床 TNM 分期（cTNM）

1. 原发肿瘤（T）

原发肿瘤的分期定义，无论是临床还是病理都是一样的。如果肿瘤的大小由体检得到的，可用 T_1、T_2 或 T_3 来表示。如果是由其他测量方法，如乳腺 X 线摄影或病理学测量得到的，那么可用到 T_1 的亚分类。肿瘤大小应精确到 0.1 cm。

T_X　原发肿瘤无法确定

T_0　没有原发肿瘤证据

T_{is}　原位癌

T_{is}（DCIS）　导管原位癌

T_{is}（LCIS）　小叶原位癌

T_{is}（Paget's）　乳头佩吉特病，不伴有肿块

注：伴有肿块的佩吉特病按肿瘤大小分类

T_1　肿瘤最大径 ≤2 cm

T_{1mic}　微小浸润癌，最大径 ≤0.1 cm

T_{1a}　肿瘤最大径 >0.1 cm，但 ≤0.5 cm

T_{1b}　肿瘤最大径 >0.5 cm，但 ≤1 cm

T_{1c}　肿瘤最大径 >1 cm，但 ≤2 cm

T_2　肿瘤最大径 >2 cm，但 ≤5 cm

T_3　肿瘤最大径 >5 cm

T_4　无论肿瘤大小，直接侵犯胸壁或皮肤

T_{4a}　肿瘤侵犯胸壁，不包括胸肌

T_{4b}　乳腺皮肤水肿（包括橘皮样变）或溃疡或不超过同侧乳腺的皮肤卫星结节

T_{4c}　同时包括 T_{4a} 和 T_{4b}

T_{4d}　炎性乳腺癌

2. 区域淋巴结（N）

N_X　区域淋巴结无法评价（如曾经切除）

N_0　区域淋巴结无转移

N_1　同侧腋窝淋巴结转移，可活动

N_2　同侧腋窝淋巴结转移，固定或相互融合或缺乏同侧腋窝淋巴结转移的临床证据，但临床上发现[*]有同侧内乳淋巴结转移

N_{2a}　同侧腋窝淋巴结转移，固定或相互融合

N_{2b}　仅临床上发现[*]同侧腋窝淋巴结转移，而无同侧腋窝淋巴结转移的临床证据

N_3　同侧锁骨下淋巴结转移伴或不伴有腋窝淋巴结转移或临床上发现[*]同侧内乳淋巴结转移和腋窝淋巴结转移的临床证据或同侧锁骨上淋巴结转移伴或不伴腋窝或内乳淋巴结转移

N_{3a}　同侧锁骨下淋巴结转移

N_{3b}　同侧内乳淋巴结及腋窝淋巴结转移

N_{3c}　同侧锁骨上淋巴结转移

3. 远处转移（M）

M_X　远处转移无法评估

M_0　无远处转移

M_1　有远处转移

4. 临床分期标准

0 期　$T_{is}N_0M_0$

Ⅰ期　$T_1N_0M_0$

ⅡA 期

　$T_0N_1M_0$

　$T_1N_1M_0$

　$T_2N_0M_0$

ⅡB 期

　$T_2N_1M_0$

　$T_3N_0M_0$

ⅢA 期

　$T_3N_1M_0$

　$T_0N_2M_0$

　$T_1N_2M_0$

　$T_2N_2M_0$

　$T_3N_2M_0$

ⅢB 期

　$T_4N_0M_0$

　$T_4N_1M_0$

　$T_4N_2M_0$

ⅢC 期　任何 T N_3 M_0

IV期　任何 T 任何 N M_1

注：＊"临床上发现"指影像学检查（淋巴结闪烁扫描除外）、临床体检或肉眼可见的病理异常。

二、病理 TNM 分期（pTNM）

pT——原发肿瘤　病理学分期需进行原发肿瘤病灶的病理检查，标本切缘应无肉眼可见的肿瘤组织。如只在镜下观察到切缘存在肿瘤组织，可进行 pT 分级。进行病理学分期时肿瘤大小应依据浸润病灶的测量值。如果存在较大的原位癌病灶（如 4 cm）和小的浸润病灶（如 0.5 cm），肿瘤应属于 pT_{1a}。

pT_X　原发肿瘤无法被评估（如已切除）

pT_0　原发肿瘤未查出

pT_{is}　原位癌

pT_{is}（DCIS）　导管原位癌

pT_{is}（LCIS）　小叶原位癌

pT_{is}（Paget）　不伴肿块的乳头佩吉特病（伴有肿块的乳头佩吉特病应根据肿瘤大小分期）

pT_1　肿瘤最大直径≤2 cm

$pT_{1\,mic}$　微小浸润，最大直径≤0.1 cm

pT_{1a}　肿瘤最大直径>0.1 cm，但≤0.5 cm

pT_{1b}　肿瘤最大直径>0.5 cm，但≤1 cm

pT_{1c}　肿瘤最大直径>1 cm，但≤2 cm

pT_2　肿瘤最大直径>2 cm，但≤5 cm

pT_3　肿瘤最大直径>5 cm

pT_4　不论肿瘤大小，直接侵犯胸壁（包括肋骨、肋间肌和前锯肌，但不包括胸肌）或皮肤

pT_{4a}　肿瘤侵犯胸壁

pT_{4b}　患侧乳房皮肤水肿（包括橘皮样改变）、溃烂或卫星结节

pT_{4c}　兼有 T_{4a} 和 T_{4b} 的表现

pT_{4d}　炎性乳腺癌

注：①微浸润是指肿瘤细胞突破基底膜侵入邻近组织，形成局部病灶，最大直径≤0.1 cm。当形成多个局部病灶时，根据最大病灶的直径大小进行分期，多灶性微浸润应注意是否伴有多发较大的浸润性癌；②乳腺炎性癌的特征是弥漫性皮肤发硬，边缘类似丹毒，通常其下方不伴肿块。如果炎性癌（T_{4d}）皮肤活检结果阴性并且局部无可测量的原发性癌存在，病理分级应归为 pT_X 类。除 T_{4b} 和 T_{4d} 外，T_1、T_2、T_3 类肿瘤存在皮肤凹陷、乳头内陷或其他皮肤改变，不影响其分类。

pN——区域淋巴结

pN_X　区域淋巴结无法评估（手术未包括该部位或以前已被切除）

pN_0　无区域淋巴结转移

$pN_{1\,mic}$　微转移（最大直径>0.2 mm，但≤2 mm）

pN$_1$ 1~3 个患侧腋窝淋巴结转移，和（或）前哨淋巴结活检发现内乳淋巴结转移，但临床上未发现＊＊

pN$_{1a}$ 1~3 个腋窝淋巴结转移，至少 1 个最大直径>2 mm

pN$_{1b}$ 前哨淋巴结活检发现镜下内乳淋巴结转移，但临床上未发现＊＊

pN$_{1c}$ 1~3 个腋窝淋巴结转移及前哨淋巴结活检发现镜下内乳淋巴结转移，但临床上未发现＊＊

pN$_2$ 4~9 个患侧腋窝淋巴结转移或临床上发现＊患侧内乳淋巴结转移而无腋窝淋巴结转移

pN$_{2a}$ 4~9 个患侧腋窝淋巴结转移，至少 1 个>2 mm

pN$_{2b}$ 临床上发现＊内乳淋巴结转移，但无腋窝淋巴结转移

pN$_3$ 10 个或 10 个以上患侧腋窝淋巴结转移或锁骨下淋巴结转移或临床表现有患侧内乳淋巴结转移伴 1 个以上腋窝淋巴结转移或 3 个以上腋窝淋巴结转移伴无临床表现的镜下内乳淋巴结转移或锁骨上淋巴结转移

pN$_{3a}$ 10 个或 10 个以上腋窝淋巴结转移（至少 1 个>2 mm）或锁骨下淋巴结转移

pN$_{3b}$ 临床上发现＊患侧内乳淋巴结转移，并伴 1 个以上腋窝淋巴结转移或 3 个以上腋窝淋巴结转移，伴前哨淋巴结活检发现镜下内乳淋巴结临床上未发现＊＊的微小转移

pN$_{3c}$ 锁骨上淋巴结转移

注：①“临床上发现＊”指影像学检查（淋巴结闪烁扫描除外）或临床体检异常；“临床上未发现＊＊”指影像学检查（淋巴结闪烁扫描除外）或临床体检未发现异常；②区域淋巴结只有孤立肿瘤细胞团（ITC）属 pN$_0$；ITC 是指单个的肿瘤细胞或小的细胞簇（最大直径不超过 0.2 mm），通常由免疫组化或分子生物学方法检测到，但也可通过 HE 染色观察证实；ITC 通常不表现典型的肿瘤转移活性（如增殖或间质反应）；③无临床表现是指体格检查或影像学检查不能检测出（除外放射性核素淋巴结显像）；④有临床表现是指体格检查或影像学检查可检测出（除外放射性核素淋巴结显像）或肉眼检查可见。

pM——远处转移

pM 分期与临床 M 分期标准相同

pM$_X$ 远处转移无法评估

pM$_0$ 无远处转移

pM$_1$ 发生远处转移

（牛婷婷）

第三节 乳腺癌的临床表现和相关检查

一、临床表现

要做到乳腺癌的早期发现和早期诊断，必须系统地了解和掌握乳腺癌的临床表现，特别是早期乳腺癌的临床表现，如乳腺局限性腺体增厚、乳头溢液、乳头糜烂、乳头轻度回缩、局部皮肤轻度凹陷、乳晕轻度水肿及绝经后乳腺疼痛等。

1. 乳腺肿块

乳腺肿块是乳腺癌患者最常见的临床表现，80%的乳腺癌患者以乳腺肿块为主诉就诊。乳房肿块多由患者或其配偶无意中发现，但随着肿瘤知识的普及和防癌普查的开展，患者行乳腺自我检查和医生常规查体发现的乳房肿物比例逐渐增加。发现乳腺肿块后应注意其所具有的特征。

（1）部位：经过乳头划一条横线和一条竖线，两条垂直线将乳房分成4个象限，分别为外上象限、内上象限、内下象限、外下象限。以乳头为圆心，以乳晕外2 cm为半径画一个圆，圆内的部分称为中央区。临床研究发现，乳房外上象限是乳腺癌的好发部位，1/3以上的乳腺癌原发于外上象限。

（2）数目：乳腺癌以单侧乳房的单发肿块为常见，偶尔也见单侧多发肿块及原发双侧乳腺癌。

（3）大小：乳房肿块就诊时的大小有明显的地区差异，这与民族习俗及医疗保健水平有关。已往因就诊较晚，5 cm左右较大的肿块多见。近年随着乳腺自我检查的普及和肿瘤普查的开展，≤2 cm肿块的比例明显增多，且不少为临床T_0癌。T_3期乳腺癌逐渐减少。

（4）形态及边界：乳腺癌一般为不规则的球形块，边界欠清。有的也可呈扁片状，表面结节感，无清楚边界。应当注意的是，肿瘤越小，上述特征越不明显，有时可表现为表面光滑，边界比较清楚，很像良性肿块。即使较大的肿块，如有些特殊型癌，因浸润较轻，也可表现为边界较清楚、活动度良好。

（5）硬度：乳腺癌肿块大多为实性，较硬，有的似石样硬，但富于细胞的髓样癌也可稍软，甚至个别浸润性导管癌临床也可表现为囊样感。少数发生在脂肪型乳腺（多为老年人）的小肿块，因被脂肪组织包绕，触诊时可有表面柔软的感觉。

（6）活动度：肿块较小时，活动度较大。但值得注意的是，这种活动的特点是肿块及其周围的软组织一起活动，与纤维瘤可广泛推动不同。在双手用力掐腰使胸大肌收缩时，如肿瘤侵犯胸大肌筋膜，则活动性减少；如果累及胸肌，则活动性消失。晚期肿瘤累及胸壁时，完全固定。

（7）伴发症状：乳腺癌的肿块通常是无痛性肿块，乳腺肿块不伴发疼痛是乳腺癌延诊的主要原因。仅≤10%的病例可自述患处有轻微不适。少数病例，即使肿块很小，癌瘤区域也可出现疼痛。

2. 乳头溢液

乳头溢液有生理性与病理性之分，生理性的乳头溢液主要包括：①妊娠期和哺乳期的乳汁分泌现象；②口服避孕药物、镇静剂、三环类抗抑郁药以及多潘立酮等引起的溢液；③绝经前后女性可有少量溢液。病理性乳头溢液是指非生理状态下的乳腺导管泌液，临床所谓的乳头溢液仅指后者。病理性乳头溢液是易引起患者注意的乳腺疾病的临床表现，患者常以此为主诉而就诊。乳头溢液可因多种乳腺疾病所引发，发生率仅次于乳腺肿块和乳房疼痛，是乳腺疾病常见症状之一。

溢液的肉眼性状多种多样，可为血性（血色或棕色液）、血清样、浆液性、水样、脓性或乳样溢液等，其中浆液性、水样和乳样溢液较为常见，血性液多见于老年妇女；乳样液多见于年轻妇女；浆液性、水样液和脓性液则与年龄无明显的相关性。病变位于大导管时，溢液多呈血性；位于较小导管，可为淡血性或浆液性；如血液在乳管内停留过久，可呈黯褐色；病变合并感染时，分泌液可混有脓汁；坏死组织液化可呈水样、乳样或棕色液等。尽管乳腺癌时血性溢液较浆液性溢液常见，但血性溢液多由良性病变引起。生理性乳头溢液多为双侧性，其分泌液常呈乳汁样或水样液。

乳头溢液原因较多，可分为两大类，即全身系统性原因（乳外因素）和乳腺自身病变（乳内因素）。①乳外因素：泌乳系催乳素刺激乳腺腺体分泌所致。催乳素主要由垂体的催乳素细胞产生，人催乳素细胞受到由垂体门静脉系统释放出来的一些因子的长期遏制。下丘脑—垂体功能异常及一些外源性因素可引起非产妇的血催乳素过多，引发乳头溢液。严重的产后出血造成的垂体坏死（席汉综合征）可造成持续性的乳头溢乳。垂体和下丘脑的病变（如垂体的催乳素瘤、原发性甲状腺功能低下和库欣综合征）可伴发乳头溢液。胸壁损伤包括胸廓切开术、胸神经疱疹感染可引起乳头溢液，这是由于来自胸神经的刺激，像婴儿吸吮一样，促进催乳素的分泌。许多药物可导致血催乳素过多并产生乳头溢液，这些药物有吩噻嗪类药物、三环类抗抑郁药、口服避孕药、利舍平和甲基多巴等。此外，持续的机械刺激，如长期反复的吸吮乳头或长期反复的乳房揉摸均可引发乳头溢液。血催乳素过多引起的乳头溢液多为双侧性，溢液为乳汁样、浆液性或水样。细胞学检查可见泡沫细胞、脂滴和丰富的蛋白背景。②乳内因素：非妊娠及哺育期乳腺作为一个功能器官，可以持续产生并回收分泌液。分泌液中的蛋白水解酶降解脱落的导管及小叶上皮细胞，使之通过导管静脉丛重吸收。乳管开口下数毫米处的括约肌阻止正常情况下分泌液的溢出。各种乳腺自身疾病只要干扰了分泌与重吸收平衡，使导管内压力超过了括约肌的约束力，就可出现乳头溢液。引起乳头溢液的乳腺疾病有外伤、炎症、退化性病变、增生性病变、良性和恶性肿瘤等。在引起乳头溢液的各种乳腺疾病中，导管内乳头状瘤、囊性增生症和乳腺癌占异常溢液的主因，约占75%以上。此外，也可见于大导管肉芽肿、腺纤维瘤、叶状囊肉瘤、乳腺结核和浆细胞性乳腺炎等。

乳腺导管内乳头状瘤（癌）引起的乳头溢液最常见，溢液性质多为血性、浆液性，偶可表现为清水样，大多为单孔溢液。乳管内乳头状瘤多发于乳晕区的Ⅱ、Ⅲ级乳管，瘤体较大时可于乳晕部扪及小结节，挤压结节乳头出现溢液，结节缩小。乳管内乳头状瘤病多发生于末梢乳管，可在乳腺周围区域扪及边界不清、质地不均的肿块。乳腺导管内乳头状瘤在病变早期，导管内的乳头状突起<1 mm，超声难以发现或仅见乳晕区导管扩张，病程较长、瘤体较大者，采用高分辨率的超声仪和10~20 MHz的高频探头，可发现在扩张的导管内壁有实性低至中回声向腔内隆起，有蒂与管壁相连，但导管内壁连续性好，无中断或被侵蚀的征象。乳腺导管造影可见单发或多发的圆形、椭圆形或分叶状充盈缺损，可有近端或远端导管扩张或出现导管梗阻，梗阻处呈弧形杯口状，管壁光滑、完整，无浸润现象。乳管内镜下表现为导管内红色或红黄白相间的实质性占位，可呈球形、长圆形、草莓状或桑椹状，表面呈小颗粒状，而周围管壁光滑有弹性，多有蒂，可在管腔内小范围地移动。

乳腺癌时肿瘤侵蚀导管，肿瘤内部的出血、坏死和分泌液的潴留，癌周扩张的乳腺导管腔内分泌物的潴留，黏液腺癌的黏液湖与导管相通，是乳腺癌发生乳头溢液的病理基础。溢液性质多为血性，少数表现为清水样、浆液性，多为单侧乳头溢液。其高危险因素包括：年龄≥50岁；血性乳头溢液；单侧甚或单一导管溢液；伴有明显肿块者。乳头溢液对乳腺癌的早期诊断具有重要价值，乳腺癌早期，当乳房超声和钼靶X线片所显示的恶性征象不典型，而患者出现乳头溢液时，采用乳头溢液细胞学检查，乳腺导管造影，乳管内镜、乳头溢液癌胚抗原（CEA）检查，可以提高早期乳腺癌的诊断率。乳头溢液细胞学检查的阳性率在 60% 左右。乳腺导管造影可见虫蚀征、鼠尾征、断续征、潭湖征以及肿瘤堵塞导管扩张等征象。乳管内镜下可见沿管腔内壁纵向伸展的灰白色不规则隆起，瘤体扁平，常较乳头状瘤大，直径>2 mm，基底部较宽，无蒂，管壁僵硬，弹性差，有时可见质脆的桥氏结构，癌先露部常伴有出血。乳头溢液 CEA 测定诊断乳腺癌的阳性阈值为 100 ng/mL，良性乳头溢液 CEA 一般<30 ng/mL，乳腺癌或癌前病变大多>100 ng/mL。同时，乳房超声和钼靶 X 线片这些基础检查也不容忽视。

综合文献资料，可将乳头溢液的病例分为患乳腺癌的高危人群和低危人群。伴有以下因素者为高危人群：①患者年龄≥50 岁，特别是≥60 岁；②溢液为血性；③单侧或单导管溢液；④伴发乳房肿块。低危人群则为：①患者年龄<50 岁；②溢液为乳样、绿色或脓性；③双侧性溢液；④无乳房肿块伴发。

3. 乳腺局限性腺体增厚

乳腺局限性腺体增厚是指乳腺局部有较正常腺体增厚区，触诊为"片膜状"肿块，边界不清，肿块的范围难以准确测量。乳腺局限性腺体增厚是临床甚为常见但常被忽略的体征，由于该类病变临床检查无明显的恶性特征，大多数被诊断为乳腺增生症。值得注意的是，在一些增厚的腺体中有隐藏着癌的可能性。

4. 乳房皮肤改变

乳腺癌表面皮肤的改变与肿瘤部位深浅和侵犯程度有关，癌瘤初期或肿瘤位于乳腺组织的深部时，表面皮肤多正常。随着肿瘤的发展，乳房皮肤可出现不同的改变。

（1）皮肤粘连：肿瘤侵犯腺体和皮肤之间的 Cooper 韧带，使之短缩，牵拉皮肤，肿瘤部位的皮肤发生凹陷，状如"酒窝"，称为"酒窝征"。发生在末端导管和腺泡上皮的乳腺癌，与皮肤较近，较易出现这种现象，可为乳腺癌的早期临床表现之一。当肿瘤较小时，引起极轻微的皮肤粘连，如不仔细检查，有时不易察觉。检查应在良好的采光条件下，检查者轻轻托起患者的乳房，使乳房皮肤的张力增加，然后轻轻推动乳房肿块，随着乳房的移动，常可见到肿块表面的皮肤有轻微的牵拉、皱缩和紧张现象，这种早期的轻微皮肤粘连现象的存在，是鉴别乳腺良恶性肿瘤的重要体征之一。

（2）皮肤浅表静脉曲张：生长较快或肿瘤体积较大的乳腺肿瘤，表面的皮肤菲薄，其下浅表血管，特别是静脉常可曲张。这种征象乳腺癌少见，多见于乳腺的巨纤维腺瘤及叶状囊肉瘤。

（3）皮肤红肿：乳腺皮肤红肿和局部皮温升高常见于急性和亚急性乳腺炎，也可见于乳腺癌，典型的是炎性乳腺癌。其皮下淋巴管中充满了癌栓，皮下的癌性淋巴管炎可使皮肤呈炎性改变，颜色由淡红到深红，开始比较局限，随着病情进展，可扩展到大部分乳房皮肤，同时伴有皮肤水肿。触诊时，在其边界线可感到皮肤增厚、粗糙和表面温度升高，其范围常比肿块的边界范围要大。

（4）皮肤水肿：乳房皮肤水肿是因各种原因引起的乳房皮下淋巴管回流受限所致。乳腺癌的皮肤水肿是由于乳房皮下的淋巴管为癌细胞所阻塞或位于乳腺中央区的肿瘤浸润使乳房浅淋巴液回流受阻所致。由于皮肤与皮下组织的连结在毛囊部位最为紧密，因而在毛囊处形成许多点状小孔，使皮肤呈"橘皮样"，这一体征被称为"橘皮样变"。乳腺癌的皮肤凹陷并非均为晚期表现，但淋巴水肿所致的橘皮样变却属于典型的晚期表现。肥胖而下垂的乳房，常在外下方有轻度皮肤水肿及皮肤的移动性减少，如双侧对称，乃因局部循环障碍所致；如为单侧发生，则要慎重查明原因，不可遗漏癌瘤。

（5）皮肤溃疡：乳房皮肤溃疡形成是典型的晚期乳腺癌直接侵犯皮肤的临床表现，现已不常见到。皮肤溃疡的形成过程多先是皮肤红晕发亮或呈黯红色，继之直接浸出皮肤，形成累及皮肤的肿块，肿块进一步增大破溃形成溃疡。有时大的肿块表面形成多个小溃疡灶，有时形成一个大的溃疡。大溃疡的边缘往往高出皮面，基底凹陷、高低不平，覆以坏死组织，可有不同程度的渗血和出血，多合并细菌感染，发生异样气味。

（6）皮肤卫星结节：乳腺癌晚期，癌细胞沿淋巴管、腺管或纤维组织直接浸润到皮内并生长，在主癌灶周围的皮肤形成散在分布的质硬结节，谓之"皮肤卫星结节"。结节的数目常为数个或十几个，直径数毫米，色红或黯红。复发性乳腺癌因淋巴回流受阻，淋巴管内癌栓逆行扩散所引发的皮肤广泛结节常出现在术区瘢痕周围，也可表现为大片状结节，伴皮肤红肿。

5. 乳房疼痛

疼痛不是乳腺肿瘤常见的症状，乳腺良性肿瘤和乳腺癌通常是无痛性肿物，但肿瘤部位的疼痛偶尔是早期乳腺癌的唯一症状，可在临床查到乳腺肿块之前出现。有报道，绝经后妇女出现乳房疼痛，尤其是伴有腺体增厚者，乳腺癌的发生率升高。尽管乳腺癌性肿块很少伴有疼痛，但某种形式的乳腺轻度不适却是不少见的，患者可有牵拉感，向患侧卧位时尤甚。晚期乳腺癌的疼痛常是肿瘤直接侵犯神经所致。

6. 乳头改变

乳腺癌的乳头异常主要有乳头脱屑、糜烂、回缩、固定及乳头溢液等。

（1）乳头脱屑、糜烂：为乳头湿疹样癌的特有表现，常伴有瘙痒感，约2/3的患者伴有乳晕附近或乳腺的其他部位肿块。病初，绝大多数表现为乳头表皮脱屑或发生小裂隙，随后可伴有乳房肿块；部分患者可先发生乳腺肿块，而后出现乳头病变；有的还伴有乳头血性或浆血性溢液。乳头脱屑常伴有少量分泌物并结痂，揭去痂皮可见鲜红的糜烂面，经久不愈。糜烂逐渐向周围蔓延，除乳头外，还可累及乳晕，甚至乳房大部分皮肤。在病变进展过程中，乳头可回缩或固定，常见乳头部分或全部溃烂。

（2）乳头回缩、固定：乳头回缩并非均为病理性，部分可为先天发育不良造成，乳头可以深陷，但可用手指拉出，无固定现象，多见于无哺乳史的妇女，乳腺慢性炎症及乳管扩张症也可引起乳头回缩。成年女性发生的乳头回缩并逐渐加重和固定，常为乳腺癌的表现，此时乳头常较健侧升高。因肿瘤病灶距乳头的远近，乳头回缩既可为乳腺癌的早期体征，又可为晚期体征之一。当癌瘤位于乳头深面或与乳头甚为接近，早期即可造成乳头回缩；癌瘤位于乳腺的边缘区域或位于深部乳腺组织内，因癌侵犯大乳管或乳管周围的淋巴管，使大导管硬化、抽缩，造成乳头上升、下降、扭向、回缩乃至固定，此为晚期乳腺癌的表现。

7. 同侧腋窝淋巴转移的表现

乳腺癌最多见的淋巴转移部位为同侧腋窝淋巴结，其次为同侧内乳区淋巴结。表现为转移部位淋巴结肿大、质硬，甚至融合成团、固定。腋窝淋巴结转移的晚期，可压迫腋静脉，影响上肢的淋巴回流而致上肢水肿。小的胸骨旁淋巴结转移灶临床不易发现和查出，晚期可有胸骨旁隆起的肿物，质硬（为转移肿瘤顶起肋软骨所致），边界不清。

8. 锁骨上淋巴结转移的表现

乳腺癌可发生同侧锁骨上淋巴结的转移，甚至转移至对侧锁骨上淋巴结。锁骨上淋巴结转移者多有同侧腋窝淋巴结转移，尤其是有水平腋窝淋巴结转移，但也有锁骨上淋巴结转移症状及体征出现早于腋窝淋巴结转移者。锁骨上淋巴结转移常表现为锁骨上大窝处扪及数个散在或融合成团的肿块，直径为 0.3~5.0 cm。转移的初期淋巴结小而硬，触诊时有"沙粒样感觉"。部分锁骨上淋巴结转移病例触不到明显的肿物，仅有锁骨上窝饱满。以锁骨上淋巴结转移为首发症状的隐性乳腺癌少见，但以锁骨上淋巴结肿大就诊而发现的乳腺癌病例并非少见。这种病例多是患者对自己身体的变化反应比较迟钝，锁骨上病变是由他人发现而促其就诊。有学者前瞻性地研究了可手术乳腺癌锁骨上淋巴结的隐性转移情况，结果表明，在临床无锁骨上淋巴结转移征象的可手术乳腺癌患者，锁骨上淋巴结隐性转移率达 13.0%（6/46）。由此可见，术后较早期锁骨上淋巴结的区域复发多是在手术治疗前即发生而仅于术后一段时间内得以表现而已。因此，乳腺癌的治疗前，应对锁骨上淋巴结进行细致的检查，对可疑的病例，必要时需行锁骨上淋巴结活检。

9. 远处转移的表现

癌细胞通过血行转移至远处组织或器官时，可出现相应的症状及体征，是乳腺癌的主要致死原因。常见的转移部位是胸内脏器、骨、肝和脑。

（1）对侧腋窝淋巴结转移：文献报道，一侧乳腺癌发生对侧淋巴结转移者占 4%~6%，多发生在晚期病例。其转移途径可能是通过前胸壁及内乳淋巴网的相互交通。以对侧腋窝淋巴结转移为首发症状的乳腺癌是罕见的。

（2）胸内脏器转移：胸内脏器转移占有远处转移乳腺癌病例的 50%左右。血行及淋巴途径均可引起胸膜转移，转移的初期可有胸部疼痛，以吸气为著。晚期可引起胸腔积液，有气促、呼吸困难、呼吸动度减低、气管向对侧移位、胸部叩诊呈实音及呼吸音减低等胸腔积液的临床表现与体征。乳腺癌的肺实质转移常见，多为血行转移所致。转移的早期多无临床表现，仅在常规胸部乳房 X 线平片发现单发或多发的结节阴影，以双肺多发为多。转移的晚期才出现胸痛及干咳等症状。痰中带血为转移瘤侵犯较大的支气管症状。乳腺癌的晚期可有肺门或纵隔淋巴结转移，初期多无症状，仅在乳房 X 线胸片上表现为纵隔增宽。晚期可有呼吸困难及进食阻挡感等压迫症状。少数病例可因肿瘤压迫喉返神经而引起声嘶。

（3）骨转移：占乳腺癌血行转移的第 2 位，有些患者是以骨转移症状（如压缩性骨折）就诊而发现乳腺癌。骨转移以多灶发生为多见。常见的转移部位依次是骶骨、胸椎及腰椎、肋骨、骨盆和长骨。骨转移的初期多无症状，晚期可有转移部位的疼痛、压痛、压缩性骨折，甚至截瘫等临床表现。部分病例骨转移发展的特别迅速，短期内突发性全身多处骨转移，很快出现各种功能障碍，预后恶劣。

（4）肝转移：血行或淋巴途径均可转移到肝脏。肝转移多发生在晚期病例，占临床统计资料的 10%~20%。转移的初期无任何症状和体征，在出现肝区疼痛的临床表现和肝肿大、肝功能障碍、黄疸及腹腔积液等体征时，往往伴有全身的广泛转移。

（5）脑转移：占临床统计的乳腺癌病例的 5%左右，以脑膜转移较常见。以脑占位症状为首发症状的乳腺癌病例罕见。

（6）卵巢转移：单发的乳腺癌卵巢转移并不多见，占临床统计资料的 2%左右。但不伴有腹腔广泛转移的单发卵巢转移的特殊现象确实存在，这种特殊现象可能是乳腺癌细胞与性激素依赖性器官的特殊"亲和性"有关，即"种子—土壤"学说。卵巢转移的初期无任何症状和体征，在有卵巢占位的临床表现和体征时，往往伴有腹腔的广泛转移。

二、辅助检查

1. X 线摄片检查

（1）肿块型：最多见，>70%的乳腺癌属于此型。乳房 X 线片主要表现为大小不等的肿块，密度较高，形态不规则，分叶状、毛刺状为恶性征象。肿块内外可有钙化，呈簇状分布，钙化多呈泥沙样或混合小杆状、曲线分支状。肿块合并簇状微细钙化可作为定性诊断。较表浅而具有毛刺的肿块常合并局部皮肤增厚、酒窝征及乳头乳晕等改变。

（2）片状浸润型：8%~10%的乳腺癌在乳房 X 线片表现为局部或弥漫的致密浸润阴影，呈片状、小片状，无明确肿块轮廓可见。约 1/3 浸润灶有沿乳导管向乳头方向蔓延之势，此型较易合并有皮肤广泛增厚、乳头内陷及钙化。钙化的数目较多，范围较广泛。部分病灶浸润边缘有较粗毛刺呈牛角状、伪足状突起，诊断不难。早期乳腺癌可表现为新出现的小灶致密影，应引起重视。单纯片状浸润灶尤其发生在致密型乳腺中，乳房 X 线片诊断困难，可借助 B 超检查。

（3）钙化型：乳房 X 线片上以钙化表现为主，无明显肿块、致密阴影等改变，乳腺癌中约 7%属于此型。钙化可较密集遍布于乳腺的 1/4~1/2 范围，也可只表现为小范围簇状分布的微小钙化，需仔细搜寻，否则极易漏诊。单纯钙化可以是早期乳腺癌唯一的乳房 X 线片征象。

2. 超声检查

（1）形态：乳腺恶性肿块形态多不规则，常为虫蚀样或蟹足样向周围组织浸润性生长，占 70%。

（2）边界：多数乳腺恶性肿块边界不清晰。

（3）边缘：肿块周边厚薄不均的强回声晕环为恶性肿瘤的特征性表现，占 23.3%。据有关文献报道不规则强回声晕在病理上与癌组织浸润及周围纤维组织反应性增生有关，而肿瘤周边无恶性晕环者则多与淋巴细胞浸润有关。

（4）纵横比：恶性肿瘤纵径多数大于横径，占 56.7%。

（5）内部回声：多数乳腺恶性肿块内部回声为弱回声或低回声。

（6）病灶后方回声：恶性肿瘤后方回声可增强、无变化或衰减，其中后方回声衰减为恶性肿瘤特征之一，占 13.3%；无变化，占 46.7%；衰减，占 40.0%。部分病例侧壁见声影。

（7）微小钙化灶：细砂粒样钙化为乳腺癌特征之一，占 16.7%。乳腺恶性肿瘤的微小钙化属于营养不良性钙化，是恶性肿瘤组织变性坏死和钙盐沉着所致。粗大钙化则多见于良性肿瘤。

（8）彩色多普勒表现：多数乳腺恶性肿瘤内部和（或）周边探及丰富血流信号，阻力指数多数>0.7，占 83.3%。穿入型血流为乳腺癌表现之一。肿瘤内血流的分布及肿瘤滋养血管的内径多不规则。肿块大小、分化程度及患者年龄对血流丰富程度有显著影响，其中以肿块大小对血流丰富程度影响最大，患者年龄对血流丰富程度影响最小。肿瘤越大，血流越丰富；组织分级增高，血流越丰富；年龄越大，血流越不丰富。

（9）淋巴结转移：晚期病例于腋窝、锁骨上扫查发现肿大淋巴结，占 40%。表现为腋窝圆形或椭圆形低回声结节，髓质偏心或消失，大多数淋巴结血流丰富。

3. MRI 检查

MRI 对乳腺疾病的检查始自 20 世纪 80 年代初，特别是 1994 年以后，由于造影剂（Gd DTPA）的广泛应用，使 MRI 对乳腺良恶性病变的鉴别更具特点。一般情况下，良性病变为均匀强化且边界清楚，而乳腺癌多出现强化不均，特别是边缘不整且较中心增强明显。另外，用时间增强曲线反映出乳腺良恶性病变在注射造影剂后不同的动态变化：乳腺癌在增强后 2 分钟内信号强度迅速增高，而良性病变的信号强度则明显较低。乳腺肿物 MRI 图像表现：一般情况下，乳腺癌往往在 T_1 及 T_2 加权像呈现较低的信号，而部分良性病变，特别是囊性病变在 T_2 加权像信号较高，可与乳腺癌相鉴别。乳腺癌边缘不光滑，出现"毛刺征"为乳腺癌的诊断提供了重要依据，这一特征在早期乳腺癌也可以见到，尤其在脂肪抑制成像中更加清楚，约 87.5% 的病例可以观察到"毛刺征"。乳腺癌的另一个特征是其内部信号不均匀，约 70.8% 的病例呈现出"网眼"或"岛状"表现。良性病变一般边界清楚且光滑，其内部信号也较均匀。

造影后病变增强效果的动态观察：快速静脉推注 Gd DTPA 后测定 2 分钟内病变的 MRI 信号强度，乳腺癌在增强后 2 分钟内 MRI 信号强度均显著高于良性病变，差异有显著意义（$P<0.01$），同时对病变的增强效果进行动态观察，并绘制出时间增强曲线，乳腺癌在 2 分钟内 MRI 信号迅速增强，形成高圆形曲线，而良性病变则为低平或低平上升曲线。

4. CT 检查

乳腺癌的 CT 表现：大部分肿块表现为不规则或分叶状，少数呈椭圆形或圆形，边缘不光滑或部分光滑，可见分布不均匀、长短不一的毛刺；多数肿块密度较腺体高或略高，少数密度相仿；肿块内可见条索状、丛状、颗粒样钙化，较大肿块的中央可出现低密度坏死区、高密度出血灶；累及皮肤可见皮肤增厚，呈橘皮样改变，脂肪层模糊、消失；累及胸壁可见乳房后间隙消失，局部肌肉受侵犯，肋骨骨质破坏；乳晕区的乳腺癌可见乳头内陷；Cooper 韧带受累，见其增粗、扭曲、收缩，局部皮肤凹陷；如有淋巴结转移，可见腋窝、内乳及纵隔淋巴结肿大；肺转移，可见肺内结节状转移灶。较少见的炎性乳腺癌，呈片状或大片状病灶，密度高或略高于乳腺，边界不清，无明确局灶性块影，边缘可见长短、粗细不一的毛刺，导管腺体结构紊乱、消失。增强扫描表现为病灶均匀或不均匀的明显强化，较大肿块内的低密度坏死区、高密度出血灶不强化。一般认为增强前后 CT 值增高到 50 Hu 或更大，则认为诊断为乳腺癌的可能性更大；增强前后 CT 值增高<20 Hu 或更小，则诊断为乳腺良性病变的可能性更大。

5. 乳腺活组织病理检查

用于乳腺癌诊断的活组织病理检查方法有切取活检、切除活检、影像引导下空芯针穿刺活检、真空辅助活检、溃疡病灶的咬取活检和乳管内镜咬检等。文献报道，通过乳房 X 线摄片检查发现而临床不可触及的乳腺病变呈逐年上升的趋势，有 20%~30% 为乳腺癌，随着乳房 X 线摄片等先进的筛检设备的广泛应用，使得大量影像学异常而体检未扪及肿块的亚临床病灶被检出并需要行活检来明确性质。微创活检技术已成为乳腺疾病，尤其是亚临床病灶活检技术已成趋势。

（1）指征。临床发现下列问题需要进行乳腺活检：①不能肯定性质的乳腺肿块，长期存在或有扩大趋势的局限性腺体增厚，特别是绝经后伴有乳腺癌易感因素者；②乳头及乳晕部的溃疡、糜烂或湿疹样改变，乳头轻度回缩、局部皮肤轻度凹陷、乳晕轻度水肿等可疑为早期乳腺癌症状者；③乳腺 X 线摄片表现为可疑肿块，成簇的微小钙化、结构扭曲区域等早期乳腺癌的影像；尤其 BI-RADS 分级为低到中度可疑（2%～50%）和高度怀疑（50%～80%）病灶；④乳腺高频彩色 B 超、高频钼钯 X 线片及 MRI 影像学异常而体检未扪及肿块的乳腺亚临床病灶；⑤乳头溢液，伴有或不伴有乳腺肿块；⑥非炎症性乳腺皮肤红肿、增厚等。

（2）方法。

1）切取活检：切取部分病变组织进行组织学检查的方法，适用于较大的肿瘤性病变（直径>3 cm），术中基本确定为乳腺增生性病变等。切取活检有促进肿瘤转移的可能，除非肿瘤很大，尽量避免行切取活检。对术中疑为癌的病例，在没有进行即可手术治疗的情况下，一般不做肿瘤的切取活检，否则切口缝合后，局部因渗血等原因而压力升高，有促进癌细胞进入血管、淋巴管的可能性。

切取病变时，切忌挤压瘤体，要用锋利的手术刀，不用剪刀。切取的组织最好带有一定量的正常组织。乳腺癌切取活检应取足够大的组织以便同时行激素受体等免疫组化测定。

2）切除活检：自肿瘤缘外一定距离，将肿瘤及其周围部分乳腺组织一并切除的活检方法。如果肿物小而浅，良性病变或良性肿瘤的可能性大，可于门诊手术室局部麻醉下进行。如果肿物稍大而深或考虑恶性可能性较大时，则以住院手术为妥，采用一步法或二步法处理。

手术活检和根治手术在一次手术中完成的做法，称为一步处理法。切除活检和根治性手术分两次进行的做法称为二步处理法。由于常规病理诊断组织学类型及分级、DNA 倍体测定及 S 期比例、受体状况和肿瘤有无广泛的导管内癌成分等分析，对治疗方案的确定、手术方式（是切除乳房还是保留乳房等）的选择等有重要意义。美国国立卫生研究院推荐在大多数病例中，应采用诊断性活检与决定性治疗分开施行的二步处理法，国内则多采用切除活组织冰冻切片病理检查、根治性手术一期进行的一步处理法。两步处理法的安全性一直存在争议，但目前取得了较一致的共识，即切除活检后 8 周内行根治性手术，对预后无不良影响。

切除活检应注意的事项有：①≥30 岁的患者切除活检前应行双乳 X 线摄片，以便确定有无须行切除活检的多灶病变；②切除范围包括肿块连同周围少许正常乳腺组织；③术中疑为癌的病例，切除标本应同时送部分组织作激素受体等免疫组化测定；④对于瘤体较小的病例，手术医生应对切除标本的病变定位标记，为病理科医生标明标本的方位；⑤术中应严密止血，一般不要采用放置引流条的引流方式；⑥对于术中诊断为良性病变无须进一步手术的病例，乳腺组织最好用可吸收线缝合，对于切取组织大、残腔大的患者，为预防术后乳房变形，可在严密止血的前提下不缝合残腔，必要时在乳房下弧线的隐蔽点戳孔放置细管引流；⑦病理科医生在取材前，应用印度墨汁或其他标记溶液涂擦其表面，以准确地观察所有切缘。对于要求保留乳房治疗的乳腺癌患者，如活检切缘无癌残留，则原发部位无须再行切除。

3）钩针定位下的手术活检：无论是钩针定位下的手术活检还是空芯针穿刺活检，乳腺亚临床病灶的活检都需要定位装置来引导穿刺和活检，定位准确与否是决定穿刺活检是否成功的最关键因素。目前，常用的病灶定位针定位下的手术活检系统有计算机辅助 X 线立体定位系统、B 超定位系统和 MRI 引导定位系统 3 种。其中以立体定向钼靶摄片引导下的活检最为普及。

计算机辅助 X 线立体定位系统是通过将乳腺 X 线摄片后的影像（一般为 3 张从不同角度曝光的图像）通过数字化处理后输入计算机，经计算机运算后自动设定病灶的三维方位以及穿刺针的进针点和进针深度。该装置的优点是：①计算机辅助处理数据和定位，操作简便；②图像清晰直观，可随意调节病灶与周围组织的对比度。缺点是：①为避免过度暴露于放射线而无法对定位穿刺和活检过程进行动态跟踪；②患者在活检过程中必须固定体位，稍一移动便会导致定位不准确。

B 超定位系统引导的穿刺活检适用于超声检查发现的乳腺亚临床病灶，而且由于其能够实现动态实时显像以及具有安全、操作灵活和不压迫乳房等优点，因而成为诊断此类病灶的首选措施。它的缺点是对操作者的技术要求相对较高；而对于大量 B 超无法发现的乳腺亚临床病灶，如乳腺的微小钙化灶，只能借助于 X 线立体定位活检。

乳腺 X 线摄片检出的临床触不到肿块的乳腺病变，如成簇的微小钙化、可疑肿块、乳腺组织致密或结构扭曲区域，切除活检证实导管内癌占 20%～50%。高频彩超显示可疑结节及结构紊乱伴血流丰富的病变，及 MRI 检测到 X 线、B 超未能检测到的病变，最初对这些微小病变的切除活检主要依靠染料注射或插入细针作为标志进行乳腺腺叶或象限切除，这不仅可因过多切除了正常的乳腺组织而造成乳房畸形，更重要的是容易遗漏肿瘤。随着乳腺定位穿刺系统的建立，可以确定病变的精确位置。几乎在乳房的任何部位，定位金属丝均可安放在距离病灶≤1 cm 的位置，>90%的病变可以定位在≤0.5 cm，减少了正常乳腺组织的切除量，大大提高了切除活检的准确性。

切除活检在局部麻醉下进行。在靠近金属丝入口处做皮肤切口，沿其到达病变所在的深部。通常切 2～3 cm 直径的标本，标本切下后立即拍标本的 X 线片，与术前片比较，了解病灶是否确已切除，再送病理检查，以免遗漏。对活检诊断为非癌性的患者，术后 2～3 个月应行随访性乳腺 X 线摄片检查。

4）影像引导下空芯针穿刺活检：采用 NLBB 来确诊亚临床病灶，结果发现有 60%～90%为乳腺的良性病变，所以广泛开展手术活检无疑会造成医疗成本与效益的失衡。影像导向下空芯针穿刺活检与传统的金属丝定位切除活检相比，患者的痛苦小，对乳腺组织结构的破坏不明显，其诊断和术后病理确诊的一致性高达 84%，尤其对于高级别病变的诊断。此外 CNB 还具有经济省时的特点，国外统计显示，粗针穿刺较手术活检可节省 77%的费用，并且省去了术前准备、术后复查等复杂过程，对于多发性病灶的活检，穿刺的优越性就更加显著。

影像导向下的经皮活检术患者取俯卧位，乳房通过一开口向下悬垂，取样的操作在下方进行，采用一个带切割功能的大孔径针头，经 B 超或 X 线立体定位引导，通过皮肤戳孔对乳腺病变穿刺切割取样，一般需多次穿刺取得标本送病理组织学检查。近年来 SNCB 的操作已经有了很多标准可寻，包括采用 14 号的粗针、俯卧位、数字化显像设备、穿刺前后的定位摄片、钙化样本的扫描、对比影像学和组织学两种结果的一致性等，从而使误诊率大大降低。在空芯针活检的同时将一个惰性材料制成的定位夹置入切除的病灶部位，不仅可为手术活检做定位，而且也便于随访。

目前一致认为，影像学诊断 BI-RADS 分级为低到中度可疑（2%~50%）和高度怀疑（50%~80%）病灶行立体定位穿刺活检（SCNB）意义较大，而恶性可能性为2%~20%的病灶从中获益最大。X线检查有以下表现为 SNCB 的适应证：①主要表现成簇状细小钙化，伴或不伴肿块；②局限性致密影或结构紊乱区；③孤立的肿块影或结节；④放射状毛刺状或星芒状影；⑤局部腺体边界缺损凹陷；⑥两侧乳腺不对称致密，随访病变有所增大。但是某些特定病变的结果仍有组织学低估的发生，它仍不能鉴别乳腺非典型增生（ADH）和导管内癌（DCIS），也不能鉴别 DCIS 和浸润性癌，穿刺活检要取得明确的诊断一般需获取 5 块以上的标本，因而需进行多次乳腺穿刺操作。

5）真空辅助活检：Mammotome 是在 B 超或 X 线引导下的真空辅助活检系统。该系统可安置 3 种型号旋切针（8、11、14 gugue），常用为 11 号，其获取组织量 3 倍于 14 号针。皮肤切口处局部浸润麻醉，超声引导下将 Mammatome 旋切刀穿刺到病灶深面，固定旋切刀不动，用真空吸引将组织吸入针槽内，旋转切割刀截取标本，经探针套管取出标本。可旋转旋切刀方向多次旋切，对较小的病灶，可将病灶完全切除，超声探测无残留。利用纤维软管通过旋切刀套管，将标记夹置入在已被活检的组织周边。

Mammotome 具有准确性高、标本量足和并发症少的特点，定位准确性与立体定位自动核芯活检枪、导丝定位活检等方法无差异，但 Mammotome 可在 B 超或 X 线引导下进行，设备更具灵活性，一次穿刺即可获得足量标本，足量的标本保证了病理确诊的准确性，而核芯活检枪需反复多次穿刺。且组织病理学检查的准确性明显高于细针穿刺细胞学检查。Mammotome 一次穿刺即可完成操作，旋切刀的自动传输装置使取样标本从探针内移到体外减少了针道种植肿瘤的机会。

乳腺亚临床病灶的空芯针活检有可能将病灶完全切除。特别是由于近年来越来越多的直径<1 mm 的病灶被发现以及采用真空辅助乳腺活检（VABB），使得这种情况的发生率增加。尽管完全切除标本可能会减少组织学低估的发生，但它却影响了进一步手术的定位以及行保留乳房手术时病灶边缘的确定。

目前，无论是标准的 SCNB 还是定向真空辅助空芯针活检都不可能完全取代手术活检。推荐的补充手术活检的指征包括：①穿刺活检提示高危病灶（如 ADH）或 DCIS；②标本量不足或穿刺结果提示为正常乳腺、皮肤和脂肪等组织；③穿刺结果与 X 线影像学诊断极不相符；④随访中，若 X 线发现病灶增大或钙化点增多应该建议再次活检。

6）咬取活检：适用于已破溃的肿瘤。一般在肿瘤破溃的边缘咬取部分肿瘤组织进行组织学检查及受体等免疫组化测定。咬检钳要锋利，取材时切忌挤压肿瘤组织，同时要避开坏死区，以免影响诊断。

7）乳管内镜咬取活组织检查：乳管内镜是一种微型内镜系统，直观乳管内病变，定位定性准确，运用乳腺定位钩针在乳管镜协助下将乳腺定位针通过溢液乳孔放置病灶处，并用钩针钩住病灶部位，定位针固定后不易移动。乳管内镜检查对乳管肿瘤诊断的准确性为95%，特别是对 DCIS 的诊断，54%由乳管内镜检查发现。乳管内镜有助于手术定位，还可进行乳管内活检和一些相关的治疗。乳管内镜检查可确定病变的准确位置和性状，特别是从乳管开口部到病变部位的距离，通过内镜咬取组织活检，不仅提供准确的术前诊断，而且能对乳腺癌病例确认病变乳头侧乳管内浸润的情况，为施行保留乳头的乳腺癌根治术或保留乳房手术提供可靠的组织学依据。

6. 肿瘤标志物检查

（1）CEA：是位于细胞表面的糖蛋白，1965 年由 Gold 和 Freeman 在人胎儿结肠组织中发现，应用于乳腺癌已近 30 年。CEA 是一种酸性糖蛋白，基因编码于 19 号染色体上。早期认为是结肠癌的标志物（60%～90% 患者升高），但以后发现胃癌及乳腺癌（60%）等多数腺癌也有较高表达。CEA 水平可反映乳腺癌的进展程度。Ⅰ、Ⅱ期乳腺癌阳性率为 13%～24%，而Ⅲ、Ⅵ期乳腺癌阳性率则为 40%～73%，有转移的患者尤其是有骨转移的乳腺癌，CEA 明显升高。有研究认为，CEA 水平尚可反映治疗效果。因其灵敏性和特异性不高，不适宜用于筛选和诊断。

（2）CA15-3：CA15-3 是乳腺细胞上皮表面糖蛋白的变异体，即为糖链抗原，并由癌细胞释放在血液循环中的多形上皮黏蛋白，存在于多种腺癌中。乳腺癌患者Ⅰ、Ⅱ期阳性率为 0～36%，Ⅲ、Ⅵ期阳性率为 29%～92%，对乳腺癌特异性为 85%～100%。其血清水平与乳腺癌的进展呈正相关，与治疗效果呈负相关，可作为监测指标，因其灵敏性及特异性相对较高，有取代 CEA 的趋势。

（3）CA125：1984 年美国学者 Bast 发现，是从卵巢癌中提出的一种高分子糖蛋白抗原。CA125 单独不能用于早期诊断和反映病程，但与 CA15-3 联合或再加上 CEA 可显著提高灵敏性，但特异性下降，三者均阳性者可视为晚期乳腺癌，对选择必要的辅助治疗有应用价值。

（卜文哲）

第四节 乳腺癌的鉴别诊断

一、乳腺纤维囊性增生

乳腺纤维囊性增生可表现为乳房腺体局限增厚或整个乳房腺体结节感，特别是局限性，硬化性腺病质地较韧、硬，需与乳腺癌相鉴别。乳腺囊性增生症多好发于 40 岁前的妇女，多为双侧，多伴有不同程度的疼痛，并可放射至肩背部，月经来潮前明显；而乳腺癌一般无疼痛，即使有疼痛，也常为胀痛、刺痛，与月经周期无明显关系；囊性增生症伴乳头溢液者，多为双侧多孔的浆液性溢液，而乳腺癌多为单孔溢液。乳腺增生症扪诊常为散在、结节或增厚，囊肿病时可扪及局限性肿块，有时边界不清；而乳腺癌多为边界不清，质地坚硬，活动性差的肿块。并且有时见有皮肤及乳头的改变。乳腺囊性增生症乳房 X 线摄影中表现为散在斑片状或高密度增高影，密度不均，边缘模糊，形似云团或棉花样，B 超检查多无实质占位，可有结构不良表现，不均质的光斑回声增多；囊肿病可见大小不一的椭圆或圆形致密影，密度均匀，边界清楚，B 超检查可见椭圆形病变，边界清楚完整，后壁有回声增强效应。乳腺癌的 X 线片和 B 超具有与此不同的特殊征象。对高危而临床可疑人群以及局限性腺病，仍须作针吸活检或切除活检。

二、乳腺导管扩张症

常表现为边界不清、质地较硬的包块，可伴有皮肤粘连及橘皮样变，也可出现乳头内陷及腋窝淋巴结肿大等酷似乳腺癌的症状，因此常被误诊为乳腺癌，有学者报道术前 32.6%

误诊为乳腺癌。乳腺导管扩张症急性期常伴有疼痛或出现乳腺炎的表现，但对抗感染治疗反应较差。肿大腋窝淋巴结可随病程延长而缩小，而乳腺则疼痛较小，腋窝淋巴结随病程延长逐渐长大加重，穿刺细胞学检查是较好的鉴别方法，前者可查到炎性细胞浸润，后者可查到癌细胞。

三、乳腺结核

常表现为乳房局部肿块，质硬，边界不清，常伴疼痛。可穿破皮肤形成窦道或溃疡，可有腋窝淋巴结肿大，乳腺乳房 X 线片可出现患部皮肤增厚，片状、边缘模糊的密度增高区或伴有钙化等乳腺癌相似之影像。乳腺结核约 5% 可合并乳腺癌。该病多见于中青年妇女，常继发于肺结核、颈淋巴结核及肋骨结核等其他部位结核，可有全身结核中毒症状，抗结核治疗病灶及腋窝淋巴结缩小。而乳腺癌多发生于中老年，无全身结核中毒症状，抗结核治疗无效。确诊困难者需经针吸活检或切除活检予以鉴别。

四、乳腺纤维腺瘤

好发于 18~25 岁的妇女，乳腺肿块呈圆形或椭圆形，有时为分叶状，边界清楚，表面光滑，质地韧，活动度好，生长较慢。B 超显示为边界清楚、回声均匀的实性占位病变。这需要与界限清楚的乳腺癌鉴别。不过乳腺癌肿块有时虽然界限较清楚，但是其活动度差，质地坚硬，生长较快，并且可以有腋窝淋巴结肿大。确诊仍需粗针穿刺活检或切除活检。

五、急性乳腺炎

好发于哺乳期妇女，先为乳房胀痛，后出现压痛性肿块，皮肤渐红、水肿，皮温升高，可伴腋窝淋巴结肿大，需要与炎性乳腺癌鉴别。前者发病较急，疼痛明显，常同时伴有全身感染中毒表现，脓肿形成时可扪及波动感。血常规检查 WBC 升高，B 超检查可发现液性占位，边界不规则，穿刺抽出脓液。而炎性乳腺癌皮肤可呈红色或紫红色，皮肤厚而韧，常伴橘皮样变或卫星结节，无全身感染中毒表现，无疼痛或轻微胀痛，年龄偏大，40 岁以上多见。针吸活检可明确诊断。

六、脂肪坏死

好发于中老年，以乳房肿块为主要表现，肿块硬，边界不清，活动差，可伴有皮肤发红并与皮肤粘连，少数可有触痛，乳腺乳房 X 线片表现为带毛刺的包块，点状或棒状钙化及皮肤肿厚等似乳腺癌样改变。但脂肪坏死可有乳腺外伤的病史，乳腺肿块较长时间无变化或有缩小，而后者肿块会逐渐长大，确诊靠针吸活检或切除活检。

七、积乳囊肿

好发于 30 岁左右或哺乳期妇女，表现为乳腺肿块，合并感染者可有疼痛，触诊可扪及界清光滑的活动肿块，如合并感染则边界不清。乳房 X 线片可见界清密度均匀的肿块影。B 超显示囊性占位，囊壁光滑。穿刺抽得乳汁即可确诊。

八、导管内乳头状瘤

乳头溢液为该病的主要临床表现，溢液多为血性，其部位主要在大导管，多数仅有溢液，较少扪及肿块，即使可扪及肿块，多在乳晕附近，其直径一般<1 cm。而有乳头溢液的乳腺癌多数在溢液的同时可扪及肿块，特别是≥50岁妇女有乳头溢液伴有肿块者应首先考虑乳腺癌。可借助导管造影、溢液涂片细胞学检查或内镜检查进行鉴别诊断。

九、腋窝淋巴结肿大

其他部位原发癌转移或炎性肿块（如慢性淋巴结炎）等常可表现为腋窝淋巴结肿大，隐性乳腺癌的首发症状也常是腋窝淋巴结肿大，因此需要仔细鉴别。如为其他部位的转移癌，可有原发病灶的相应表现，必要时可借助病理或特殊免疫组化检查进行鉴别。慢性腋窝淋巴结炎一般局部可有压痛，肿块质地相对较软。

十、乳房湿疹

乳房湿疹与湿疹样癌均发生于乳头乳晕区，应予鉴别。前者为乳房皮肤过敏性炎症病变，多为双侧，表现为乳房皮肤瘙痒、脱屑、糜烂、结痂或皮肤肥厚、破裂，一般病变较轻，多数不累及乳晕及乳头，不形成溃疡。外用氟轻松等皮质激素药物效果好。而湿疹样癌为单侧，皮肤上可有增厚隆起，也可溃烂发红。后期可使乳头变平或消失，常可在乳晕下扪及肿块，创面印片细胞学检查可发现特征性佩吉特细胞。

（罗佳宁）

第五节　乳腺癌的手术治疗

乳腺癌应采用综合治疗的原则，根据肿瘤的生物学行为和患者的身体状况，联合运用多种治疗手段，兼顾局部治疗和全身治疗，以期提高疗效和改善患者的生活质量。手术治疗是乳腺癌综合治疗的重要组成部分，手术方式的选择和手术是否规范直接影响后续的治疗策略。近年来，乳腺癌手术治疗的发展趋势是越来越多地考虑如何在保证疗效的基础上，降低外科治疗对患者生活质量的影响。乳腺癌的手术治疗正在朝着切除范围不断缩小、切除与修复相结合的方向发展，其中比较有代表性的是保乳手术、前哨淋巴结活检技术以及肿瘤整形修复技术的广泛开展。同时，针对不同生物学类型及不同分期的乳腺癌采取及时、规范化的手术治疗，是提高患者生存率、改善生活质量的保证。

一、非浸润性癌

2023版美国《国际综合癌症网络乳腺癌临床实践指南》中指出，单纯非浸润性癌的治疗目的在于预防浸润性癌的发生或在病灶仍局限在乳腺内时发现其浸润成分。对于通过病理复审或在再次切除、全乳切除以及腋窝淋巴结分期时发现存在浸润性癌（即使是微浸润）的患者，应当按照相应浸润性癌的指南接受治疗。

（一）小叶原位癌（LCIS）

1941年，Foote和Stewart首次提出了"小叶原位癌"的概念，认为是一种起源于小叶和终末导管的非浸润性病变。1978 年 Haagensen 等提出了"小叶肿瘤"的概念，包括从不典型小叶增生到 LCIS 在内的全部小叶增生性病变，认为 LCIS 与不典型性小叶增生一样，本质上属于良性病变。

目前，普遍的观点认为 LCIS 是浸润性乳腺癌高危因素之一。Page 等研究发现，LCIS 患者继发浸润性乳腺癌的风险是正常人群的 8 ~ 10 倍。长期随访资料显示具有 LCIS 病史的女性，累积浸润性乳腺癌的发生率不断升高，平均每年约增加 1%，终身患浸润性癌的风险为 30% ~ 40%。临床上 LCIS 通常没有明确的症状和影像学表现，隐匿存在，常由于其他原因需要进行乳腺活检时被偶然发现；病理组织学检查显示 LCIS 具有多灶性、多中心性和双侧乳腺发生的特性。目前 LCIS 诊断后常选择随访观察，哪些患者需要接受双侧乳房预防性切除治疗仍有争议。

1. 随访观察

切除活检诊断为单纯 LCIS 的患者，由于出现浸润性乳腺癌的风险很低（15 年内约为 21%），首选的治疗策略是随访观察。美国国家外科辅助乳腺癌和肠癌计划 P-01 试验的研究结果显示，应用他莫昔芬治疗 5 年可使 LCIS 局部切除治疗后继发浸润性乳腺癌的风险降低约 46%（风险比 0.54；95% CI，0.27 ~ 1.02）。美国乳腺与肠道外科辅助治疗研究组（NSABP）他莫昔芬和雷洛昔芬预防试验（STAR）的结果显示，雷洛昔芬作为降低绝经后 LCIS 患者发生浸润性乳腺癌风险的措施，其效果与他莫昔芬相同。基于以上结果，对于选择随访观察的 LCIS 患者，绝经前妇女可考虑选用他莫昔芬，绝经后妇女可考虑选用他莫昔芬/雷洛昔芬以降低发生浸润性乳腺癌的风险。另外，观察期间需定期接受临床检查和乳房 X 线（超声）检查。对于乳房 X 线摄片（超声）检查发现的 BI-RADS Ⅳ ~ Ⅴ级病变均需进行病理组织学活检，首选粗针穿刺活检，根据活检病理结果选择相应的处理措施。

2. 双侧乳房预防性切除

一般来说，LCIS 不需要手术治疗。有 LCIS 的女性发生炎症性乳腺癌（IBC）的风险虽高于一般人群，但多数患者终身都不会出现 IBC。当存在 LCIS 病变时，双侧乳腺发生浸润性癌的危险性相同。因此，如果选择手术治疗作为降低风险的策略，则需要切除双侧乳腺以使风险降到最低。由于患有 LCIS 的妇女无论接受随访观察还是双侧乳房切除治疗，其预后都非常好，因此对没有其他危险因素的 LCIS 患者不推荐进行乳房切除术。对于有 *BRCA*1/2 突变或有明确乳腺癌家族史的妇女，可考虑行双侧乳房切除术。接受双侧乳房切除的妇女可以进行乳房重建手术。

3. 与 LCIS 相关的其他治疗问题

（1）空芯针活检发现 LCIS 的后续处理：空芯针活检发现导管上皮不典型增生或导管原位癌时需要进一步手术切除已经成为推荐的标准做法，同样的原则是否也适用于 LCIS 仍存在争议。一些研究建议对超声引导粗针活检（CNB）诊断的 LCIS 进行常规手术切除。O'Driscoll D 等进行的研究中，749 例因乳腺乳房 X 线片异常而接受 CNB 的患者，共发现 7 例 LCIS，全部 7 例患者接受进一步手术活检后发现，1 例伴有浸润性小叶癌，2 例伴有导管原位癌（DCIS），1 例可能伴有灶性浸润性导管癌；仅 3 例 CNB 和手术切除活检均为 LCIS。而 Liberman 等研究后认为 CNB 诊断 LCIS 后，下列 3 种情况应考虑进一步的手术切除：①病理组织学检查诊断为 LCIS，而影像学检查结果提示其他类型乳腺疾病，两者不一致时；②CNB 诊断 LCIS 和 DCIS 不易区分或二者病理组织学特征交叠时；③LCIS 伴有其他高危病变时，如放射状瘢痕或不典型导管增生（ADH）。对于有更强侵袭性的 LCIS 变异型（如"多形性"LCIS）也应考虑常规后续切除活检以便进一步组织学评价。

（2）同时有 LCIS 存在的浸润性癌的保乳治疗：由于小叶原位癌具有多灶性、多中心性和双侧乳腺发生的特性，其与浸润性癌共存时保留乳房治疗的安全性受到质疑。多数研究结果显示，同时有 LCIS 存在的 IBC 保乳治疗后同侧乳房内乳腺癌复发的危险性未见升高，LCIS 的范围不影响局部复发的风险，且同一侧乳腺内 LCIS 的病变范围大小同样不影响对侧乳腺癌和远处转移的风险。哈佛联合放疗中心的 Abner 等研究发现，119 例癌旁伴有 LCIS 的 IBC 保乳治疗后 8 年局部复发率为 13%，而 1 062 例不伴 LCIS 者为 12%，两者差异没有统计学意义。然而，来自 Fox Chase 癌症中心的研究显示了不同的结果，同时有 LCIS 存在的 IBC 保乳治疗后同侧乳房内肿瘤复发的风险明显升高，在不伴 LCIS 的患者中同侧乳腺内肿瘤 10 年累计发生率为 6%，而伴有 LCIS 者为 29%（$P = 0.0003$）；在伴有 LCIS 的患者中给予他莫昔芬治疗后，同侧乳腺肿瘤复发（IBTR）率降低至 8%。有学者推荐当这类患者保乳治疗时，应考虑服用他莫昔芬以降低 IBTR。

（二）导管原位癌

导管原位癌的治疗争议较多，治疗的标准仍未明确统一。局部治疗选择包括全乳切除术加或不加乳房重建、保乳手术加全乳放疗以及单纯肿块切除术。虽然以上三种治疗方案在局部复发率上有差异，但没有证据表明其在生存率上有明显的统计学差异。在考虑局部治疗时必须选择对患者明确有益的治疗方案，既要避免手术范围扩大，又要避免因治疗不规范而使患者承受不必要的复发风险。

1. 保乳手术加放疗

对于经乳房 X 线片或其他影像学检查、体检或病理活检未发现有广泛病变（即病灶涉及≥2 个象限）证据且无保留乳房治疗禁忌证的 DCIS 患者，首选的治疗方案是保乳手术加全乳放疗。关于 DCIS 保乳手术中阴性切缘的定义仍存在很大的分歧。现有的共识是：切缘距肿瘤大于 10 mm 是足够的，而小于 1 mm 则不充分。对于范围在 1~10 mm 的切缘状态没有统一的共识。MacDonald 等对 DCIS 患者仅接受单纯局部切除治疗的回顾性分析显示，切缘宽度是局部复发最重要的独立预测因子，切缘越宽，局部复发风险越低。Dunne 等对 DCIS 患者行保乳手术加放疗的 Meta 分析显示，与切缘为 2 mm 的患者相比，切缘<2 mm 患者的同侧乳腺肿瘤复发率较高，切缘 2~5 mm 或者>5 mm 的患者与切缘为 2 mm 患者的同侧复发率则没有显著差异。对于在保乳手术后接受放疗的患者来说，更宽的切缘（≥2 mm）并不能带来额外的获益，但却可能影响美容效果。多项前瞻性随机试验的研究结果表明，DCIS 保乳手术后加用放疗可减少 50%~60% 的复发风险，但对患者的总体生存率、无远处转移生存率没有影响。患者年龄、肿瘤大小和核分级以及切缘宽度等都是影响 DCIS 保乳手术后局部复发风险的因素，对于筛选可能从放疗中获益的患者是有帮助的。

2. 全乳切除术

多中心性、具有弥散的恶性微钙化表现或保乳手术中切缘持续阳性的 DCIS 患者需要进行全乳切除术。大多数初始治疗时即需要全乳切除术的 DCIS 患者可在手术前通过仔细的影像学检查评估而被筛选出。全乳切除术也可作为 DCIS 保乳治疗后局部复发的补救性治疗措施。绝大部分的 DCIS 复发为保乳术后的同侧乳房内复发，且其中大部分的复发灶位于原发灶附近。DCIS 初次治疗后局部复发的病例中有一半仍为 DCIS，其余的为浸润性癌。那些局部复发为浸润性癌的患者需被看作新诊断的浸润性乳腺癌而接受相应的全身治疗。

3. 单纯肿块切除术

回顾性研究的证据显示，对于经过选择的患者，只接受单纯肿块切除而不进行乳房放疗也有很低的乳房内复发风险。Di Saverio 等进行的一项纳入 186 例仅接受单纯肿块切除术的 DCIS 患者的回顾性研究中，低风险 DCIS 患者的 10 年无病生存率为 94%，中/高风险患者为 83%。Gilleard 等关于 215 例仅接受单纯肿块切除术而未行放疗、内分泌治疗和化疗的 DCIS 患者的回顾性研究中，低、中、高风险患者的 8 年复发率分别为 0、21.5% 和 32.1%。因此，根据现有的回顾性研究证据，只有经过严格筛选并告知相关复发风险的 DCIS 患者才可行单纯肿块切除术治疗，术后密切随访观察。

4. 前哨淋巴结活检

由于单纯 DCIS 累及腋窝淋巴结的情况非常少见（DCIS 腋窝淋巴结转移发生率为 1%~2%），因此不推荐单纯 DCIS 的患者接受腋窝淋巴结清扫。CNB 诊断为 DCIS 后是否需要进行 SLNB 应根据随后进行的手术方式而定。如果进行保乳手术，一般可不进行 SLNB（术后病理检查即使发现有浸润性癌，仍可再进行 SLNB）。但当估计乳房内存在浸润性癌的风险较高时，即使术中未发现浸润性癌成分，行保乳手术的同时也可考虑行 SLNB。DCIS 伴浸润性癌的危险因素包括：高分级或粉刺型 DCIS，DCIS 病变大于 2.5 cm，有可触及的肿块，乳房钼靶 X 线摄片发现的结节状密度增高影或超声检查发现的实性肿块、伴有佩吉特病或乳头溢血。对于需要接受乳房切除或对特定解剖位置（如乳腺腋尾部）切除的单纯 DCIS 患者，由于手术有可能影响以后的 SLNB，可在手术的同时进行 SLNB。

二、早期乳腺癌

早期乳腺癌是指临床 Ⅰ、Ⅱ 期乳腺癌。近年来，随着乳腺癌筛查和乳房钼靶摄片的广泛应用，越来越多的乳腺癌患者得以早期诊断；加之辅助系统治疗的进步，目前大多数早期乳腺癌的预后较好，早期乳腺癌试验者协作组的 Meta 分析结果表明早期乳腺癌 5 年总生存率高达 83.6%~98.0%。手术治疗是乳腺癌综合治疗中的重要组成部分，近 100 年来早期乳腺癌的手术治疗方式存在一个持续演进过程，其总体的发展趋势是越来越多地考虑如何在保证疗效的基础上，降低外科治疗对患者生活质量的影响。具体表现为手术范围越来越小，保乳手术及前哨淋巴结活检的比例逐渐增加。对早期乳腺癌患者来说，仅就乳房局部可供选择的手术方式包括乳房切除术加或不加乳房重建及保乳术等。尤为值得注意的是近年来肿瘤整形技术的引入，不仅提高了保乳患者术后美容效果且扩大了保乳适应证，是现代乳腺外科发展的一个重要方向。同时，最近的脂肪移植技术和干细胞技术也给乳房重建患者带来更多的选择。

腋窝淋巴结外科分期能提供重要的预后信息，对全身系统治疗方案的制订具有重要的意义。与标准的腋窝淋巴结清扫术相比，前哨淋巴结活检技术同样能准确判定患者腋窝淋巴结是否转移，而且避免了标准腋窝淋巴结清扫术带来的并发症，是早期乳腺癌手术治疗的又一巨大进步。

（一）乳房切除术

乳房切除术是指从胸壁上完整切除整个乳房，可同时行腋窝淋巴结清扫术或前哨淋巴结活检术。

1. 乳房切除术的发展史

1894 年，Halsted 首次报道了采用根治性手术治疗 50 例乳腺癌患者的经验，该手术切除全部乳腺、胸大肌和腋窝淋巴结。1898 年，Halsted 报道了同时切除胸小肌的术式。随后该术式迅速得到广泛认可，成为 20 世纪前 3/4 占主导地位的手术治疗观念。与以往的单纯肿块局部切除相比，Halsted 的根治术使局部复发率从 60%~82%降低到 6%，3 年生存率从 9%~39%提高到 38%~42%。必须注意到的是 Halsted 时期，大多数乳腺癌患者属局部晚期，3/4 患者存在腋窝淋巴结转移。20 世纪前 3/4 的时间里，根治性乳房切除术的治疗效果不断提高，但其根本原因不是手术技术的革新，而是早期病例的增加以及外科医师对手术指征的严格掌握。

1948 年，Patey 和 Dyson 等首创乳腺癌改良根治术，该术式切除全部乳房和腋窝淋巴结。1960 年以后，改良根治术逐渐成为常规术式。时至今日，Halsted 根治术已很少采用。

2. 乳房切除术的适应证

乳房切除术适用于乳房肉瘤、病变广泛的导管原位癌或浸润性癌、不愿行保乳手术的患者。也适用于有 *BRCA*1/2 基因突变患者的预防性切除。

3. 其他形式的乳房切除术

对有意在乳房切除术后行乳房重建的患者，可考虑行保留皮肤或保留乳头的乳房切除术。

保留皮肤的乳房切除术可通过乳头乳晕复合体旁的环乳晕切口（±放射状切口）切除包括乳头乳晕复合体在内的全部乳腺实质，同时保留绝大部分原有的乳房包被皮肤。此术式常结合即时乳房重建或者用于乳房预防性切除以及广泛导管癌患者。在符合肿瘤切除原则的情况下，切除范围应下至乳房下皱襞，而不是腹直肌前鞘，这样使乳房重建的美容学效果更好。如果需要腋窝淋巴结清扫，常另取切口。多个回顾性研究表明，此种术式的局部复发率为 0~7%，与常规乳房切除术相仿；而且局部复发与肿瘤的病理学特征和疾病分期相关，与采用何种方式切除乳房无关。

对乳头受累风险低的患者，可选择行保留乳头的乳房切除术，以求术后更好的美学效果。但该术式的大部分研究都是回顾性的，患者的选择标准各不相同，而且随访期较短。最大的一项研究来自于德国，该研究包含 246 例患者，随访 101 个月的研究显示：在术中乳头乳晕复合体下切缘阴性的情况下，保留乳头的乳房切除术与传统的乳房切除术无论在局部复发率和总生存上均无差别。但需要强调的是术中需行乳头乳晕下切缘检测，如果切缘阳性，则乳头乳晕复合体也必须切除；同时即使是切缘阴性，术后乳头乳晕复合体也存在感觉丧失甚至缺血坏死的可能。因此，目前认为该术式适用于肿块较小且距离乳头超过 2 cm 的乳腺癌患者及行预防性乳房切除术的患者。

4. 乳房切除术后乳房重建

为满足乳房切除后患者对形体美的需求，可考虑行乳房重建术。乳房重建可以在乳房切除的同时进行（称"即刻重建"），也可以在肿瘤治疗结束后某个时间进行（称"延迟重建"）。乳房重建可使用乳房假体、自体组织（"皮瓣"）或结合二者进行重建（如背阔肌皮瓣/假体联合重建）。因为放疗会导致重建乳房美容效果受损，多数学者建议对需行术后放疗的患者，若采用自体组织重建乳房，一般首选在放疗结束后进行延迟重建术；当使用假体重建乳房时，首选即刻重建而非延迟重建。尽管近年来乳房重建比率不断增加，但仍只有少部分患者接受乳房重建。这可能与患者教育不足、医患缺乏沟通等因素有关。值得注意的是关于乳房重建，患者需要充分理解的一点是乳房重建本身可能是一个多期手术过程，而即刻重建仅是第一步。下一步手术的目的在于提升美学效果，包括矫正"猫耳"畸形、提高双乳对称性、自体脂肪移植修复局部美容学缺陷等。

（二）保乳手术

在过去的 40 年间，早期乳腺癌手术治疗的最大进步是作为一种可替代乳房切除术的保乳手术的出现并被人们所接受。其根本的原因是人们对乳腺癌生物学特性认识的提高，以解剖学概念为指导的 Halsted 理论逐渐被以生物学观点为指导的 Fisher 理论所取代。两种理论的具体比较见表 5-2，两者最主要的区别是：Halsted 认为可手术乳腺癌是局部区域性疾病，手术范围和类型是影响预后的重要因素；Fisher 认为可手术乳腺癌是全身性疾病，不同的局部治疗方法对生存率无根本影响。这种治疗理念的转变是乳腺癌保乳手术的理论基础。

表 5-2　Halsted 与 Fisher 理论的比较

Halsted 理论	Fisher 理论
肿瘤转移遵循以机械转移模式为基础的固定转移模式	肿瘤细胞播散无固定的模式
肿瘤细胞通过浸润淋巴管进入淋巴结——整块切除	肿瘤细胞通过栓子进入淋巴管——对整块切除理论提出挑战
淋巴结转移是肿瘤播散的标志，并可能是进一步播散的起源地	淋巴结转移是宿主—肿瘤关系的反映，预示可能转移，但不是进一步播散的起源地
区域淋巴结是肿瘤播散的屏障	区域淋巴结对肿瘤播散无屏障作用
区域淋巴结在解剖学上具有重要意义	区域淋巴结在肿瘤生物学上具有重要意义
血行播散不是乳腺癌播散的主要途径，仅在晚期出现	血行播散是乳腺癌播散的重要途径且与淋巴结转移无相关性，是治疗效果决定因素
肿瘤对宿主是自主性的	复杂的肿瘤—宿主相互关系影响肿瘤的发生、发展和播散
可手术乳腺癌是局部区域性疾病	可手术乳腺癌是全身性疾病
手术范围和类型是影响预后的重要因素	不同的局部治疗方法对生存率无根本影响

保乳手术是指切除原发肿瘤和邻近的乳腺组织，术后辅以放疗。保乳手术的原则是保证美容效果的前提下完整切除原发肿瘤并且获得阴性切缘。

1. 保乳手术的安全性

有长期随访资料的 6 个大型前瞻性随机临床研究结果证实，对适合的患者而言保乳手术能获得与乳房切除术相同的治疗效果。其中最为广泛引用的是 Fisher 等在 1989 年进行的美国国家乳腺癌及肠癌外科辅助治疗计划 B-06 研究。在这个研究中，肿块直径≤4 cm 的 N_0 或 N_1 的乳腺癌患者被随机分为 3 组：全乳切除术组、保乳手术加放疗组或单纯肿块切除术组。该研究 20 年的随访结果表明无论在无病生存、无远处转移生存和总生存上，三组间均无明显差别。但是在 570 个单纯肿块切除的患者中有 220 个患者在 20 年随访中出现同侧乳腺内复发，复发率为 39.2%；而在接受保乳手术加放疗的 567 个患者中仅有 78 个出现同侧乳腺内复发，复发率为 14.3%。两者有明显统计学差异。需要指出的是由于 NSABP B-06 研究中只有淋巴结阳性的患者才接受化疗，且化疗方案有改进的余地，因此同侧乳腺内复发率较高。目前一般认为 5 年复发率乳房切除术后为 3%~5%，保乳治疗为 5%~7%（包括了第二原发）。并且即使出现同侧乳腺内复发，患者在接受补充性全乳切除术后仍可获得很好的疗效，因此保乳手术对早期乳腺癌患者是安全的。

除 NSABP B-06 研究外，意大利 Milan 研究中心、欧洲癌症治疗研究组织等研究机构也对保乳手术的安全性进行了深入研究。随访年限为 6~20 年，结果一致表明无论在无病生存率和总生存率上，保乳手术加放疗均等同于全乳切除术。因此，考虑到乳房缺失对女性患者心理的不利影响，出于人性化治疗的考虑，对适合保乳条件的早期乳腺癌患者施行保乳手术不仅是安全的，也是必须的。

2. 保乳手术率

在欧美国家保乳手术已经成为早期乳腺癌的首选式式，50% 以上的 I、II 期乳腺癌患者接受了保乳手术，但中国据多中心研究数据显示保乳手术仅占全部乳腺癌手术的 9%，占符合行保乳手术患者的 19.5%。

国内有学者认为我国保乳手术比例明显低于欧美国家的原因如下。①中国尚未开展大规模规范化的乳腺癌筛查，早期乳腺癌所占比例明显低于欧美国家。②科普知识宣传教育急需提高，非医疗界人士对乳腺癌保乳治疗尚缺乏了解，特别是患者本人认为治疗乳腺癌就必须马上手术切除乳房，保留乳房治疗不彻底，容易复发，对保乳手术没有需求。③保乳手术需要较高的手术技巧，需要病理科的配合，如开展以放射性胶体示踪的前哨淋巴结活检还需要核医学科的参与。保乳手术若需要行腋窝淋巴结清扫则是在小切口下进行，需要积累实践经验。保乳手术兼顾了疗效和乳房美容效果，并不是掌握乳房切除术的所有医生都能轻而易举完成，存在学习曲线，熟能生巧。④拥有放疗设备也是保乳手术的必备条件，术后放疗已成为早期乳腺癌保乳治疗的重要组成部分。循证医学显示，保乳手术后放疗可以防止和减少局部复发，提高远期存活率。保乳术后必须安排患者接受放疗，若本院没有放疗设备，也要介绍到其他医院放疗，否则局部复发率高，教训屡见不鲜。因某种原因患者不同意或不能接受术后放疗，医生就只能放弃保乳手术。⑤与乳房切除术相比，部分患者增加了医疗费用。因此，从全国范围看，我国大多数早期乳腺癌还在沿用乳房切除术，而且保乳手术尚未形成统一模式，手术的随意性较大，规范化已成为我国开展保乳手术面临的首要问题。

3. 保乳手术的适应证和禁忌证

2023 年版美国国立综合癌症网络（NCCN）乳腺癌诊疗指南强调：临床 I、II 期或 $T_3N_1M_0$ 乳腺癌患者，只要肿瘤和乳房的比例合适，且无以下禁忌证，均可选择保乳治疗。对 T_2、T_3 有强烈保乳意愿的患者也可考虑新辅助化疗后施行保乳手术。

近来，随着肿瘤整形技术在保乳手术中的应用，保乳治疗的适应证有扩大趋势。目前认为保乳手术的绝对禁忌证如下。①病理切缘阳性患者。病理切缘阳性患者一般需要进行再切除以获得阴性切缘。若切缘仍为阳性，则需要行全乳切除术以达到理想的局部控制。为了充分评估肿块切除术的切缘情况，专家组建议应当对手术标本方位进行定位，病理科医生需提供切缘状态的大体和镜下描述，以及肿瘤距最近切缘的距离、方位和肿瘤类型（浸润性或DCIS）等信息。关于保乳手术阴性切缘的宽度，一直存在争议。在早些年，切缘大于 1 cm才被认为是可接受的。而近年来 Meta 分析显示，较宽的阴性切缘并不能降低局部复发率。因此，目前大多数专家接受将"肿瘤表面无墨迹染色"定义为阴性切缘。②乳腺或胸壁先前接受过中等剂量或高剂量放疗，难以耐受放疗的患者。

保乳治疗的相对禁忌证包括：①累及皮肤的活动性结缔组织疾病（特别是硬皮病和狼疮）；②大于 5 cm 的肿瘤；③切缘病理局灶阳性。局灶阳性病理切缘而没有接受再次切除的患者应考虑对瘤床进行更高剂量的推量照射。

4. 可能影响保乳手术选择的因素

总体来说，NCCN 指南对保乳治疗的相对禁忌证有逐渐放宽的趋势，如 2007 版指南将年龄≤35 岁或有 *BRCA*1/2 突变的绝经前患者也作为相对禁忌证，而近年来的指南已不将其作为禁忌证。

（1）年龄：我国乳腺癌接受保乳手术的青年患者较多，主要是该类患者的保乳意愿较为强烈。但早在 1998 年美国纽约的一项研究就告诉我们≤35 岁患者接受保乳手术后其局部区域复发率高于年长患者（该研究中位随访 8 年，≤35 岁组复发率 16%，>35 岁组复发率 11.5%）；且年轻患者总生存率较低。针对这一问题国内并没有循证医学的依据。欧美国家进行过对照研究，将保乳手术的患者分为≤35 岁组和>35 岁组，局部复发率随访结果：美国宾夕法尼亚大学两组分别为 24% 和 14%～15%，欧洲癌症治疗研究组和丹麦乳腺癌协作组两组分别为 35% 和 9%。可见保乳术后局部复发率≤35 岁组大约是>35 岁组的 2～3 倍。

但需要注意的是对该类年轻患者来说，高局部复发率不等于高死亡率。同样在 1998 年美国纽约的研究中，对接受保乳手术的患者来说无论年龄是否<35 岁，出现局部复发的患者与未出现局部复发的患者相比，其总生存率无明显差别。也就是说即使保乳患者出现了局部复发也不增加患者的死亡率。在 2004 年的一个 Meta 分析结果也表明，无论患者年龄是否<35 岁，保乳手术较高的局部复发率都不会增加患者死亡风险。因此，对于年龄<35 岁的患者术前应向其讲明：与年长患者相比，其接受保乳手术后局部复发风险可能会高 2～3 倍，但不会增加死亡风险，而且局部复发风险高可能是年龄因素造成的，即使施行乳房全切术也不能提高总生存率。因此，年龄并不是保乳手术的禁忌证。

（2）分子分型：近来乳腺癌分子分型的研究日益受到重视。在著名的 Danish 研究中，与 Luminal 亚型患者相比，HER2 阳性和三阴性乳腺癌患者在接受保乳手术后其 5 年局部复发率明显增高。因此，三阴性乳腺癌是否是保乳禁忌证呢？

2010 年美国外科学杂志上发表的一篇文章回顾性比较了 202 个三阴性乳腺癌患者接受保乳手术和乳房切除术后生存的差异。结果表明虽然三阴性乳腺癌患者保乳术后其区域淋巴结复发率略高于全乳切除患者，但其同侧乳房局部复发率低于全乳切除患者，因此其 5 年无病生存率甚至略高于全乳切除患者，且总生存率也好于全乳切除患者。对此有学者的解释是由于全乳切除创伤较大，术后损伤修复基因的激活可能促进了增殖活跃的三阴性乳腺癌细胞的生长。此外，保乳术后的放疗也可能在一定程度上抑制了三阴性乳腺癌细胞的生长。

（3）多中心和多灶性乳腺癌：近年来随着核磁应用的增加、乳腺钼靶摄片和 B 超灵敏度的提高，多中心和多灶性乳腺癌的比例有所提高。早期研究表明，多中心或多灶性乳腺癌患者施行保乳手术其术后复发率高达 25%～40%，因此认为这些患者是不适合保乳手术的。2002 年美国外科学杂志上发表的一篇文章对 15 个同侧乳腺存在多灶性乳腺癌的患者施行保乳手术且切缘阴性，中位随访 76 个月。结果表明 14 例患者（93%）无复发及转移，1 例患者死于远处转移而不是局部复发。因此，对可通过单一切口进行局部切除的多灶性乳腺癌患者施行保乳手术是可行的。

2012 年美国外科医师学会杂志上发表的一个研究比较了单一病灶和多灶性乳腺癌施行保乳手术的治疗效果。该研究共包括 1 169 个乳腺癌患者，其中 164 个为多灶性乳腺癌，但这些患者的多个病灶均可通过单一手术切口或单一的区段切除术完全切除。中位随访 112 个月，结果表明存在多灶性乳腺癌的患者施行保乳手术后其10年局部复发率高于单一病灶患者，10年无病生存率和总生存率也较低。但需要注意的是，另有研究表明多灶性乳腺癌患者易于发生腋窝淋巴结转移，其预后差于单一病灶的患者。因此该研究中，多灶性患者的预后差可能是由疾病本身决定的，与接受何种手术无关。

因此，对这类患者行保乳手术时，必须选择适合的患者，同时注意肿瘤的位置、乳房形状和体积等。术前应告知患者切缘阳性率和局部复发率可能会增高。如果出现局部复发，则建议乳房全部切除。

5. 肿瘤整形技术在保乳手术中的应用

保乳术后美容效果日益受到患者和外科医师的关注。在遵循乳腺癌治疗原则前提下的熟练应用乳腺肿瘤整形术可扩大局部切除范围，修复美容缺陷，相应扩大了保乳适应证，是现代乳腺外科发展的一个重要方向。

（1）修复美容缺陷：2010年Chan等通过对切除腺体量的多少和术后美容效果关系的研究指出，切除腺体量达20%以上时，乳房会产生明显畸形，严重影响术后整体美容效果。常见的美容缺陷是患侧乳房变小致双乳不对称和乳头的偏斜、移位。针对因切除范围过大致患侧乳房变小而出现双乳不对称的问题，除同期施行对侧乳腺的缩乳术外，还可通过自体组织瓣转移修复缺损，常用的修复方法包括邻位皮瓣法修复缺损、背阔肌肌瓣填充修复缺损、腹壁下动脉穿支皮瓣和下腹壁浅动脉蒂游离皮瓣修复缺损和股薄肌肌皮瓣修复缺损等。

当肿瘤位于乳房下象限时，如果保乳手术处理不当，可由于术后皮肤皱缩和乳头乳晕复合体的下移导致乳房出现"鸟嘴样"畸形。因此对肿瘤位于下象限，且属大中乳房和乳房下垂的患者可选用倒"T"缩乳成形术，该方法塑形后乳房曲线弧度自然，形态效果良好，同时由于对乳头乳晕复合体的血供影响不大，也有利于其感觉的恢复等优点。

（2）扩大保乳适应证：以往研究认为乳腺佩吉特病和乳晕下乳腺癌因可能需要切除乳头乳晕复合体，因此该类患者不适合行保乳手术。乳晕下乳腺癌是指距离乳晕2 cm范围内的乳腺癌，占所有乳腺癌的5%~20%，又称中央区乳腺癌。许多外科医生推荐对乳晕下早期乳腺癌施行乳房切除术。原因是Fisher等的早期研究表明：在所有乳腺癌患者中，有约11.1%的患者会发生乳头乳晕复合体的累及，其中肿块>4 cm、位于中央区是乳头乳晕复合体累及的高危因素；乳晕下乳腺癌累及乳头乳晕复合体的机会更是超过30%。如何保证切除受累的乳头乳晕复合体后的美容效果是该类患者能否施行保乳手术的关键。1993年，Andrea Grisotti首次将肿瘤整形技术引入中央区小乳腺癌患者的手术治疗中，提出采用Grisotti腺体瓣来弥补切除乳头乳晕复合体（NAC）在内的中央区乳腺组织后的组织缺损，从而保证较好的美容效果。随后又有意大利学者对经典Grisotti腺体瓣进行改良，以降低切口张力，利于切口愈合。美国耶鲁新港医院和纽约芒特西奈医学中心曾分别开展乳晕下早期乳腺癌患者的保乳手术治疗，其中部分患者切除了受累的乳头乳晕复合体并采用Grisotti腺体瓣修复。两个研究皆表明乳晕下早期乳腺癌也可成功施行保乳手术；但对累及乳头乳晕复合体的患者，术后放疗是必须的。

三、局部晚期乳腺癌

随着目前乳腺癌普查水平和早期诊断水平的提高，早期乳腺癌占乳腺癌新发病例数的比例不断提高，但局部晚期乳腺癌（LABC）在世界范围内仍是一个严重危害女性健康的具有挑战性的问题。参加乳腺癌定期普查的妇女 LABC 的发病率不足 5%。然而，在许多发展中国家，包括美国一些欠发达地区 LABC 占新发乳腺癌的 30%~50%。据估计，全世界每年新增确诊的 LABC 患者数为 25 万~30 万，LABC 的治疗仍然是乳腺癌治疗方面最棘手的问题之一。

（一）定义

局部晚期乳腺癌的定义至目前为止尚未有明确的标准。目前主要是指原发病灶直径>5 cm（T_3）、有皮肤和胸壁粘连固定（T_4）和（或）区域的腋窝淋巴结互相融合（N_2）、同侧锁骨上淋巴结转移（N_3）的乳腺癌。根据 2010 年美国癌症联合委员会的第 7 版临床分期系统，LABC 主要是指ⅢA 期（$T_{0~3}N_2M_0$ 和 $T_3N_1M_0$）、ⅢB 期（$T_4N_{0~2}M_0$）和ⅢC 期（任何 TN_3M_0）的乳腺癌。虽然炎性乳腺癌的临床特性和生物学行为都与普通 LABC 有所不同，且预后相对更差，但在一些分类中也将炎性乳腺癌归入 LABC。

最新的《NCCN 指南》推荐使用 AJCC 分期系统来确定患者是否能直接手术治疗。该分期系统进一步又将 LABC 患者分为可手术和不可手术乳腺癌，其中可手术 LABC 主要是指临床分期为ⅢA 期的 $T_3N_1M_0$ 患者。

（二）可手术 LABC 患者的治疗选择

早期的一项包括 3 575 例患者的研究表明：对 LABC 患者来说，单纯的局部治疗（手术或放疗）是不够的，其 10 年总生存率仅为 22%，而单纯手术组和放疗组的局部复发率分别高达 60% 和 25%~72%。20 世纪 70 年代，随着系统全身治疗理念（辅助治疗和新辅助治疗）的引入，LABC 的多学科综合治疗模式逐渐建立起来。这一模式的建立极大地改善了 LABC 患者的预后，其 5 年无病生存率也随之提高到 35%~70%。

根据 2004 年加拿大学者推出的临床Ⅲ期或 LABC 患者的治疗指南，目前对可手术 LABC（主要是 $T_3N_1M_0$）患者可供选择的治疗推荐如下。

（1）新辅助治疗后行手术治疗，术后给予辅助治疗和放疗。

（2）手术治疗后行辅助治疗和放疗。

NSABP B-18 和 B-27 的随访结果表明，与辅助化疗相比，新辅助治疗虽然可提高保乳手术率但并不能改善患者的生存。因此对一个可手术的 LABC 患者来说，上述两种治疗选择均是合理的。

在具体术式选择上，由于可手术 LABC 患者（$T_3N_1M_0$）的肿块直径>5 cm，为保乳手术的相对禁忌证，因此多推荐行乳房切除术，术后是否行乳房重建目前尚缺少证据；对有强烈保乳意愿的患者，可考虑在新辅助治疗后行保乳治疗。Peoples 等认为，LABC 新辅助化疗后进行保乳手术的指征是：皮肤无水肿，残余肿瘤直径<5 cm，无多中心病灶的证据，内乳淋巴结无肿瘤转移及乳房内无弥散性恶性钙化灶。

四、初诊Ⅳ期乳腺癌原发病灶的手术治疗

初诊Ⅳ期乳腺癌即初诊时已伴有远隔部位转移病灶的晚期乳腺癌。近年来随着医学影像学的发展，越来越多的初诊Ⅳ期乳腺癌患者被发现。监测、流行病学和最终结果（SEER）以及癌症患者生存与关爱欧洲协作计划（EUROCARE）的数据显示，约有 6% 新诊断的乳腺癌患者为Ⅳ期乳腺癌。2005 年美国有约 126 000 例新诊断的Ⅳ期乳腺癌患者，据美国癌症协

会统计，这类患者的 5 年总生存率为 16%~20%，中位生存期为 18~24 个月。

传统观点认为，Ⅳ期乳腺癌的治疗应以全身治疗为主，只有在出现脑转移、脊髓压迫、心脏压塞、严重胸腔积液、病理性骨折等情况时，才考虑应用局部治疗来延缓或者缓解症状，而局部治疗对晚期乳腺癌的生存率并没有提高。

由于影像学技术的进步和乳腺癌筛查的普及，更多的初诊Ⅳ期乳腺癌患者得以被早发现。其累及脏器较少，全身损害较轻，对全身治疗（化疗、内分泌治疗等）敏感性好。在转移性卵巢癌、胃肠肿瘤的治疗中，切除病灶以减少肿瘤负荷似乎有利于改善远期生存。因而对初诊Ⅳ期乳腺癌患者而言，手术治疗的价值不仅局限于缓解局部症状和并发症，更有可能提高生存率。

至少有 13 项回顾性研究评价了初诊Ⅳ期乳腺癌患者原发病灶的手术治疗，数据显示 41% 的患者（1 670/4 061）接受了原发病灶的手术治疗，而且在大多数研究中，原发灶手术切除与初诊Ⅳ期乳腺癌患者更好的生存结果相关。几乎所有的研究均显示对于转移灶较少、仅有骨转移或者 ER 阳性、较年轻乳腺癌的患者更有可能接受手术治疗。然而，这些研究多为单中心研究，未做到随机对照，并且入选病例个体间差异较大，治疗方案差异也较大，其选择性的偏移降低研究结果的可信度。然而，已有结果的两项前瞻性随机对照研究 Tata Memorial 研究和 Turkey MF 07-01 研究却表明：初诊Ⅳ期乳腺癌患者从原发肿瘤切除等局部治疗中不能得到总生存的获益；在原发病灶完全手术切除的前提下，对系统治疗反应好、单发转移病灶、年轻患者可能获得潜在的生存优势，但需要更多的大型前瞻性随机性研究以证实。

初诊Ⅳ期乳腺癌在临床表现、肿瘤特征和治疗反应上存在明显的异质性。目前，全身治疗仍然是初诊Ⅳ期乳腺癌患者的主要一线治疗手段。手术仅在可行的临床试验中进行，并且缺乏生存获益的证据。尚需更多的前瞻性研究以评价原发肿瘤手术治疗的价值。

（苏乙花）

第六节　乳腺癌手术并发症及其预防和处理

乳腺肿瘤手术为体表手术，手术安全性相对较高。但如果管理不善或因患者本身伴发症等因素也可出现多种并发症，轻则延长患者的住院时间，重则影响综合治疗的及时实施，从而可能成为影响患者预后的因素。因此，提高对乳腺肿瘤手术并发症的预见性及加强防治措施，是提高乳腺肿瘤患者治疗质量的重要环节之一。而目前乳腺癌的治疗越来越呈现个体化，对于不同的乳腺癌手术方式，其预防和处理措施也不同。

一、乳腺局部切除术

（一）术后出血

乳腺良性肿瘤切除、乳腺癌肿瘤扩大切除术、乳腺区段切除和象限切除等术后出血，多由于术中止血不彻底引起。

1. 临床表现

术后手术部位肿胀，继之有鲜血自切口或缝线处溢出，数小时后切口及周围皮肤呈黯紫色，由于切口内血液大量积存，如不及时处理，则易合并感染。

2. 预防

对一位有经验的外科医师来说，乳腺部分切除术所致的出血是不应该发生的问题，因乳腺内出血可造成全乳房瘀血肿胀，可继发感染，其后果可造成乳房的形态和颜色变化，尤其对未婚或未孕的女性，这是很难接受的。因此，医师必须加强责任心，预防其发生。术中严密止血，不得有活动性出血；必要时术后可用绷带或胸带对切口部位做适当加压包扎；严格术前检查，对凝血功能不良者做适当的处理。

3. 治疗

术后数小时内发现有活动性出血者，应立即打开切口做彻底止血，重新缝合。对由于渗血引起者，应清除积血和血块，电凝止血，重新缝合。对残腔较大的手术，可放置引流管（自乳房下皱褶的隐蔽处引出）后加压包扎，非特殊需要，一般不提倡放置引流条，以免影响术后美容效果。对凝血功能不良引起的渗血可局部或全身应用止血药物。凡有积血者应适当应用抗生素防治感染。

（二）乳房水肿及下垂性红斑

乳房较大并明显下垂的患者容易发生广泛的乳房水肿，多见于肿瘤位于外上象限的患者，原因是乳腺大部分的淋巴引流通过外上象限至腋窝，外上象限肿瘤的手术对淋巴回流的破坏最严重。患者可出现皮肤水肿、橘皮样变，有时可误诊为肿瘤进展，这也是造成患者术后心理负担的主要原因之一。轻者表现为乳腺下垂性红斑，易误诊为术后感染，但多无发热和脓肿形成。鉴别是红斑多位于乳房下部，无疼痛及发热可与炎症区别，抗生素治疗无效。患者仰卧位乳房不再下垂时红斑会自然消失，也有鉴别意义。这主要由于淋巴系统阻塞造成，可佩戴合适乳罩使之上托乳房，红斑严重时可外用一些软膏，如喜疗妥等或口服活血化瘀的中药以缓解症状，几个月后会消失。

（三）脂肪坏死

多位于术区边缘，有瘤床追加放疗者发生率高，最易误诊为肿瘤复发，距手术时间长短不一。查体发现术区的质韧，硬结节，体积较小，直径多<0.3 cm。一般影像学检查，如 B 超不能明确诊断，多需要活检切除以排除复发。预防方法为术中避免遗留脂肪垂及脱落的脂肪颗粒，并减少电刀对脂肪的烫伤。

（四）蜂窝织炎

表现为乳腺红肿、皮温高，可伴有发热。相关因素有淋巴水肿、术后瘀斑、乳腺积液、血肿的发生、不可吸收的缝合材料、乳腺组织创伤、腋窝淋巴清扫、糖尿病史、乳腺钼靶摄像和放疗等，患者住院期间有医师观察，发生率低，多发生于出院后。如能及时发现并治疗，可避免脓肿形成切开引流，影响美容效果。需要抗生素治疗，并保证治疗彻底，以免以后反复发作。Staren 等认为，如果病变在治疗 4 个月还存在，需要活检排除复发。

（五）乳房变形

常是病例选择不当，肿瘤体积较大而乳房体积相对较小。肿瘤扩大切除后，仔细止血，腺体组织并不要求拉拢缝合，因为有时拉拢缝合后常使乳房的外形受到影响，使外形呈皱起状，同时过多地考虑缝合会影响手术时切除肿瘤外 1~2 cm 的要求。乳腺组织两切缘缝合有困难时可以不必对缝，可与胸肌筋膜稍稍固定，创面可不放置引流条，如有少许渗液可使局部缺损得到填充，使外形得以改善。

二、乳房切除术

(一) 术后出血

1. 成因

(1) 术中止血不彻底，遗留活动性出血点。

(2) 术后由于剧烈咳嗽、呕吐、体位变化、外力作用或负压吸引等原因，使结扎血管的线结滑脱或电凝过的血痂脱落而重新出血。

(3) 术后大面积的渗血，多由于凝血功能不良或高血压以及术前化疗应用过激素等原因所致。

2. 临床表现

常见的出血部位是胸肌的胸骨缘处的肋间血管穿支，以第 2 肋骨上缘及第 3、第 4 肋间较多；其次是胸壁，尤其在胸大肌表面及前锯肌表面静脉丛。术后自引流管中引出大量鲜血，引流管被血块阻塞者皮瓣被血液浮起，皮肤肿胀，有瘀斑，时间长者血块液化引起术区积液，合并感染，大量出血者可有血容量不足的表现。

3. 预防

术中彻底止血是预防术后出血的关键。手术中应注意各穿支，给予钳夹、切断和结扎。在切除胸大肌时，胸骨旁血管由于压力较高，妥善电凝或应采用结扎止血，对术野内小的出血点应仔细进行电凝止血。缝合切口之前，应冲洗创面，仔细检查有无活动性出血。肿瘤患者术后不常规应用止血药物，但对凝血功能不良者，应针对病因及时进行处理。

4. 治疗

乳房切除术后出血量少、负压引流通畅、皮下积血较少者可对术区做适当的加压包扎，联合应用止血药，一般出血会自行停止。如有不能控制的活动性出血，引流量超过 200 mL/h，甚至影响到患者的血压和脉搏或皮瓣内有大量血块积存、引流不畅者，应立即拆开切口做妥善处理。打开切口后，首先吸净术野内的积血和血块，找到出血部位，进行电凝或结扎。有时出血的血管断端缩入肌肉内，结扎常较困难，可给予缝扎，必要时可分开肌肉甚至切断肋骨进行止血。止血完善后，妥善放置负压引流，并做好切口包扎，因出血所致血容量不足者，给予适当补充胶体和晶体液或输血。

(二) 皮下积液

皮下积液指术后术区皮瓣与胸壁或腋窝间有液体积存，是乳腺肿瘤手术后常见的并发症。一般乳腺癌术后有 10% ~ 20% 的患者可能出现皮下积液。皮下积液可以使伤口延期愈合，也因为积液，皮肤不能紧贴于胸壁而引起皮瓣坏死。

1. 成因

引流管放置不当或堵塞，术区内正常的渗出液不能及时引出而积存；术区创面有出血，初期血液凝固，形成凝血块，无法引流，以后血凝块液化形成积液；伴发感染，炎性渗液不能及时引出，形成积液；较大的淋巴管损伤，形成淋巴漏，如引流不畅则造成积液；引流管拔除过早；患者有糖尿病或体质差等影响愈合的因素。

2. 临床表现

小范围的积液表现为积液部位肿胀，皮瓣张力高，压迫时有囊性感或握雪感。有血性积液者局部呈青紫色。伴有感染者局部可出现红肿热痛。积液范围较大时，可使大面积的皮瓣浮起，波动感明显，如处理不及时，被浮起的皮瓣常发生红肿甚至血供障碍造成皮瓣坏死。腋窝积液多者，可伴有上肢水肿。

3. 预防

术中彻底止血，减少术后渗血量并避免较大血管出血。在缝合切口之前将皮肤与胸壁做适当的固定，引流管放置于合适的位置。正确放置负压引流并保持其通畅是防止术后积液的关键性措施，正确的应用，即使术区有少量的渗血，也可避免积液的发生。近年来多采用双负压引流，方法是在胸骨旁和腋前线分别置一条负压引流管，使术区渗液得以充分引流。术后应仔细观察引流情况，如有皮瓣漂浮应及时清除引流管堵塞物或更换引流管。如引流液为血性，多说明皮下有血凝块；若引流液为乳糜性，应考虑是否有淋巴漏；若引流液为脓性或浑浊且伴异味，考虑有感染发生。拔除负压引流管的时间应根据患者的具体情况灵活掌握，不能一概而论。一般引流液<10 mL/d 且为淡黄色血清样液体，经检查术区无积液时方可拔管。

4. 处理

皮下积液的处理应根据积液量的多少、积液面积的大小和性质分别对待。

（1）引流管未拔除前出现局部积液：这种情况一般由引流管放置位置不当或引流不通畅引起。如果积液区接近引流管，可用生理盐水或含有抗生素的生理盐水冲洗引流管使其通畅，同时，在可能的情况下，自皮肤表面推移或经切口用镊子调整引流管的位置和方向。如因为引流管堵塞造成积液可以将引流管向外拔出 1~2 cm，在负压状态下经皮肤按压使堵塞物松动引流出来，必要时更换引流管。一般妥善处理后，可消除积液。

（2）拔管后出现小面积积液：积液面积<2 cm，不需处理，待其自动吸收。积液区直径≤3 cm，可用无菌注射器将液体完全抽出，使皮瓣与胸壁贴紧，然后局部加压包扎，一般抽吸 1~3 次后积液消失。积液区直径 3~5 cm 者，可采用橡皮条引流。如邻近切口，可自缝线的间隙或拆除 1 针缝线，自切口放置引流条至积液区，待皮瓣与胸壁粘连紧密后（2~3日），拔除引流条。若积液区远离切口，可自积液区的下缘或外缘以刀尖戳一小孔，放置引流条。积液区>5 cm，应重新放置负压引流，一般自切口或从积液区边缘切开放置一负压引流管（以一次性输血器为宜，也可应用静脉留置针），接负压吸引，一般放置 3~5 日，积液区皮瓣完全黏紧胸壁后拔管。

（3）大面积积液：皮瓣漂浮多由于渗液较多，负压引流不畅或合并感染引起，这种情况可到皮瓣不能与胸壁粘连，影响皮瓣血供，如不及时、恰当地处理，常造成皮瓣缺血、坏死等严重后果。首先应分析大面积积液的原因。负压引流不畅者，应及时疏通引流；若已拔管应重新放置引流管；有出血或血凝块者，应及时止血并清除血块。

在去除病因和放置负压引流的前提下采取的措施如下。①胸壁区或锁骨下区较大面积积液，接负压引流，使皮瓣与胸壁贴紧。在负压引流的同时适当加压包扎，防止因引流压力的变化使皮瓣再度漂起。②腋窝积液，乳腺癌腋窝淋巴结清除术后，由于腋窝淋巴脂肪组织被清除，腋窝明显凹陷，加上皮瓣紧、负压引流不畅等原因，容易发生腋窝积液，若处理不当而合并感染，则易引起上肢水肿，由于解剖部位的特殊性，其处理有一定难度。

术后正确的处理可以预防腋窝积液，一般可采取的措施如下。①尽量避免腋区皮肤过度紧张，若皮肤过紧应给予植皮，并使所植皮肤调整至胸壁较平坦处。手术切口设计尽量避开腋窝，以免术后切口感染继发腋窝积液。如因肿瘤侵犯而切除腋窝皮肤时可将背阔肌移植封闭腋窝后植皮或将背部皮肤充分游离后与胸肌外缘固定。②放置负压引流，有 1 根负压引流管通过腋窝，使腋窝的渗液及时得以引流。③手术完毕后，用 1 块较大的纱布，做成一球形纱布团，置于腋区，然后再进行包扎，可以缩小腋窝与皮瓣之间的腔隙，使皮肤与腋窝组织贴紧，减少积液机会。

一旦发生腋窝积液，应及时给予处理，处理措施如下。①如果负压引流管尚未拔除，应尽量调整负压引流管的方向或位置，使其能直接抽吸到腋区的积液，保持负压引流的通畅，引流至腋窝积液消失，皮肤与深部组织充分固定为度。②已拔除负压引流管者，应选择适当部位重新放置负压引流管，并保留至积液消除。在腋窝处放置橡皮条引流或单纯加压包扎对腋窝积液常难以奏效。③对腋窝引流量多而持续时间长者，可试用氟尿嘧啶 0.25 g 用生理盐水稀释顺引流管注射后，夹闭引流管 4~6 小时接负压，可促进局部贴附。也可用高渗糖局部注射促进贴附。大面积长时间的积液常伴有炎症，而感染又能加重积液，可选用有效的抗生素给予肌内注射或静脉注射，以防止感染。如考虑腋窝感染是由于引流管所致，可更换引流管并自引流管应用抗生素冲洗。临床实践发现，有个别病例腋区引流液呈清澈的淡血清状，2 周甚至更长的时间>50 mL/d，无任何原因可查，也无感染征象，遇此种情况，除注意始终保持负压引流通畅，每晨检查腋窝皮瓣有无漂浮外，可试给予中药口服，方剂：冬瓜仁 30 g，薏苡仁 30 g，车前子 30 g，仙鹤草 30 g，败酱草 15 g，牡丹皮 12 g，山栀子 30 g，丹参 15 g，桃仁 12 g，红花 9 g，葶苈子 15 g，泽泻 18 g，苍术 9 g，黄柏 6 g，知母 9 g，天花粉 30 g，猪苓 18 g，生姜 9 g，防己 6 g，大枣 6 枚，商陆 4.5 g，黄花 20 g，当归 12 g，水煎服，每日 1 剂，连服 3~6 日。④积极治疗并发症。年老体弱或化疗后患者可给予营养支持治疗以改善体质。

（三）皮瓣坏死

皮瓣坏死是乳房切除术后常见的并发症，发生率为 10%~71%，可延迟综合治疗计划的实施。

1. 成因

（1）皮瓣过紧：乳腺癌手术常需要切除较多的乳房皮肤，如因肿瘤过大而需切除过多的皮肤，又不进行必要的植皮，常使皮瓣过紧，皮肤在较大的张力下而发生血供障碍，造成近切口处的皮肤缺血坏死。

（2）分离皮瓣不当：乳腺癌手术剥离皮瓣的面积大，一般要求上至锁骨下，下至肋弓，内至胸骨旁，外至背阔肌前缘。在皮肤与皮下组织分离后，皮肤的血供只能依靠真皮层内的毛细血管网和术后新生的毛细血管，而血液的来源只能来自未分离区的血管，如果真皮层的小动脉和毛细血管网被切断，与供血侧小动脉和毛细血管网失去联系，皮肤可能坏死。因此，分离皮瓣不当是造成坏死的重要原因。常见不合理的操作有以下 5 个方面。①分离皮瓣过薄或厚薄不均：分离皮瓣过薄时，使真皮层受到严重破坏，尤其是大面积真皮层损伤时，容易发生皮肤坏死。如皮瓣分离不均，呈"阶梯"状，使皮肤真皮层形成"梯田"状改变，同样会使血供中断。②电刀应用不当：用电刀分离皮瓣时或多或少会使皮肤发生电灼烧伤。一般用电刀一次性、快速将皮肤和皮下组织切开，对其血供和术后的愈合力影响不大，如果分离皮瓣时电刀功率过大或在同一部位反复电灼，会使皮肤发生严重烧伤，术后发生坏死。③过分压迫：术后不适当的加压包扎，使局部皮肤的血供发生障碍，引起皮肤坏死。④皮下积液；通常，大面积分离皮瓣后，术后皮肤的血供除来自真皮层毛细血管网外，还依靠皮下依附组织的新生毛细血管供应，当有较长时间的大面积积液时，皮肤与胸壁间失去联系，而积液导致的感染等因素使真皮毛细血管发生水肿、栓塞或纤维化，引起血供障碍，发生皮肤坏死；⑤其他：术后缺氧，有严重的循环障碍，糖尿病患者，持续低血压等因素均可引起或加重皮肤缺血坏死。

2. 临床表现

多发生在两侧皮瓣边缘。根据坏死的宽度，可分为轻度（<2 cm）、中度（2~5 cm）和重度（≥5 cm）坏死，临床以轻度和中度多见。①表皮坏死：常因皮肤过紧或压迫过度引起。多发生在中部切口的周围，术后 24 小时内表皮红肿、光亮，24~48 小时表皮坏死，且与真皮层分离，之间有液体渗出，形成水疱，初为多个大小不等的水疱，之后小水疱间相互融合，形成一大面积的水囊，若不及时处理水疱可自行破裂或并发感染，之后表面层变性坏死，黯红色逐渐变成黑色干痂，坏死的表皮脱落或切痂后，则形成一创面。②全层皮肤坏死：多由于皮肤严重缺血引起，术后 24 小时左右缺血区皮肤苍白，逐渐出现色泽发黯，表皮可形成水疱，3~7 日坏死区域与周围正常皮肤的界限逐渐清晰，坏死区皮肤无弹性，失去光泽，坏死区周围皮肤红肿，1 周后皮肤逐渐呈黑色，变得干硬，与正常皮肤区界限分明，坏死区皮下多有脓性分泌物。

3. 预防

正确的术后处理是预防皮肤坏死的关键，应加强以下 5 个环节给予预防。①正确的设计切口：切口设计应使切口两侧皮缘的长度尽量相等，两侧皮瓣应基本可以无张力对合。②正确分离皮瓣：手术应当掌握皮瓣分离方法，分离皮瓣应从皮肤与皮下组织之间进行，皮瓣厚薄应均匀，以全厚皮肤带以点状脂肪岛为宜，皮瓣太厚易引起局部复发，因而一般在肿瘤周围皮瓣分离较薄，以后逐渐变厚，所分离的皮瓣应在同一平面，避免深一刀浅一刀的"梯田"状。用电刀分离皮瓣时，电刀的功率不宜过大，切忌在一个部位反复切剥。总的说来，以电刀剥离皮瓣应略厚于手术刀所剥离的皮瓣。③避免张力：缝合切口时勿使皮肤的张力过大，皮肤不够时，可适当游离一下周围皮肤，如果皮肤仍然过紧，应予植皮，勉强对拢缝合皮肤，必然导致皮肤紧张，影响血供，增加皮瓣坏死的发生率。改良根治术后在缝合切口时可与胸肌固定数针，以减少皮瓣与胸肌的相互运动。促进术后新生血管生长，改善血供，减少皮瓣坏死。④正确包扎：放置负压引流管后用胸带包扎时，仅在腋区加一定压力即可，也可采用有一定弹性的包扎物，如尼龙弹力网。术后 36~48 小时应定时打开检查皮肤情况，此时如皮肤已与皮下组织贴合，则可免予加压包扎。⑤及时处理并发症：如有积液应及时处理，有低血压、循环障碍或有缺氧症状时应及时对症处理。

4. 处理

根据皮瓣坏死深度、范围可用不同处理方法。①表皮坏死：术后早期若有皮瓣缺血表现，可试用 75% 乙醇湿敷，促进血液循环。当水疱形成以后，小的水疱不宜穿刺抽吸，较大的水疱可在无菌条件下用细针头将其中的液体抽出，并避免表皮脱落，使表皮层与真皮层贴合，预防水疱进一步扩大。如表皮脱落应避免乙醇湿敷，以氯己定（洗必泰）或苯扎溴铵（新洁尔灭）纱布湿敷或以紫草油纱布覆盖。经过上述处理多可逆转，若表皮已完全坏死，切忌过早去除。②小范围全层坏死：切口区皮肤全层坏死，与切口垂直径<5 cm 或岛状坏死直径<5 cm 者，可在坏死区与周围皮肤界限清晰时，将坏死的皮肤完全剪除，然后通过

湿敷、换药和应用抗生素等使皮下肉芽组织健康生长，之后表皮可经周围组织爬行于创面，自然愈合。在剪除坏死组织后，用2%的利多卡因5~10 mL加庆大霉素16万~24万U与地塞米松5 mg封闭创口边缘，每2~3日1次，可使创面迅速愈合。③大范围全层坏死：皮肤坏死区较大，切口处皮肤坏死区与切口垂直径>5 cm或岛状坏死直径>5 cm，通过周围皮肤爬行遮盖创面较困难，一般需植皮。在坏死区与周围组织界限清楚后，剪除坏死皮肤及坏死组织，经湿敷、换药、应用抗生素等措施使肉芽组织生长良好，与周围平整，无感染征象时即可进行植皮。一般可从大腿内侧取相应大小中厚皮片，将皮片与创面贴紧固定，边缘与周围皮肤缝合，可在皮肤上切数个小孔使分泌物及时流出，以免造成创面与皮片间积液，植皮后表面覆一层油纱布，做适当包扎，1周后可打开敷料，多能成活。采用点状植皮法也可取得良好效果，方法是取适量薄皮片，切去真皮层，用生理盐水加一定量的抗生素浸泡5~10分钟，将皮片剪成直径为1~2 mm的表皮颗粒，将其均匀地撒在健康、平整、无感染的肉芽组织创面上，用油纱布覆盖，再做适当包扎，植皮后每1~2日更换1次油纱布外面的敷料，并应用抗生素防治感染，1周后可去除油纱布换药。一般2周后新生表皮可覆盖创面，并逐渐增厚。若1次植皮不成功可重复进行。该方法患者痛苦小，操作简单，无须进手术室即可进行。缺点是较片状植皮愈合时间延长。

对皮瓣坏死的患者，若病期较晚，要求尽早地进行综合性治疗的病例，一般不要因顾虑皮瓣延期愈合而延迟化疗的进行。若化疗结束需要放疗者，只要坏死区已形成干痂，所处的位置不妨碍放疗者，可先行放疗，待放疗结束后再行处理。对于此种情况，有学者认为：必要时应"丢卒保车"，即若皮瓣延迟修复，哪怕是几个月甚至半年，其影响也是暂时的（相对而言），若延误综合治疗的实施，其影响是不可逆和终身的。

三、腋窝淋巴结清扫术

（一）上肢水肿

上肢水肿是乳腺癌腋窝淋巴结清扫术后常见的并发症。20世纪60年代，乳腺癌根治术后用或不用放疗上肢淋巴水肿的发生率分别是52%和25%。20世纪80年代文献报道的发生率为15%左右。近年来乳腺癌腋窝淋巴结清扫术后中、重度上肢水肿的发生率已明显下降，一般≤5%。乳腺癌手术后上肢水肿的发生率与手术方式、操作技术、术后并发症以及个体因素有关。

1. 病理生理

淋巴水肿是因某种原因致淋巴液回流障碍，淋巴液在组织间隙，尤其是皮下脂肪积聚，引起相关部位组织肿胀的一种临床表现。其结果是过量的组织蛋白积聚、组织水肿、慢性炎症和纤维化。淋巴系统包括没有瓣膜的"毛细血管网样"的表浅或初级淋巴管网；初级淋巴管网淋巴液回流于皮下间隙有瓣膜的较大的二级淋巴管。一二级淋巴系统伴随皮下静脉回流于位于皮下及筋膜间脂肪的三级淋巴管。事实上，单向淋巴引流是通过管壁的肌细胞及皮下淋巴管众多的瓣膜实现的。淋巴管的肌肉内系统也是存在的，它们在肌间隙、连接处和滑膜处与深部动脉伴行。这些管道系统将收集的淋巴液回流于邻近的淋巴结，除异常情况，淋巴系统的功能是独立的。临床淋巴水肿的机制包括毛细管的滤过增加和间隙内液体吸收降低。滤过增加的原因包括毛细管的流体静力压增加和膜的渗透性增加；吸收减少可能是由于血浆肿胀压降低，组织液的肿胀压增加和淋巴阻塞。

淋巴水肿分为原发性和继发性两类。原发性是相关区域有先天的淋巴组织缺乏或畸形，继发性一般是由于淋巴系统阻塞或中断引起。依据治疗后和相关临床出现淋巴水肿的时间可将淋巴水肿分成4类：第1类是急性、瞬时性和温和性淋巴水肿，是发生在外科手术后的几日，是淋巴管被切断的结果，通常在几周内通过抬高肢体和通过肌肉泵（如通过握拳和紧张肌肉）的作用缓解。第2类是急性和疼痛性淋巴水肿，发生在术后4~6周，是淋巴管炎和静脉炎的结果，这类淋巴水肿可以通过肢体抬高和抗感染治疗而成功治愈。第3类是急性类丹毒型，通常发生在昆虫叮咬或小的创伤或烧伤后，这类水肿可继发慢性肢体水肿，通常需要抬高肢体或应用抗生素治疗，如果有炎症，通过肌肉收缩和包扎治疗措施是错误的。第4类是最常见的类型，伴有疼痛，不伴有红斑，这类常发生在术后18~24个月，如果发生较晚，必须考虑肿瘤复发，如乳腺癌术后的腋窝或胸壁复发。

急性淋巴水肿是暂时性的，持续<6个月，呈凹陷性水肿而没有皮肤硬度的改变。引起急性淋巴水肿可能的危险因素包括手术所致的蛋白引流液进入手术相关的区域组织内；炎症导致毛细血管的渗透性增加；肢体制动导致肌肉处于持续的舒缓状态而致外周压力下降；暂时性淋巴侧支循环缺乏；第三间隙液体积聚导致毛细管床的液体逆流。

乳腺癌术后慢性淋巴水肿是所有类型最难逆转的一类。由于其肢体淋巴回流障碍，形成淋巴液逐渐积聚的恶性循环。以下任何一种因素均可致慢性淋巴水肿：区域淋巴结的肿瘤复发和进展；淋巴管的感染和（或）损伤；肢体固定；放疗；回流严重障碍；导致低蛋白血症的内科疾病（如糖尿病、肾衰竭、高血压、充血性心力衰竭和肝病等）或术后对淋巴水肿和静脉栓塞预防的指导措施不得力等。淋巴水肿也可继发于低蛋白血症：①口服营养不足，如厌食、恶心、呕吐、消沉、焦虑和化疗等；②肠道对蛋白吸收下降或蛋白合成/分解异常；③由于失血、腹腔积液、感染或外科引流所致蛋白丢失。水肿形成过程的早期，表现为水肿局部柔软，按压有凹陷，通过抬高肢体或弹力包扎容易改善。然而，随着淋巴淤滞的持续和进展，引起淋巴管的扩张和淋巴管的内皮细胞间隙扩大，使淋巴液向组织床逆流；胶原蛋白积聚进一步增加了组织的胶体渗透压，使液体自毛细血管向周围组织渗透。液体和蛋白的积聚刺激炎症和巨噬细胞的活性（机体对过量蛋白溶解的反应），通过纤维蛋白原和纤维原细胞使结缔组织间隙纤维化，引起组织肿胀、僵硬和非凹陷性水肿，此时，水肿对抬高肢体和弹力加压包扎没有反应。

组织间液体的积聚和肿胀的结果使淋巴水肿的组织氧含量低，淋巴管间的距离加大，巨噬细胞的功能降低，表现为患者感染和蜂窝织炎发生的危险性增加。由于没有其他通路转送组织蛋白，晚期伴有慢性纤维化的淋巴水肿缺乏有效的治疗。

2. 成因

乳腺癌手术后的上肢水肿主要由淋巴回流障碍和静脉回流障碍两大原因引起。

（1）淋巴回流障碍：上肢的浅淋巴管可分为外侧组、内侧组和中间组。各组淋巴管的集合管分别伴头静脉、贵要静脉和臂中静脉走行，汇入腋窝淋巴结，上肢深部的淋巴管伴上臂深静脉走行，汇入腋窝淋巴结。在行腋窝淋巴脂肪组织清扫术后，腋窝淋巴组织被彻底清除，阻断了淋巴回流的主要通路，上肢淋巴回流只有依靠上肢皮肤淋巴网与胸部、颈部皮肤淋巴网之间的交通，上肢深部组织与颈、胸部深部组织内的淋巴管交通。如果这些交通不能发挥作用，必然形成淋巴性上肢水肿。造成淋巴回流障碍的原因主要有4个方面：①腋窝清扫范围不当：为追求清除的彻底性，清除的范围超过手术所要求的范围，严重破坏了上肢与颈、胸部组织之间的淋巴交通。②腋窝积液：腋窝积液时，腋区周围组织水肿，淋巴管水肿、阻塞和纤维化，上肢与颈、胸部之间的淋巴交通不能很好地建立，造成淋巴液回流受阻。③腋区感染：腋区感染时，腋窝深部组织及腋窝皮肤水肿、充血，继之纤维化和瘢痕形成，影响淋巴回流和颈、胸部之间的淋巴交通支的建立。④放疗：在淋巴侧支循环尚未建立之前，过早地对腋窝施行放疗，引起淋巴管扩张、水肿，继之结缔组织增生，炎性细胞浸润，淋巴管纤维化，造成淋巴回流障碍。淋巴水肿与个体因素有关，部分患者上肢与颈、胸部之间的浅、深淋巴管交通不发达，在同样的情况下，容易发生上肢淋巴水肿。高龄和肥胖患者发生率高。

（2）静脉回流障碍：20 世纪 60 年代以前认为，乳腺癌术后上肢水肿的主要原因是静脉回流障碍。此后，许多学者发现，在腋窝清扫时将腋静脉在一定高度处结扎或切断，却没有出现预期的严重上肢肿胀；静脉造影的方法观察根治术后患侧和健侧的上肢脉管，发现腋静脉或头静脉单独闭锁时都不产生上肢肿胀，说明静脉回流障碍不是根治术后上肢肿胀的主要原因。但在以下情况，上肢水肿与静脉回流有关。①腋窝属支被严重破坏：在行腋窝清扫时，腋静脉胸壁各属支被彻底切除，但要求保留头静脉，如果将头静脉一并结扎，在腋静脉因某种原因回流不畅时，上肢水肿就很容易发生。②静脉炎症：由于手术、输液和化疗等因素引起腋静脉内膜炎症、纤维化和管壁增厚甚至闭塞，导致静脉回流障碍。③静脉栓塞：由于手术因素、炎症、血液疾病和肿瘤栓子等引起静脉及其主要属支栓塞，导致回流受阻。上肢水肿的原因是多方面的，通常上肢水肿，尤其是严重的上肢水肿是因为淋巴和静脉回流同时存在不同程度的障碍。

3. 临床表现

术后上肢水肿多在手术数日后出现，由于静脉回流障碍引起者常在短时间内上肢迅速增粗，多累及前臂及手掌，有表浅静脉扩张，抬高上臂常有一定程度的缓解作用。淋巴回流障碍引起的水肿，常发生在术后 1~2 个月甚至数个月后，一般上臂呈橡皮样肿胀，静脉扩张不明显。轻度水肿：水肿范围局限于上臂，患者无明显自我感觉，功能不受影响。中度水肿：水肿累及前臂，患者有上肢肿胀感，功能受到一定影响。重度水肿：水肿范围累及手背，上肢胀痛或麻木，上肢活动明显受限。

4. 预防

（1）规范手术操作：在行腋窝清扫时注意保护头静脉，处理腋静脉属支时勿使主干受损，非必要时，不做超出范围的解剖。

（2）防治并发症：预防和及时处理腋窝积液、感染等并发症。

（3）避免过多刺激患侧上肢静脉：避免在患侧上肢做任何目的的静脉穿刺，如取血检查、注射药物或应用化疗药物等。

5. 治疗

多数轻中度上肢水肿患者多可在术后数个月内自行缓解，严重水肿患者常难以自行恢复。治疗效果多欠理想，可试用以下治疗措施。

（1）抬高患肢手法按摩：术后注意抬高患肢，尤其是在平卧位，将肘部垫高，使上臂高于前胸壁水平。直立时由健侧手托住患侧前臂。进行按摩治疗，方法是让患者抬高患肢，按摩者用双手扣成环形，自远侧向近侧用一定压力推移，每次推压>15 分钟，每日 3 次。目前也有类似的理疗机器。

（2）腋区及上肢热疗：用物理加温法或微波、红外线等加热仪器对腋区和上肢进行加温治疗。治疗中，上肢应抬高，若配合按摩效果会更好。

（3）神经节封闭：目的是解除血管和淋巴管痉挛，改善循环功能。Hanelin 报道，用矢状神经节封闭方法治疗 25 例术后上肢水肿（中重度），13 例有明显改善。DeMoore 等报道，用封闭法治疗 100 例上肢水肿，有效率为 63%。

（4）手术治疗：文献报道广泛切除病侧上肢的皮下组织及深筋膜，使皮肤的淋巴管与肌肉的淋巴管相交通，以改善局部淋巴引流的方法。也有报道广泛切除皮肤在内的病变组织后，将切除的表皮回植的治疗，皆可取得一定的效果。

（二）上臂内侧麻木

上臂内侧麻木多与肋间臂神经损伤有关，远期可恢复。在手术中可尽量保留肋间臂神经，不易保留者可采用快刀迅速切断手法，避免电刀切断或过分牵拉以致术后断端神经纤维瘤的形成。对上臂内侧顽固性疼痛的，可试用利多卡因合并地塞米松行腋窝肋间臂神经胸壁断端处局部封闭注射，多可使症状缓解。

（三）臂丛神经损伤

手术时如将臂丛神经表面的鞘膜或将神经分支损伤，则术后引起上肢相应部位的麻木或肌肉萎缩。一般较多见的是尺神经损伤，术后引起上臂尺侧的麻木及小鱼际肌肉的萎缩。在解剖喙锁胸筋膜及腋静脉时，注意不要损伤臂丛神经及其表面鞘膜。

（四）腋静脉损伤

常发生于腋窝淋巴结清扫术中，可因肿大淋巴结与腋静脉鞘粘连、浸润而强行剥离或做切开腋静脉鞘清除。可因术者操作不慎，于分离喙锁胸筋膜时误伤。也可于结扎腋静脉分支使残端保留过短而滑脱、撕裂或因腋静脉牵拉成角而误伤。静脉壁小缺损可以用细线缝合，缺损较大者勉强缝合可导致静脉狭窄从而进一步发生静脉栓塞。此时可向远端稍加游离腋静脉，切除损伤处后做静脉对端吻合，也可采用自体静脉（如头静脉和大隐静脉）做一期血管重建。腋静脉一般口径较大，对端缝合较易成功。术后患肢需有可靠的内收位固定，注意血供，适当应用抗凝血药。

（五）内乳血管出血

在第 1 肋间分离内乳血管时，有时有内乳血管的小分支撕裂引起出血，此时应用纱布将该肋间填塞，避免在视野不清晰的情况下用血管钳盲目钳夹或分离，因为这样容易刺破胸膜，引起气胸。在填塞后再从第 4 肋间进入，一次切断第 4、第 3、第 2 肋软骨后在直视下很容易将内乳血管分离、结扎。

（六）头静脉损伤

头静脉是沿三角肌胸大肌间沟走行，在锁骨下穿喙锁胸筋膜注入腋静脉。如头静脉损伤结扎，腋静脉因某种原因回流不畅时，易招致患侧上肢轻度水肿。预防主要是手术操作要规范，了解头静脉解剖特点，在清除腋窝组织时就能避免损伤头静脉，迄今为避免头静脉损伤在胸大肌分离时，尽量保留 2~3 cm 肌束，可以减少其损伤所导致的静脉回流受阻。

（七）患侧上肢抬举受限

发生原因主要是术后活动减少，皮下及胸大肌瘢痕牵引所致或切口至腋窝部，形成瘢痕挛缩所致。术后及早进行功能锻炼，是预防其发生的关键，不要用弯向腋窝的切口。一般在拔除引流管后，即术后 6~7 日即行锻炼，术后 1 个月内可活动自如。

1. 乳糜漏

非常少见，曾有文献报道 9 例。第三军医大学西南医院乳腺中心曾遇到 1 例，江西乳腺专科医院遇到 5 例。乳腺癌根治术后出现乳糜漏原因不明，可能是解剖变异或胸导管阻塞所致。因乳腺淋巴引流外侧和上部淋巴管其输出管合成锁骨下干和颈干，右侧注入右淋巴导管，左侧注入胸导管，最后注入颈静脉角。漏扎较大的淋巴管后，淋巴液倒流，从而形成了乳糜漏。漏出部位有报道，在切口下部肋弓缘处皮下，方向为腹至胸引流，也有报道在腋窝区。第三军医大学西南医院和江西乳腺专科医院各发现 1 例患者乳糜漏在肋弓缘皮下，后者经淋巴管造影方显示漏液系左肋弓，腹直肌外缘淋巴管变异所致（可能与肋骨降干损伤有关）。如果手术时能及时发现则可在漏出部位进行缝扎。术后查证后可先试沿着术区肋弓缘处重点进行加压包扎，如果无效可沿着术侧肋弓缘做漏出部位的远端绞锁缝合从而阻断其向上的引流途径。

在行乳腺癌根治术时一定要按操作规范，对所遇血管及索条状组织一定要一一结扎，术毕用洁白纱布检查创面，如发现渗血渗液应妥善处理，术后引流要切实有效，使皮肤与胸壁早日贴合。一旦形成积液，日久由于纤维素沉积，皮瓣与胸壁即形成光滑的"镜面"，贴合困难。西南医院乳腺中心曾遇到 1 例，患者经 40 日引流，皮下形成线状窦道，经注射纤维蛋白凝胶和缝扎最终愈合。

2. 淋巴管肉瘤

以前淋巴管肉瘤曾被认为是皮肤复发，1948 年 Stewart 等首先明确本病，此后有相继报道。上臂淋巴管肉瘤发生于乳腺癌根治术后上肢淋巴水肿的情况下，且水肿均为长期、顽固较严重者。术后约 10 年，水肿的上臂皮肤出现多数小结，微外凸，橡皮样硬，紫红色，有轻度触痛，无溃疡。皮肤结节逐渐相连成片，沿着周围皮肤扩展，不久可发生肺转移而死亡。病理上均为淋巴管性肉瘤。治疗上可试行放疗及手术，也可以配合化疗和中药等。有文献报道 6 例该病采用早期根治性切除术（截肢术）取得了较好的治疗效果。

四、内乳区淋巴结清扫术

（一）胸膜穿破

多因较晚期患者胸膜外扩大根治术清除时，损坏胸膜或乳腺癌例行手术处理肋间穿支动脉时，止血钳尖不慎穿破胸膜引起气胸，发生概率为 10% 左右。一般容易发生在第 1 肋间分离内乳血管时胸膜被血管钳的尖端戳破或手指在推胸膜时损伤。有时内乳淋巴结与胸膜粘连，在分离时也容易损伤。手术在全身麻醉下进行时，如胸膜有破损穿孔，可立即出现反常呼吸等症状，如在硬膜外麻醉下进行，常引起肺萎陷或张力性气胸等。一般胸膜破损较大时常导致肺萎陷，同时可引起患者突然呼吸困难和血压下降等，此时可用面罩加压给氧，使肺复张。如果损伤不大，可以做修补，缝合时用肌肉瓣填塞即可。缺损较大不能修补者，可以不必硬行修补。当然，术时能修补尽量修补，可用肌肉瓣填塞，缺损较大、难以修补者可用产妇羊膜或疝网修补，必要时安置水封瓶引流。但是创面的止血必须彻底，尤其肋软骨缺损的周围，手术创面缝合完善避免漏气。有时小的破损不易修补，反而可能引起张力性气胸，此时可以将破损部稍扩大，手术结束时通过膨肺排出胸腔积气。若术后胸腔有积气，可通过胸腔穿刺排气处理。

（二）胸腔积液和肺不张

胸腔积液和肺不张为胸膜损伤所致。有报道，曾比较1740例乳腺癌根治术及1091例扩大根治术，发现扩大根治术后最多的是胸腔积液，占0.02%（20/1091），其次为肺不张，占0.008%（9/1091）。而且指出，如果术后注意引流管通畅，鼓励患者咳嗽，可以防止及减少胸腔并发症。

（三）腹壁静脉炎

乳腺手术后在乳腺外侧及肋下皮肤内可扪到压痛明显的条索状，这多半是表浅性静脉炎，又称硬化性脉管炎（Monder病）。分析原因可能是与手术、输液、化疗和感染等因素相关，引起静脉内膜炎症、纤维化和管壁增厚甚至闭塞，导致静脉回流障碍。一般采用局部外敷消炎止痛膏及口服中药散瘀汤剂，可很快痊愈。

（王浩有）

第六章

胃肠肿瘤

第一节　胃癌

　　胃癌是全球及我国最常见的恶性肿瘤之一。2018 年的统计数据表明，全球范围内胃癌发病率在恶性肿瘤中居第 5 位，其死亡率居第 3 位。尽管近年来胃癌发病率有所下降，但是在亚洲国家其发病率仍然较高。我国是胃癌的高发区，据 2019 年国家癌症中心最新公布的数据，我国胃癌粗发病率和死亡率均居恶性肿瘤的第 3 位，远高于世界平均水平。在广大医务工作者的不懈努力下，胃癌的理论基础、临床诊断和治疗研究等方面均取得了长足的进步，推动胃癌患者生存率提高主要依赖于各种诊断技术的进步和治疗方法的改进，包括诊断、系统治疗、手术、放疗以及各种局部治疗手段的提升。

一、诊断要点

　　胃癌起病隐匿，早期诊断困难，待出现明显的临床症状时，大多已为进展期，胃癌的早期诊断是提高疗效的关键。因为早期胃癌无特异性临床症状，所以临床医师应高度重视患者的非特异性症状，对于有以下情况应及早进行相关检查：慢性胃炎患者的症状近期内加重，体重下降，40 岁以上无胃病史，近期内出现上腹疼痛不适、呕血、黑便、消瘦等症状，患有慢性萎缩性胃炎伴肠上皮化生、胃息肉、胃溃疡、糜烂性胃炎以及手术后残胃，有胃癌家族史。

（一）临床症状

　　大多数早期胃癌患者无症状，少数可有饱胀不适，消化不良等轻微不适或者仅有一些非特异性的消化道症状，因此仅凭临床症状诊断早期胃癌十分困难。

　　进展期胃癌最早出现的症状是上腹痛，常同时伴有食欲缺乏、厌食、体重减轻。腹痛可急可缓，开始仅为上腹饱胀不适，餐后更甚，继之有隐痛不适，偶呈节律性溃疡样疼痛，但这种疼痛不能被进食或服用抑酸药缓解。患者常有早饱感及软弱无力。早饱感或呕吐是胃壁受累的表现，皮革胃或部分梗阻时这种症状尤为突出。

　　胃癌发生并发症或转移时可出现一些特殊症状。根据转移部位不同临床症状也不同，贲门癌累及食管下段时可出现吞咽困难，并发幽门梗阻时可有恶心、呕吐；溃疡型胃癌出血时可引起呕血或黑便，继之出现贫血。胃癌转移至肝可引起右上腹痛、黄疸和（或）发热，转移至肺可引起咳嗽、呃逆、咯血，累及胸膜可产生胸腔积液而发生呼吸困难、胸痛、气喘，侵及胰腺时，可出现背部放射性疼痛。

（二）体征

早期胃癌无明显体征，进展期胃癌在上腹部可扪及肿块，有压痛。肿块多位于上腹偏右，相当于胃窦处。如肿瘤转移至肝可使肝肿大及出现黄疸，甚至出现腹腔积液。腹膜转移时也可引起腹腔积液，移动性浊音阳性。侵犯门静脉或脾静脉时有脾肿大。有远处淋巴结转移时可扪及 Virchow 淋巴结，质硬不活动。盆腔种植转移时肛门指检在直肠膀胱凹陷可扪及一板样肿块。一些胃癌患者可以出现伴癌综合征，包括反复发作的表浅性血栓静脉炎及过度色素沉着、黑棘皮病、皮肌炎、膜性肾病、累及感觉和运动通路的神经肌肉病变等。

（三）实验室检查

1. 早期胃癌三项

主要包括胃部腺体分泌的 3 种物质：血清胃蛋白酶原Ⅰ（PGⅠ）、Ⅱ（PGⅡ）和血清胃泌素 17（G-17），它们在一定程度上可以反映胃部萎缩情况，有助于胃癌风险的分层管理，便于早期防治胃癌

2. 血清肿瘤标志物

常用的有癌胚抗原（CEA），癌抗原 CA19-9、CA724、CA125 等，对胃癌的诊断及术后病情监测有一定的临床意义。但根据多年的临床实践，上述肿瘤标志物检查阳性常见于肿瘤较大或有远处转移的进展期胃癌，为提高检测的临床价值，尤其强调联合检测、动态检测，对早期胃癌的诊断阳性率<5%，在可切除的病例中其阳性率也不超过 23%。

3. 血常规、便常规

胃癌患者常可见贫血，若伴有黑便或大便隐血阳性，提示可能当前伴有活动性出血。

（四）胃癌的 X 线诊断

1. 胃钡餐造影

X 线征象主要有龛影、充盈缺损、黏膜皱襞改变、蠕动异常及梗阻性改变。

2. 胃双重造影法

早期胃癌可见表面不光滑、边缘清晰，小的充盈缺损。龛影底部呈结节状，周边黏膜集中或仅表现为胃小区融合。

（五）胃癌的内镜诊断

1962 年日本内镜学会提示早期胃癌的概念，后被国际公认，其定义指癌组织浸润深度仅限于黏膜层或黏膜下层，而不论有无淋巴结转移，也不论癌灶面积大小。如符合上述条件伴癌灶直径 5.1~10 mm 称为小胃癌（SGC），直径小于 5 mm 者为微小胃癌（MGC）。原位癌是指癌灶仅限于腺管内，未突破腺管基底膜。如内镜活检证实为胃癌，但手术切除标本病理连续切片未发现癌则为"一点癌"。内镜下确诊胃癌有赖于病理诊断，因此内镜下取活检显得尤为重要。

（六）胃癌的超声诊断

Yasudak 于 1995 年报道 641 例胃癌用超声内镜作为术前检查的经验。经术后标本病理检查复核，对浸润深度诊断的正确率为 79.6%。其中早期胃癌的诊断准确率达 84.9%，而对转移的区域淋巴结的检出率为 55%，所以认为应用超声内镜检查对早期胃癌有助于决定是

否施行内镜下切除术，并可协助临床分期。

（七）胃癌的 CT 诊断

胃癌在 CT 的表现与胃癌各型的大体病理形态改变基本上是一致的。与钡餐和胃镜相比较，CT 既能显示肿瘤腔内生长情况，又能显示肿瘤向腔外生长侵犯周围器官和远处转移的情况。胃癌的 CT 分期见表 6-1。

表 6-1　Moss 参照临床分期提出如下 CT 分期

分期	CT 表现
Ⅰ期	腔内肿块，胃壁增厚小于 1 cm，无转移
Ⅱ期	胃壁增厚超过 1 cm，无周围脏器侵犯和转移
Ⅲ期	胃壁增厚超过 1 cm，伴有邻近器官直接侵犯，但无远处转移
Ⅳ期	胃壁增厚伴远处转移，有或无邻近脏器侵犯

上述 CT 分期对胃癌术前手术切除性评估有重要的指导作用，凡 CT 发现有远处淋巴结转移和脏器转移或多脏器侵犯等，即 CT 认为不可切除，其可靠性大，可避免不必要的外科剖腹探查。

二、病理学分型及临床分期

（一）大体类型

根据胃癌大体形态，临床上可分为早期胃癌（EGC）和进展期胃癌（AGC）。

1. 早期胃癌

凡是病变仅侵及黏膜或黏膜下层，不论病灶大小和有无淋巴结转移均称为早期胃癌。癌灶直径 5.1~10 mm 的早期胃癌称为小胃癌，约占早期胃癌的 15%；癌灶直径在 5 mm 以下的早期胃癌称为微小胃癌，约占早期胃癌的 10%；一点癌（或称为超微小胃癌）是指胃镜检查黏膜活检证实为癌，而在手术后切除的胃标本上未能找到癌。直径大于 40 mm 的早期胃癌称为浅表广泛型早期胃癌，此型胃癌的定性诊断与病变范围的确定同等重要，因为容易造成手术切缘的癌残留。早期胃癌的肉眼形态可分为 3 型（表 6-2）。

表 6-2　早期胃癌肉眼分型

Ⅰ型	隆起型	
Ⅱ型	浅表型	Ⅱa　病变平坦
		Ⅱb　病变稍凹陷
		Ⅱc　病变稍隆起
Ⅲ型	凹陷型	
	混合型	Ⅱa+Ⅱc
		Ⅱc+Ⅱa
		Ⅱc+Ⅲ
		Ⅱc+Ⅱa+Ⅲ
		Ⅲ+Ⅱa
		Ⅲ+Ⅱc

2. 进展期胃癌

又称中晚期胃癌，是指病变超过黏膜下层，侵犯肌层甚至更远。进展期胃癌常伴有淋巴结转移、邻近组织器官的浸润或远隔脏器的转移，分期较晚。Borrmann 分型法将 AGC 分为 5 型。

（1）Borrmann Ⅰ 型（结节型或巨块型）：较为少见，占进展期胃癌的 6%～8%。突入胃腔的癌肿外形呈结节状、巨块状、蕈伞状或菜花状，也为隆起型进展期胃癌。癌肿边界清楚，癌周胃壁浸润范围也较小，具有明显的局限性，镜检观察，一般多在 10 mm 以内。

（2）Borrmann Ⅱ 型（溃疡局限型）：本型占进展期胃癌的 30%～40%。癌肿呈略隆起的溃疡型，癌周为环堤，呈局限型。癌肿基底与健胃界限也很清楚。镜检观察，癌周胃癌浸润范围不超过 20 mm。

（3）Borrmann Ⅲ 型（溃疡浸润型）：此型最常见，占进展期胃癌的 45%～48%。癌中心为溃疡，癌周环堤有明显的癌组织向周围浸润，环堤为边缘不清楚的斜坡状。环堤基底与健胃界限不清楚。

（4）Borrmann Ⅳ 型（弥漫浸润型）：约占进展期胃癌的 15%。癌细胞与胃壁各层弥漫型浸润生长，胃壁增厚，不向胃腔内隆起也不形成溃疡。肿瘤组织与健胃界限不清楚。临床上很难确定，当肿瘤组织浸润累及全胃时，整个胃壁肥厚，胃腔缩小而僵硬，呈皮革状，称为皮革状胃癌（皮革胃）。本型胃癌恶性程度高，较早发生淋巴转移。

（5）Borrmann Ⅴ 型：为不能分型的胃癌，少见。主要包括两种类型的肿瘤：其一为不能列入 Borrmann Ⅰ～Ⅳ型中的任何一型的胃癌，形态特征为癌腔向胃腔内突出，呈结节型，但其基底部有浸润，顶部可有浅表溃疡。其二为类似早期胃癌的进展期胃癌，即在术前胃镜、术后大体标本观察时，均诊断为早期胃癌。但病理组织学检查确诊为进展期胃癌，另外极其罕见的向胃外生长的胃癌也应列入此型。

（二）组织学类型

在组织学上，有若干不同的分类方法，主要有以下两种。

1. 世界卫生组织分类（WHO）分类法

（1）乳头状腺癌。

（2）管状腺癌。

（3）低分化腺癌。

（4）黏液腺癌。

（5）印戒细胞癌。

（6）未分化癌。

（7）特殊型癌，包括类癌、腺鳞癌、鳞状细胞癌、小细胞癌等。目前我国胃癌的组织学分型也多采用上述分类方法。

2. 芬兰 Lauren 分类法（表6-3）

（1）肠型胃癌。

（2）弥漫性胃癌。

（3）混合型胃癌。

表 6-3　肠型胃癌和弥漫性胃癌的比较

项目	肠型胃癌	弥漫性胃癌
组织发生学	肠上皮化生上皮	正常胃黏膜上皮
流行病学	胃癌高发区多见，与环境因素有关	胃癌低发区多见，与遗传因素有关
性别	男性多见	女性多见
年龄	多发于老年	多发于中青年
好发部位	胃窦、贲门	胃体
大体类型	结节型多见，其次为溃疡局限型和溃疡浸润型	溃疡浸润型多见，其次为结节型和溃疡局限型
浸润范围	局限	广泛
癌旁黏膜	广泛萎缩性胃炎伴肠上皮化生	无或小片萎缩性胃炎伴肠上皮化生
预后	较好	较差

（三）临床分期

评估胃癌各种治疗的临床效果必须以胃癌的病理分期为临床基础。目前为止胃癌的分期仍未完全一致，较常使用的是美国胃癌分期系统、日本胃癌分期系统和国际抗癌联合会胃癌分期 3 种。中华人民共和国卫生健康委员会发布的自 2010 年 11 月 1 日开始实施的《胃癌诊断标准》中指出，胃癌的病理分期诊断标准应参照美国癌症联合委员会（AJCC）颁布的国际分期标准（最新版）。TNM 分期标准中，原发肿瘤状况（T）依据肿瘤浸润深度划分，淋巴结转移状况（N）按照转移淋巴结的数目划分，远处转移状况（M）以是否有远处脏器转移而定。

胃癌 TNM 分期（AJCC 2017 版）标准如下。

1. 原发肿瘤（T）

T_x　原发肿瘤无法评价

T_0　未发现肿瘤

T_{is}　原位癌：肿瘤位于上皮内，未侵犯黏膜固有层；高度发育不良

T_1　肿瘤侵犯固有层、黏膜肌层或黏膜下层

T_{1a}　肿瘤侵犯固有层、黏膜肌层

T_{1b}　肿瘤侵犯黏膜下层

T_2　肿瘤侵犯固有肌层，肿瘤侵犯浆膜下层，未穿透脏腹膜（肿瘤可穿透固有肌层并延伸至胃绞痛或胃肝韧带或进入大网膜或小网膜，但未穿透覆盖这些结构的内脏腹膜为 T_3；如覆盖胃韧带或大网膜的内脏腹膜穿孔为 T_4）

T_3　肿瘤穿透浆膜下结缔组织而不侵犯内脏腹膜或邻近结构（胃的邻近结构包括脾脏、横结肠、肝脏、膈肌、胰腺、腹壁、肾上腺、肾脏、小肠和后腹膜。壁内延伸至十二指肠或食管不被认为侵犯了邻近结构，但可根据这些部位侵犯程度的大小进行分类。）

T_4　肿瘤侵犯浆膜（内脏腹膜）或邻近结构

— 142 —

T_{4a} 肿瘤侵犯浆膜（内脏腹膜）

T_{4b} 肿瘤侵犯邻近结构

2. 区域淋巴结（N）

N_x 区域淋巴结无法评价

N_0 区域淋巴结无转移

N_1 区域淋巴结转移数量为 1~2 枚

N_2 区域淋巴结转移数量为 3~6 枚

N_3 区域淋巴结转移数量 >7 枚

N_{3a} 区域淋巴结转移数量为 7~15 枚

N_{3b} 区域淋巴结转移数量 >16 枚

3. 远处转移（M）

M_x 无法评价是否有远处转移

M_0 无远处转移

M_1 存在远处转移

4. 分化程度（G）

G_X 分化程度不能评估

G_1 高分化

G_2 中分化

G_3 低分化

5. 临床分期

0 期 $T_{is}N_0M_0$

Ⅰ期 $T_{1~2}N_0M_0$

Ⅱa 期 $T_{1~2}N_{1~3}M_0$

Ⅱb 期 $T_3N_0M_0$
$\quad\quad\quad T_{4a}N_0M_0$

Ⅲ期 $T_3N_{1~3}M_0$
$\quad\quad\quad T_{4a}N_{1~3}M_0$

Ⅳa 期 $T_{4b}N_{1~3}M_0$

Ⅳb 期 任何 T 任何 NM_1

三、治疗原则、程序与方法选择

（一）可手术切除的胃癌

目前治疗胃癌的手术方法有：内镜黏膜切除术（EMR），腹腔镜胃切除术，胃癌改良根治术 A 和 B（MG-A、MG-B），标准胃癌根治术（D_2），扩大胃癌根治术（D_3 或 D_4），对于各期的胃癌治疗应采用个体化治疗原则，遵循一定的程序，选择正确的手术方式方法（表 6-4~表 6-9）。

表 6-4　胃切除类型

术式	切除范围	淋巴结清扫范围
MG-A	小于 2/3	D_1+NO. 7
MG-B	小于 2/3	D_1+NO. 7, 8a, 9
标准根治术	大于或等于 2/3	D_2
扩大根治术	大于或等于 2/3 联合切除	D_2 或 D_3

表 6-5　Ⅰa 期胃癌的术式选择

浸润深度	组织学分型	大小	推荐术式
黏膜层（M）	分化好	小于 2 cm	EMR
黏膜层（M）	其他		
黏膜下层（SM）	分化好	小于 1.5 cm	MG-A
黏膜下层（SM）	其他		MG-B

表 6-6　Ⅰb 期胃癌（T_1N_1、T_2N_0）治疗方案

浸润深度	大小	淋巴结	推荐术式
T_1（M、SM）	小于 2 cm	N_1	MG-B
T_1（M、SM）	大于或等于 2.1 cm	N_1	标准根治术
T_2（MP、SS）		N_0	标准根治术

注：MP 为肌层，SS 为浆膜下层。

表 6-7　Ⅱ 期胃癌（T_1N_2、T_2N_1、T_3N_0）治疗方案

浸润深度	淋巴结	推荐术式
T_1	N_2	标准根治术
T_2	N_1	标准根治术
T_3	N_0	标准根治术

表 6-8　Ⅲa 期胃癌（T_2N_2、T_3N_1、T_4N_0）治疗方案

浸润深度	淋巴结	推荐术式
T_2	N_2	标准根治术
T_3	N_3	标准根治术
T_4	N_0	扩大根治术

表 6-9　Ⅲb 期胃癌治疗方案

浸润深度	淋巴结	推荐术式
T_3	N_2	标准胃癌根治术
T_4	N_1	扩大胃癌根治术

（二）不可切除的局部进展期胃癌的综合治疗

胃癌手术不可切除原因主要有以下分类：①因肿瘤原因不可切除：包括原发肿瘤外侵严重，与周围正常组织无法分离或已包饶大血管；区域淋巴结转移固定、融合成团或转移淋巴结不在手术可清扫范围内；肿瘤远处转移或腹腔种植（包括腹腔灌洗液细胞学阳性）等；②因存在手术禁忌证不可切除或拒绝手术者，包括全身情况差，严重的低蛋白血症和贫血、营养不良可能无法耐受手术，合并严重基础疾病不能耐受手术等。

（1）对于肿瘤不可切除且一般情况良好的患者，若肿瘤尚局限，放疗科医生评估可行放疗者，建议先行同步放化疗。若放化疗后肿瘤退缩较好，再次评估手术的可能性，争取根治性切除。

（2）对于局部肿瘤或淋巴结侵犯范围过于广泛患者，无法耐受同步放化疗，可行单纯化疗或单纯放疗。放疗或化疗后评估手术可能，若无法手术可行序贯放化疗。

（三）晚期转移性胃癌的治疗

对于无法根治手术治疗的转移性患者，治疗目标为缓解症状，提高生活质量，相对延长生存期，治疗以全身药物治疗为主的综合治疗，包括姑息手术、放疗、射频消融等局部治疗以及腹腔灌注治疗等。

四、外科手术治疗

外科手术治疗是治疗胃癌的主要手段，也是目前能治愈胃癌的唯一方法。因此，胃癌一经诊断，即应按照胃癌分期及个体化原则治疗方案，争取及早手术治疗。进展期胃癌复发率、转移率高，仍以手术为主，辅以化疗、放疗及免疫治疗、中医中药治疗、营养支持、靶向治疗等综合治疗。

（一）适应证

（1）经内镜检查后确诊为胃癌。

（2）临床检查无锁骨上淋巴结肿大，无腹腔积液，直肠指诊直肠膀胱（子宫）陷凹未触及肿物。

（3）无严重的心、肺、肝、肾功能不全，血清蛋白在 35 g/L 以上。

（4）术前 BUS 及 CT 检查无肝脏或肺部等远处转移。

（5）剖腹手术探查未发现肝转移，无腹膜淋巴结弥漫性种植转移，肿瘤未侵犯胰腺、肠系膜上动脉，无腹主动脉旁淋巴结转移。

（二）禁忌证

（1）临床证实有远处转移，如锁骨上淋巴结转移，直肠指诊直肠膀胱（子宫）陷凹有肿物，BUS、CT 或胸部 X 线片证实有肝或肺转移。

（2）剖腹手术探查发现腹壁已有弥漫性种植转移，肝脏有转移灶，肿瘤已侵犯胰腺实质或已累及肠系膜上动脉，盆腔有肿物种植，腹主动脉旁已有淋巴结转移。

出现以上情况属不可能行根治性切除范围，对于有梗阻或出血倾向的患者，可酌情行姑息性手术，包括姑息性胃部切除术或姑息性胃空肠吻合术。

（三）手术并发症及处理

1. 术后胃出血

根治性胃大部分切除术后 24 小时内，胃管内抽出少许黯红色或咖啡色胃液，一般不超过 300 mL，以后逐渐减少至自行停止，属正常现象。若术后不断自胃管吸出新鲜血液，尤其在 24 小时后仍继续出血，考虑有活动性出血，均可定为术后胃出血，引起出血的原因绝大多数为吻合口出血或十二指肠残端出血。

处理：多采用非手术治疗止血，出血多数可以控制，非手术治疗若不能止血或出血量大于 500 mL/h 时，应手术止血或行选择性血管造影，注入血管收缩剂或栓塞相关动脉止血。

2. 十二指肠残端破裂

十二指肠残端破裂原因：①胃癌患者贫血、体质差等原因致十二指肠残端难以愈合；②胃空肠吻合口输入袢梗阻，使十二指肠内压力升高致残端破裂，十二指肠残端破裂一般发生在 24~48 小时，应立即手术。若局部情况允许则进行残端再缝合，并在十二指肠腔内置"T"管引流加腹腔引流。若不允许再缝合则应经十二指肠残端放"T"管引流，并行空肠造瘘术。

3. 吻合口漏

胃癌患者贫血、低蛋白血症、营养差、手术时吻合口张力较大等，术后可能出现吻合口漏，一般在术后 5~7 日出现。如腹腔引流管尚未拔除，可由引流管引流出胃内容物，有局限性腹膜炎现象，吞咽亚甲蓝可进一步证实。

处理：禁食，用全肠外营养支持治疗，将腹腔引流管改为双套管冲洗吸引，绝大多数病例经上述治疗后可在 3~4 周愈合。

4. 术后呕吐

原因有：①术后残胃蠕动无力或胃排空延迟；②术后输入段梗阻，输出段梗阻和吻合口梗阻。

处理：术后胃蠕动无力或胃排空延迟属功能性呕吐，予禁食、胃肠减压、洗胃、维持水盐平衡、营养支持、使用促进胃动力药物，连用 1~2 周，耐心治疗一般均可治愈。术后梗阻所致的呕吐，一般都须再次手术治疗。

5. 倾倒综合征

（1）早期倾倒综合征发生在餐后 30 分钟以内，原因与胃的快速排空有关，食物快速进入十二指肠、空肠，刺激嗜铬细胞分泌血管活性物质，致全身无力、头晕、晕厥、面色苍白、大汗淋漓、心动过速、呼吸深大。

（2）晚期倾倒综合征发生在餐后 2~4 小时，原因是糖过快进入空肠，刺激胰岛素大量分泌致低血糖。

处理：早期倾倒综合征主要以饮食治疗为主，采用低糖饮食，少量多餐，进食脂肪、蛋白质含量较高的膳食，选用较干的饮食，极少数患者需手术治疗。手术可将毕Ⅱ式改为毕Ⅰ式或 RoNxeny 术式。晚期倾倒综合征治疗主要靠饮食控制，症状明显者可用"生长抑素"等改善症状。

6. 腹腔内残留感染

原因是术后放置引流不畅，引流管拔除过早使部分渗液积存于局部，可能导致腹腔局部感染，表现为腹痛、腹部压痛、体温升高、白细胞升高。

处理：多次用 B 超扫描腹部，可能发现局部有积液的暗区，一旦确诊，可通过 B 超引导穿刺，证实后加以引流，全身抗感染。

7. 术后营养并发症

如体重减轻、贫血、腹泻与脂肪泻、骨病等。

处理：通过饮食调节及药物治疗可改善上述并发症。

五、放疗

以往一直认为胃癌不适合放疗，理由是胃癌大多数为腺癌，而腺癌具有对放射不敏感及容易远处转移的特点，胃蠕动靶区不易固定，同时正常胃黏膜及周围重要器官难以耐受杀灭癌细胞的根治剂量，故对胃癌很少采用放疗。虽然随着放射生物学的进展和放疗设备技术的改进，人们对放疗胃癌的效果进行了重新评价，并逐步开展了术前、术中和术后放疗的探索，收到了积极的效果，但迄今为止尚无研究证明放疗在胃癌治疗中的好处。胃癌放疗的目的仍只是姑息性和辅助性的。

1. 放疗在胃癌治疗中的应用

胃癌对放疗不敏感，在综合治疗中主要作为一种补救措施，尤其是对于中晚期胃癌放疗具有一定的价值。提高手术切除率可行术前放疗，术中放疗有助于控制不能切除的癌灶或残留亚临床灶，术后放疗是姑息切除术及术后残存癌灶的重要辅助治疗。

2. 放疗技术

（1）晚期胃癌：手术探查或姑息手术，胃未切除者，设前、后二野加左侧野照射。

1）野界。

上界：平 T_{10} 椎体（约相当于贲门上 2 cm）。

右侧界：过中线右侧 3~4 cm。

左侧界：胃大弯外 2 cm（包括脾门淋巴结）。

下界：L_2 ~ L_3 之界。

侧野：

后界：椎体前缘。

前界：胃充盈影前 2 cm。

缩野追加的靶区：主要针对 GTV0。

2）剂量：45 Gy/5 周，每次 1.8 Gy，每周 5 次；缩野追加 10~15 Gy。

（2）术前放疗。

1）适应证：适用于估计手术切除困难，而且病理组织学相对敏感的 Ⅱ 期、Ⅲ 期胃癌患者。

2）设野：原则同上。

3）剂量：35~40 Gy/4 周，放疗后 2~3 周手术为宜。

放疗后可获得手术机会。一般放疗后 2~4 周立即手术。

（3）术中放疗。

1）适应证：术中放疗是一种有效清除腹腔内手术野亚临床转移灶的方法，适用于 Ⅰ 期以外的胃癌患者，其原发灶已被切除且无远处转移。术中放疗具有容易设放射野，方便保护周围正常组织的优点，但因为术中放疗只能给予一次剂量、对医务人员辐射，剂量过大担心伤口愈合问题等原因，临床很少应用。

2）设野：胃癌已被切除，尚未吻合前，在保护腹内重要脏器的情况下，对手术野进行一次大剂量照射。

3）剂量：一次性用电子线照射 15~20 Gy。

（4）术后放疗。

1）适应证：术后病变残留或残端有癌的患者。

2）设野：原则上应该参考术前情况（如 X 线钡餐、CT 及超声检查等），充分包括瘤床及相应淋巴引流区。应当在术中对残留病变区域留置银夹标志。

3）剂量：50~60 Gy/（5~6）周，术后 3 周开始放疗。

3. 放疗不良反应及处理

放射性肾损伤，常规分次照射发生放射性肾病的 $TD_{5/5}$ 为 20 Gy，表现为高血压肾病。放射性肾损伤目前尚无特效办法，主要是对症处理。临床上肾被放疗时至少要保护一侧全肾。其他较常见的并发症还有疼痛、出血和放射性肠炎等。采用高能 X 射线，各野每日照射，以及增加分割次数可进一步降低并发症发生率。

六、化疗

目前临床收治的大部分为进展期胃癌，单纯手术疗效甚微。作为肿瘤综合治疗的重要组成部分，化疗是除手术以外治疗胃癌重要的手段。20 世纪 50 年代初，国内已开始用氟尿嘧啶、亚硝胺等药物治疗晚期胃癌，取得了一定的成效。20 世纪 70 年代初，随着对细胞动力学理论研究的深入，进一步了解了各类抗癌药物对细胞增殖周期的不同作用，而且同一增殖群细胞并非处于相同的增殖周期，同时应用不同作用时相的抗癌药物可发生协同作用，增强了疗效，同时减少了癌细胞耐药性的产生，联合化疗逐渐替代了单药化疗。

（一）单药化疗

（1）氟尿嘧啶（5-FU）：是单一药物治疗胃癌研究最多的一种药物，是胃癌治疗的基础药物，有效率在 20% 左右，主要不良反应有黏膜炎、腹泻、骨髓抑制、手足综合征。5-FU 衍生物通过改善剂型而增效。优氟啶（UFD）是 FT 207 和尿嘧啶 1：4 混合物，后者在细胞内抑制 5-FU 降解而增效；S-1 是新一代 UFT 类药物的代表，配方中 CDHP 可抑制 5-FU 降解。去氧氟尿苷（5'-DFUR）疗效指数大于 5-FU 的 7~10 倍。卡培他滨经酶作用后生成活性 5-FU，在肿瘤中浓度是正常组织的 3~10 倍，不良反应较 5'-DFUR 少。

（2）丝裂霉素 C：是一种抗肿瘤抗生素，特别是在日本被广泛地应用于胃癌的治疗中，有效率 30%，主要不良反应是延迟性、累积性骨髓抑制。

（3）阿霉素：是一种蒽环类抗生素，是治疗胃癌的主要药物之一，该药单药有效率为 17%，剂量限制性毒性是心肌损害。

（4）顺铂：是近几年对胃癌治疗评价较高的药物之一，单药有效率 19%。奥沙利铂是第三代铂类抗癌药，细胞毒作用比顺铂更强，且与顺铂及卡铂无交叉耐药，于 20 世纪 90 年代末开始广泛应用于胃癌的治疗中，主要不良反应为末梢神经炎。

（5）紫杉醇、多西他赛等紫杉类药物：作用靶点是微管，通过抑制微管的聚集与拆散的平衡，抑制癌细胞分裂，单药有效率在 20% 以上。近几年已较多地应用于晚期胃癌的治疗。

（6）伊立替康（CPT-11）：是拓扑异构酶Ⅰ抑制剂，治疗晚期胃癌单药有效率在20%左右。联合化疗优于单药化疗；单药化疗毒性较轻，因此主要适用于病症较轻或不适宜联合化疗者。目前常用单一药物有效率一般为15%~20%，低于10%的药物不能参与联合方案（表6-10）。

表6-10 常用单一药物有效率

药物	例数	有效率（%）	药物	例数	有效率（%）
氟尿嘧啶	46	21	表柔比星	80	19
卡莫氟（口服）	31	19	顺铂	139	19
替加氟（口服）	19	27	卡铂	41	5
甲氨蝶呤	28	11	紫杉醇	98	17
优富啶	188	23	多西紫杉醇	123	21
三甲曲沙	26	19	依立替康	66	23
Gemcitabini	25	24	拓扑替康	33	6
S-1	51	49	足叶乙苷	25	12
丝裂霉素C	211	30	阿霉素	41	17

（二）联合化疗

根据治疗目的的不同，化疗可分为3种形式：术前新辅助化疗，通过缩小原发灶，降低分期，增大根治性切除可能性；术后辅助化疗，旨在根治性切除术后，清除隐匿性微转移灶，防止复发；而对肿瘤播散者，则希望通过姑息化疗以控制症状，提高生活质量，延长生存。

1. 姑息化疗（挽救治疗）

晚期胃癌是不能治愈的。与最佳支持治疗相比较，化疗能明显改善患者生存率。在生存率方面，联合化疗疗效优于5-FU单药。联合化疗中，5-FU和DDP联合加或不加蒽环类药物，以加蒽环类药物疗效较好。卡培他滨和奥沙利铂代替5-FU和DDP作为Ⅰ类证据获得NCCN推荐。

三药联合方案并未显示出较两药方案明显的优势。改良的多西他赛联合5-FU和DDP方案减少了毒性，可使身体状况好的患者获益。

2012年NCCN推荐DCF及其改良方案、ECF及其改良方案、5-FU为基础的化疗方案、紫杉醇为基础的化疗方案为一线治疗方案；还增加了二线治疗推荐，包括伊立替康单药或联合DDP、多西他赛单药或紫杉醇联合伊立替康方案。

胃癌常用全身治疗方案如下。

（1）单药方案。

1）替吉奥（S-1）BSA：<1.25 m² 40 mg 口服，每日2次。

BSA：≥1.25<1.5 m² 50 mg 口服，每日2次

BSA：≥1.5 m² 60 mg 口服，每日2次

连续给药14日，休息7日或连续给药28日，休14日。

2）多西他赛 75~100 mg/m² 静脉滴注，d1，每 21 日重复。

3）紫杉醇 80 mg/m² 静脉滴注，d1、d8、d15，每 28 日重复或 135~175 mg/m² 静脉滴注，d1，每 21 日重复。

4）伊立替康 150~180 mg/m² 静脉滴注，d1，每 14 日重复或 125 mg/m² 静脉滴注，d1、d8，每 21 日重复。

（2）两药联合。

1）PF 方案：顺铂 75~100 mg/m² 静脉滴注，d1，5-FU 750~1 000 mg/m²/d 持续输注，24 小时 d1~4，每 21 日重复；顺铂 50 mg/m² 静脉滴注，d1，亚叶酸钙 200 mg/m² 静脉滴注，d1，5-FU 2 000 mg/m²/d 持续输注，24 小时 d1 每 14 日重复。

2）XP 方案：顺铂 80 mg/m² 静脉滴注，d1，卡培他滨 1 000 mg/m² 口服，每日 2 次，d1~14 每 21 日重复。

3）SP 方案：顺铂 60~80 mg/m² 静脉滴注，d1，替吉奥 40~60 mg/m² 口服，每日 2 次，d1~14 每 21 日重复。

4）奥沙利铂+5-FU/CF：奥沙利铂 85 mg/m² 静脉滴注，d1，亚叶酸钙 400 mg/m² 静脉滴注，d1，5-FU 400 mg/m² 静脉注射，d1，然后 2 400~3 600 mg/m²/d 持续输注，46 小时，每 14 日重复。

5）XELOX 方案：奥沙利铂 130 mg/m² 静脉滴注，d1，卡培他滨 1 000 mg/m² 口服，每日 2 次，d1~14，每 21 日重复。

6）SOX 方案：奥沙利铂 130 mg/m² 静脉滴注，d1，替吉奥 40 mg/m² 口服，每日 2 次，d1~14，每 21 日重复。

（3）三药联合。

1）ECF 方案：表阿霉素 50 mg/m² 静脉滴注，d1，顺铂 60 mg/m² 静脉滴注，d1，5-FU 200 mg/（m²·d）持续输注，24 小时 d1~21，每 28 日重复。

2）EOX 方案：表阿霉素 50 mg/m² 静脉滴注，d1，奥沙利铂 130 mg/m² 静脉滴注，d1，卡培他滨 625 mg/m² 口服，每日 2 次，d1~14，每 21 日重复。

3）DCF 方案：多西他赛 60 mg/m² 静脉滴注，d1，顺铂 75 mg/m² 静脉滴注，d1，5-FU 1 000 mg（m²·d）持续输注，24 小时，d1~5，每 21 日重复。

4）mDCF 方案：多西他赛 60 mg/m² 静脉滴注，d1，顺铂 60 mg/m² 静脉滴注，d1，5-FU 600 mg（m²·d）持续输注，24 小时，d1~5，每 21 日重复。

5）FLOT 方案：多西他赛 50 mg/m² 静脉滴注，d1，奥沙利铂 85 mg/m² 静脉滴注，d1，四氢叶酸 200 mg/m² 静脉滴注，d1，5-FU 2 600 mg/m² 持续输注，46 小时，每 14 日重复。

目前我国肿瘤学会指南推荐晚期胃癌一线Ⅰ级推荐两药联合化疗，二线单药化疗，研究显示三药联合化疗并不能使患者总生存获益，但是不良反应增加，对于体能状况好、肿瘤负荷大、需要短期缓解症状的患者，要充分衡量治疗利弊，可考虑三药联合方案。研究显示三药联合 FOLFIRINOX 方案在 HER2 阴性及阳性患者中均展现了出色的客观缓解率（ORR）；两组中位和进展生存期（mPFS）和中位生存期（mOS）与目前标准两药或三药方案相当或更高。

2. 围手术期化疗

（1）新辅助化疗（术前化疗）：新辅助化疗用于估计根治手术切除有困难或不可能切

除，且有远处转移倾向的局部晚期的胃癌患者，通过全身化疗使肿瘤缩小，从而达到手术根治的目的。

（2）术后辅助化疗：早期胃癌根治性手术，其中 T_1N_0 和 T_2N_0 中无不良预后因素的患者只需要随访；但 T_2N_0 中有不良预后因素的患者（肿瘤细胞分化差、分级高，淋巴管血管有侵犯，年龄<50 岁）和中晚期胃癌接受根治性或姑息性手术后都需接受辅助治疗。NCCN 指南推荐进展期胃癌（T_2 以上或 N^+），术后可行紫杉醇联合放疗的治疗方案（Ⅰ级证据）；术前新辅助治疗的患者，建议术后延用新辅助有效的方案。

对于局部晚期的胃癌患者术后需辅助化疗，在大多学者已达成共识，但化疗方案、辅助化疗持续的时间尚无规范。术后辅助化疗多以静脉全身化疗为主，也有同时进行术后早期腹腔内化疗。腹腔内化疗对清除腹腔内转移或复发的肿瘤有较好疗效，一般提倡大容量（2 L 左右）、大剂量（如 5-FU、MMC、DDP）给药，化疗药物灌注液加温至 42 ℃左右可提高疗效，低渗液在短时间内也有杀灭癌细胞的作用。

化疗药物的毒性作用主要为消化道反应，心脏、造血系统、肝肾功能损害，脱发与皮肤反应。用药期间应定期检查。此外，某些化疗药已制成多相脂质体，可增加其对肿瘤细胞的亲和性，增加疗效，减少不良反应。

（三）特殊形式化疗

1. 腹腔内化疗

胃癌腹膜和肝脏转移十分常见，Kelsen 等报道，进展期胃癌根治术后有 50%的患者 5 年内出现局部复发和（或）远处转移。常见的复发转移部位是切除部位、肝脏和腹膜表面、淋巴结。如果以上部位的复发减少或得到控制，胃癌患者的生存期和生存质量将会得到改善。有动物模型试验研究表明，剖腹术后，腹膜肿瘤种植或腹腔内立即扩散的危险性增加了，因此，手术后发生腹膜种植和腹腔内播散的危险性很高，术后早期进行腹腔内化疗（IPCT）是合理的。

腹腔内化疗直接作用于上述复发和转移部位，使腹膜表面与腹腔内药物充分接触，药物对腹膜表面微小转移灶的缓解率达到 100%。从肿瘤细胞增殖动力学方面看，此时肿瘤负荷最小，瘤细胞增殖迅速，对化疗药物治疗敏感性高。因此，腹腔内化疗对预防胃癌术后的腹腔内复发和转移有一定的疗效，而且能增加局部疗效而不影响全身治疗。腹腔内化疗最大的不良反应为腹腔粘连，导致消化道梗阻。

胃癌腹腔内化疗常用药物有氟尿嘧啶、MMC、DDP 等。Yu 等对 248 例患者术后进行前瞻性随机对照研究，试验组患者术后早期给予 MMC 和氟尿嘧啶腹腔灌注，对照组单做手术。结果显示，Ⅰ、Ⅱ期患者的 5 年生存率无显著差异，而Ⅲ期患者的 5 年生存率分别是49.1%和 18.4%，差异有显著性（$P=0.011$）。因此认为，Ⅲ期胃癌术后行腹腔内化疗可明显改善生存期。

2. 持续性腹腔温热灌注化疗

在胃癌术后转移的诸多部位中，腹膜种植性转移约占 50%，而且是患者致死的直接因素。近 10 年来，许多国家开展了持续性腹腔内温热灌注化疗（CHPP）或称腹腔热灌注化疗（IHPC），以期能降低胃癌的腹腔内转移率，常用药物为氟尿嘧啶、DDP、MMC 等。围手术期 IHPC 联合全身静脉化疗，可一定程度上降低腹腔胃转移、腹腔种植以及局部复发和远处已转移的发生率。日本 phoenix-GC 研究针对腹膜转移性胃癌患者的一线治疗，比较腹腔内紫杉醇灌注化疗联合 S-1/紫杉醇全身化疗与标准 SP 方案全身化疗，三期研究结果表明，与单纯化疗相比，中量腹水亚组患者可改善总生存，因此，可推荐胃癌腹腔转移伴腹水患者的治疗选择。然而需要说明的是，目前 IHPC 还有许多未解决的问题，如治疗方案的优化、疗程的确定、疗效的评价、给药装置和载体的改进等均需进一步探索。

七、分子靶向治疗

胃癌患者过度表达人类表皮生长因子受体 2（HER-2）、表皮生长因子受体（EGFR）和血管内皮生长因子受体（VEGFR）是不良预后因素。ToGA 研究证实对于 HER-2 阳性的晚期胃癌患者，曲妥珠单抗（抗 HER-2 抗体）联合化疗优于单用化疗，可明显提高患者的中位总生存。其他以 HER-2 为靶点的药物有帕妥珠单抗（抗 HER-2 单克隆抗体），拉帕替尼（小分子酪氨酸激酶抑制剂），TDM-1（药物偶联抗 HER-2 单克隆抗体）等。目前中国临床肿瘤协会（CSCO）指南推荐晚期胃癌患者一线按照 HER-2 状态进行分层治疗，化疗联合或不联合曲妥珠单抗。CSCO 与中国抗癌协会胃癌专业委员会、肿瘤病理专业委员会共同牵头制定了《HER-2 阳性晚期胃癌分子靶向治疗的中国专家共识》，从而对于 HER-2 阳性晚期胃癌的治疗和诊断进行了规范。而一些新型抗 HER-2 偶联药物的诞生，如 DS-8201，为 HER-2 阳性晚期胃癌患者带来福音。

其他分子靶向治疗药物如西妥昔单抗（抗 EGFR 抗体）、贝伐单抗（抗 VEGFR 抗体）、舒尼替尼、索拉非尼等正在进行多项临床研究，以明确这些药物治疗晚期胃癌的疗效及安全性。REGARD 研究显示，雷莫芦单抗单药二线治疗相比安慰剂延长中位 OS（5.2 个月 *vs.* 3.8 个月）。Rainbow 研究显示，雷莫芦单抗联合紫杉醇二线治疗相比紫杉醇，延长中位 OS（9.63 个月 *vs.* 7.36 个月），因而雷莫芦单抗单药或联合紫杉醇已经被 FDA 批准用于晚期胃癌的二线治疗。阿帕替尼是高度选择 VEGFR-2 小分子酪氨酸激酶抑制剂，Ⅲ期临床研究结果显示较安慰剂阿帕替尼延长了患者的中位 PFS（2.6 个月 *vs.* 1.8 个月），提高了疾病控制率，因此被 NMPA 批准用于晚期胃癌的三线及以上治疗。

八、胃癌的免疫治疗

基于 ATTRACTION-02 和 KEYNOTE-059 研究，Nivoluma 和 Pembrolizumab 分别在美国和日本获批晚期胃癌的三线治疗。但是 KEYNOTE-061 结果显示，与标准化疗紫杉醇相比，Pernbrolizumab 单药二线治疗未显著改善 PD-Ll CPS 评分≥1 患者的总生存，KEYNOTE-062 研究显示 Pernbrolizumab 联合化疗可以使 PD-Ll CPS 评分≥1 的患者无进展生存获益。胃癌免疫检查点抑制剂疗效相关标志物选择尚存争议，目前临床研究中初步显示 MMR 状态、EBV（+），PD Ll CPS（综合阳性评分，combined positive score）评分可能与免疫治疗获益相关，但仍需要扩大样本进一步探索。免疫联合治疗是目前主要研究方向，包括免疫联合化疗、免疫联合免疫治疗以及免疫联合靶向治疗，有的已经取得了初步成效，伴随新药的开发和联合用药模式的不断改善，晚期胃癌患者的生存期必将不断延长。

（王金彩）

第二节 小肠恶性肿瘤

一、原发性小肠恶性淋巴瘤

原发性小肠恶性淋巴瘤指其原发灶局限于小肠，不包括全身性恶性淋巴瘤累及小肠者。

（一）病理

本病起源于小肠黏膜下的淋巴滤泡，发病部位多见于回盲部，十二指肠最少。绝大多数属非霍奇金型。据 4 640 例恶性小肠肿瘤的统计资料，淋巴瘤有 1 774 例，占 38.2%，位居第 1。而据另一大宗（6 049 例）原发性小肠恶性肿瘤的统计资料，淋巴瘤为 1 548 例，占 25.5%，仅次于腺癌，居第 2 位。肿瘤为多发性或单发，多发性者又分为散在性及弥漫性，弥漫性者可累及一大段肠管，黏膜出现无数息肉状物；单发者倾向于呈环形，可引起肠腔缩窄。通常可分为息肉状型、溃疡型、浸润型及缩窄型，其中以息肉状型和溃疡型较为多见。组织学上分为低度恶性黏膜相关性淋巴组织型淋巴瘤以及高度恶性黏膜相关性淋巴组织型淋巴瘤两种，二者的 5 年生存率分别为 75% 和 50%。

α 重链病是小肠淋巴瘤的一种亚型，因其瘤细胞能合成异常的 α 重链而得名，又称免疫增生性小肠病。此型淋巴瘤与小肠 B 淋巴细胞增生有关，主要病变为小肠黏膜有弥漫性大量淋巴细胞和浆细胞浸润。组织学上具有低度恶性黏膜相关性淋巴组织型 B 细胞淋巴瘤的特征，晚期可转化为具有免疫母细胞特征的高度恶性淋巴瘤。

（二）临床表现

临床主要表现为腹痛、腹泻、食欲减退、体重下降和腹部肿块，腹痛多在中下腹部。弥漫性肠壁浸润及进行性肠梗阻，可导致慢性痉挛性疼痛。部分病例可能因肿瘤广泛浸润，阻塞肠系膜淋巴管以及肠腔内细菌过度繁殖而出现脂肪泻或吸收不良。腹部肿块多因肿瘤本身或肠系膜区域淋巴结肿大所致，质地一般较软。息肉状型者易引起肠套叠或肠梗阻；溃疡型者可并发出血、穿孔或肠瘘形成；缩窄型者多有明显小肠梗阻症状。溃疡出血可致黑便，晚期多有贫血、消瘦、下肢水肿等营养不良表现，部分病例有发热及血白细胞增多。α 重链病以严重的肠吸收不良、腹泻、消瘦、腹痛和杵状指为其特征。

（三）诊断

本病临床表现复杂多样，诊断比较困难，往往需剖腹探查方可确诊。Contreary 提出其诊断标准为：①入院时无浅表淋巴结肿大；②胸部 X 片无纵隔淋巴结肿大；③外周血无幼稚细胞或异常细胞；④肿瘤主要位于小肠或以淋巴管播散方式侵犯附近肠系膜淋巴结；⑤肝脾无侵犯（邻近肠管病变直接蔓延扩散者除外）。

（1）实验室检查：半数左右患者可有贫血或大便隐血试验阳性。α 重链病可在血清及尿中检出 α 重链片段。

（2）胃肠 X 线钡餐检查：可见弥漫性小息肉样充盈缺损或多发性结节样充盈缺损，病变边缘清楚，病变处肠黏膜纹理紊乱、破坏或消失，或可见肠腔狭窄或肠腔动脉瘤样扩张或肠套叠改变，狭窄段肠黏膜纹理破坏。

（3）内镜检查：因其多见于回盲部，故纤维结肠镜检对诊断帮助较大，且可取材活检确诊。

（4）B超或CT检查：对腹部可触及肿块者，B超或CT检查有助于判断其大概位置、大小以及与周围脏器的关系。

（四）治疗与预后

以根治性切除为主，术后佐以化疗和放疗，不能根治切除者争取做姑息性切除加术后化疗。根治性切除者术后5年生存率可达50%以上，姑息性切除者，5年生存率为10%~30%。

二、小肠腺癌

小肠腺癌是小肠恶性上皮性肿瘤。据6 049例小肠原发性恶性肿瘤的综合统计资料，腺癌有2 384例，占39.4%，居首位，其中十二指肠癌1 187例，占49.8%。另据4 640例恶性小肠肿瘤的综合统计资料，腺癌有1 644例，占35.4%，略少于恶性淋巴瘤而位居第2。

（一）病理

空肠、回肠癌又称系膜小肠癌。空肠癌好发于空肠近端，回肠癌常见于回肠末端。系膜小肠癌的大体形态和组织学所见与十二指肠癌基本相同，以缩窄型最为多见。十二指肠癌转移常见于局部淋巴结、肝、胰、腹膜、卵巢和肺；系膜小肠癌转移多见于肠系膜淋巴结和肝脏。

（二）临床表现

小肠癌的主要症状为腹痛、呕血或便血、肠梗阻。小肠癌体积一般较小，故很少以腹部肿块就诊。十二指肠癌尚可出现黄疸。晚期可有恶病质表现。

（三）诊断

确诊小肠癌的检查主要为全消化道钡餐，特别是小肠气钡双重对比造影。内镜检查可取得确诊性病检结果。有大量便血或呕血，又难以确定部位或肿瘤部病变性质时，可酌情选用选择性腹腔动脉造影或腹部核素扫描检查。

（四）治疗与预后

治疗上以根治性切除为主要手段。十二指肠癌需做胰十二指肠根治性切除术。小肠癌侵袭性强，常累及肠系膜上动脉或静脉的主干本身或与腹主动脉或下腔静脉固定而无法分离，故常仅能做姑息性旁路手术。

小肠癌对化疗、放疗均不敏感，术后复发能进行再切除的机会极小，故预后较差。

三、小肠平滑肌肉瘤

小肠肉瘤中以平滑肌肉瘤较多见。据4 640例恶性小肠肿瘤的综合统计，小肠平滑肌肉瘤有1 033例，占22.3%，位居第3。多数报道以空肠最多，十二指肠最少。多数患者年龄大于40岁。本病是发生于Meckel憩室最常见的恶性肿瘤。

（一）病理

平滑肌肉瘤多呈圆形或分叶状，硬度中等，边界清楚，肉眼很难区分肌瘤或肉瘤，但平滑肌肉瘤一般较大，76%的肿瘤直径>5 cm，肿块中央往往因供血不足而发生变性、坏死、出血及囊腔形成。一般认为胃肠道平滑肌肉瘤的组织学诊断标准是：①核分裂数≥1个/

HPF；②细胞高度异型性；③有幼稚瘤细胞；④边缘呈浸润生长。见其中任一项即为恶性。辅助诊断指标是：肿瘤≥5 cm，有明显出血、坏死。肿瘤的组织学表现与生物学行为并不完全一致。常转移至肝、腹膜和大网膜，还可出现肺、淋巴结、腹壁和脑等处转移。

（二）临床表现

早期无特异性临床表现。最常见的症状是腹痛、便血和贫血，其次是肿瘤破裂、肠穿孔，也可发生肠套叠及肠梗阻。半数患者有便血，多为间歇性黑便，半数患者以腹部肿块为首发症状。

（三）辅助诊断

X线钡餐或气钡双重造影对十二指肠部平滑肌瘤或肉瘤较易发现。选择性肠系膜动脉造影可显示血供丰富的肿瘤块影、肿瘤大小，当动脉出血≥0.5 mL/min时，可发现出血部位。B超或CT、纤维内镜检查有助于诊断。

（四）治疗与预后

应以手术治疗为主。手术切除有困难者，可在术前先行放疗2 000~3 000 cGy，使肿瘤体积缩小后再试行手术。手术方式为肿瘤所有肠段及其肠系膜根治性切除术。单个肝脏转移灶可行肝楔形切除，多个转移灶也应争取切除，不能切除时行肝动脉插管化疗或栓塞治疗。对平滑肌肉瘤破裂有腹内种植者，也可行腹腔温热盐水疗法或腹腔置管行腹腔内化疗。低度恶性者5年生存率约50%，高度恶性者5年生存率<20%。

（陈子印）

第三节　直肠癌

一、概述

大肠癌是消化道常见的恶性肿瘤，直肠是大肠癌好发的部位，发病率高。直肠癌发病年龄多在40岁以上，但40岁以下也不少见。男女发病比例为2：1~3：1。癌肿多在直肠下2/3部位，通过直肠指检可扪及。欲提高直肠癌手术根治率和延长生存期，关键在于早期诊断和早期合理的治疗。直肠癌发病原因不甚清楚，可能与高脂肪、高蛋白、低纤维素饮食、腺瘤癌变、炎症性肠病、血吸虫病虫卵在直肠黏膜沉积等因素有关。

二、诊断

（一）病史要点

直肠癌早期可无症状，随着癌灶逐渐增大，可产生一系列症状。

（1）便血：是直肠癌最常见的症状，但常被患者所忽视。便血多为红色或黯红色，混有粪便的黏液血便或脓血便，有时伴有血块、坏死组织。上述症状是由于癌肿增殖后血运发生障碍、组织坏死糜烂、溃破感染、溃疡形成的后果。

（2）大便习惯改变：由于肿块及其产生分泌物的刺激，可产生便意频繁、排便不尽感、里急后重等症状，但排出物多是黏液脓血状物。最初这些"假性腹泻"现象多发生在清晨起床不久，称晨起腹泻，以后次数逐渐增多，甚至晚间不能入睡，改变了往日大便习惯。

（3）肠道狭窄及梗阻现象：癌肿绕肠壁周径浸润，使肠腔狭窄，尤其在直肠乙状结肠交界处，多为狭窄型硬癌，极易引起梗阻现象。直肠壶腹部癌，因多是溃疡型，并且壶腹部较宽阔，一般 1~2 年才引起狭窄梗阻，常表现为便条变细、排便困难、便秘，引起腹部不适、腹胀及疼痛。由于粪便堆积，在梗阻上段乙状结肠部位，有时在左下腹部，可扪及条索状肿块。

（4）肛门疼痛及肛门失禁：直肠下段癌如浸润肛管可引起局部疼痛；如累及肛管括约肌则可引起肛门失禁，脓血便经常流出，污染内裤；癌肿感染或转移，可引起腹股沟部淋巴结肿大。

（5）其他：直肠癌晚期如浸润其他脏器及组织，可引起该处病变症状。侵犯骶神经丛可使骶部及会阴部疼痛，类似坐骨神经疼痛；侵犯膀胱、前列腺，可引起膀胱炎、尿道炎、膀胱直肠瘘、尿道直肠瘘；女性可引起阴道直肠瘘，阴道部排出粪便及黏液脓血；肝转移后可引起肝肿大、黄疸、腹腔积液等症状；全身症状可有贫血等恶病质现象；有时还可出现急性肠梗阻、下消化道大出血及穿孔后引起弥漫性腹膜炎等症状。

（二）查体要点

直肠指检是直肠癌的首要诊断方法，90% 的直肠癌可经指检检出。在手指可探及的范围内如能触到直肠肿块，应注意肿块的大小、形状、质地、活动度、位置、距肛缘的距离、侵犯肠管壁周径等。

（三）辅助检查

（1）直肠镜或乙状结肠镜检查：直肠指检后应再做直肠镜检查，在直视下协助诊断，观察肿块的形态、上下缘以及距肛门缘的距离，并取肿块组织做病理切片检查，以确定肿块性质及其分化程度。位于直肠中上段的癌肿，手指无法触及，采用乙状结肠镜检是一种较好的方法。

（2）钡剂灌肠检查：可对直肠癌进行定位、筛选。

（3）腔内 B 超检查：用腔内探头可检测癌肿浸润肠壁的深度及有无侵犯邻近脏器，内镜超声也逐步在临床开展应用，可在术前对直肠癌的局部浸润程度进行评估。

（4）CT 检查：可以了解直肠癌盆腔内扩散情况，有无侵犯膀胱、子宫及盆壁，是术前常用的检查方法。腹部 CT 也可扫描有无肝转移癌。

（5）肿瘤标志物检查：目前公认的对于大肠癌诊断和术后监测有意义的肿瘤标志物是癌胚抗原（CEA）。但认为 CEA 作为早期结直肠癌的诊断尚缺乏价值，其主要用于预测直肠癌的预后和监测复发。

（6）其他：低位直肠癌伴有腹股沟淋巴结肿大时，应行淋巴结活检。癌肿位于直肠前壁的女性患者应做阴道检查及双合诊检查。男性患者有泌尿系症状时应行膀胱镜检查。

三、治疗

（一）腹腔镜直肠手术

1991 年，Fowler Franclin 和 Jacobs 完成世界上首例腹腔镜结肠手术以后，开创了腹部外科手术的新时代。但结肠癌腹腔镜发展和直肠癌腹腔镜发展历程不同，直肠癌腹腔镜技术应用相对滞后。对该技术的顾虑来源于手术的安全性和效果，而规范化的操作是该技术顺利开展的前提。

1. 腹腔镜全直肠系膜切除技术

全直肠系膜切除术（TME）是英国的 Heald 等于 1982 年提出的，也称直肠周围系膜全切除（CCME）。TME 主要适用于无远处转移的直肠中下部 $T_1 \sim T_3$ 期直肠肿瘤，且癌肿未侵出脏层筋膜，大多数适合低位前切除者，基本上均适用于 TME。经过 20 多年的实践，学术界已经把 TME 作为中低位直肠癌的标准手术技术。而对于癌肿较大，侵及壁层筋膜或周围器官、骶骨的患者，TME 已经失去了原有的意义。目前多数学者认为，应将上段直肠癌和乙状结肠癌同等对待，不必行 TME。

直肠癌 TME 的理论基础是建立在盆腔脏层和壁层之间有一个外科平面，这一平面为直肠癌完整切除设定了切除范围。直肠癌中 65% ~ 80% 的病例存在直肠周围的局部病变，包括直接侵犯（$T_3N_0M_0$）或周围淋巴结、直肠血管周围淋巴结转移（任何 $TN_{1\sim2}M_0$），所有这些局部病变通常在盆腔脏层筋膜范围之内并且直肠癌浸润通常局限于此范围内。因而 Heald 的 TME 这一概念或原则是：直肠癌手术直视下在骶前盆筋膜腔脏层和壁层之间进行锐性分离；保持盆筋膜脏层完整无破损；肿瘤下缘远端的直肠系膜切除在 5 cm 以上。近年来临床实践证明，遵循 TME 原则可以降低直肠癌术后的局部复发率，5 年生存率明显提高，提高了患者术后生活质量。TME 已成为目前直肠癌切除手术必须遵循的原则。

腹腔镜直肠癌手术同样要遵循 TME 原则。而腹腔镜 TME（LTME）优点是显而易见的，由于手术野在电视屏幕上放大 6 倍，在清晰的视野下用超声刀锐性剪开组织，出血少。视角自由是腹腔镜手术所特有的技术优势，开腹手术常规只有自上而下的垂直视角，在处理中低位直肠癌时存在一定困难；而在腹腔镜手术中镜头可以从任一角度近距离观察术野，使术者可以清楚地看见所处理的组织层次。在锐性分离骶前筋膜和直肠固有筋膜之间的疏松结缔组织间隙时，判断和入路选择更为准确。利用腹腔镜特有的可抵达狭窄的骨盆并放大局部视野的光学特点，用超声刀直视下锐性分离骶前间隙，可使直肠固有筋膜完整，较开腹手术解剖层次清晰，更有效地避免损伤盆腔内的邻近组织。同时可以游离切断直肠系膜达肿瘤下端 5 cm 以上，在距肿瘤下端 2 cm 以上使直肠纵肌显露。在剔除肠系膜根部动脉、静脉血管周围的脂肪及结缔组织时，清晰的视野使手术操作更加准确。

LTME 术者应具备扎实的开腹直肠癌 TME 手术的经验及熟练的腹腔镜盆腔手术操作技能，同时熟悉各重要解剖在腹腔镜下的识别，只有这样才能良好地完成 LTME 并使手术的并发症发生率降到最低。

2. 腹腔镜直肠癌手术方式及种类选择

（1）手术方式。

1）全腹腔镜直肠手术：肠段的切除和吻合均在腹腔镜下完成，技术要求非常高，手术时间较长。目前临床应用很少。

2）腹腔镜辅助直肠手术：肠段的切除或吻合通过腹壁小切口辅助下完成，是目前应用最多的手术方式。

3）手助腹腔镜直肠手术：在腹腔镜手术操作过程中，通过腹壁小切口将手伸入腹腔进行辅助操作完成手术。

（2）手术种类。

1）腹腔镜前切除术：适用于肿瘤根治性切除后齿状线上尚存 1 ~ 3 cm 直肠者，由于

Trocar 位置相对固定，腹腔镜下切割缝合器角度限制等，腹腔镜下低位前切除术较开放手术难度增加。

2）腹腔镜腹会阴切除、乙状结肠腹壁造口术：适用于肿瘤下缘距离肛缘 5 cm 以下的低位直肠癌。与开放 Miles 术相比，不使用机械化缝合器，腹壁仅有肠造口和 3 个小切口，优势明显，不受经济情况的限制。

3）腹腔镜肛管切除+结肠肛管吻合术：适用于癌下缘距肛缘 3~5 cm 的极低位直肠癌甚至部分早中期直肠肛管癌，即肿瘤位于齿线上 2~4 cm。

在腹腔镜直肠癌手术中，强调个体化手术方式的重要性。影响各种手术方式选择的首先是肿瘤的位置、大小和组织学类型；其次是盆腔大小、肥胖程度和术者技术条件等。总体而言，腹腔镜直肠癌手术保存肛门括约肌手术比率较低，可能与病例选择、腹腔镜下吻合的费用和技术较高等有关。

3. 腹腔镜直肠癌手术器械

常规设备包括高清晰度摄像与显示系统、全自动高流量气腹机、冲洗吸引装置、录像和图像储存设备。腹腔镜常规手术器械主要包括气腹针、5~12 mm 套管穿刺针、分离钳、无损伤肠道抓钳和持钳、剪刀、持针器、血管夹和施夹器、牵开器和腹腔镜拉钩、标本袋等。

特殊设备包括超声刀、结扎束高能电刀（Ligasure 血管封闭系统）、双极电凝器、各种型号的肠道切割缝合器和圆形吻合器。

4. 腹腔镜直肠癌手术规范

（1）腹腔镜直肠癌手术适应证：腹腔镜直肠癌的手术适应证与开腹手术类似，肥胖、肿瘤体积较大和盆腔狭小等情况下腹腔镜手术适应证的把握受术者技术水平等因素的影响，此时应综合分析，以取得最佳的根治效果，以避免术中并发症和减少手术创伤等为原则。腹腔镜直肠癌手术中转率为 6.1%~12%，控制中转率关键是掌握适应证。

（2）腹腔镜直肠癌手术禁忌证。

1）伴有不能耐受长时间气腹的疾病如严重的心、肺疾患及感染。腹腔镜下结直肠手术，手术空间靠气腹建立，手术野的显露要依靠调整体位。腹腔镜直肠手术往往游离范围广，常需在手术过程中变换体位，方能完成切除肠段的游离。体位过度地调整，加上持续的气腹压力，使腔静脉回流阻力增加、膈肌上抬、心肺活动受限，导致血流动力学改变。

2）凝血功能障碍：凝血功能障碍无论对开腹还是腹腔镜手术都可能导致术中难以控制的出血。腹腔镜手术对出血尤为敏感，极少的出血都可使视野亮度降低，解剖层次不清，术野模糊。所以，对于常见凝血功能障碍，尽可能于术前予以纠正，以降低手术风险。

3）腹腔镜技术受限的情况：常见有病理性肥胖、腹内广泛粘连、合并肠梗阻、妊娠等。不少腹腔镜技术受限的禁忌证是相对概念，病理性肥胖很难有确切的界定，将肥胖纳入禁忌是因为肥胖患者腹腔镜手术空间显露受限，解剖层次不清，一些重要结构标志的辨认困难，对操作者的技能及专业分析综合能力要求高。腹内广泛粘连导致腹腔镜手术困难不能用常规方法一次性建立气腹获得操作空间，应选择远离原手术切口的区域以开放式建立气腹，分离腹内粘连，获得手术操作空间。所以，肥胖患者、腹内广泛粘连的腹腔镜手术，需要操作者具备丰富的腹腔镜操作技术和经验，以及扎实的专业功底。

4）晚期肿瘤侵及邻近组织和器官：晚期肿瘤已侵及邻近器官，如侵及输尿管、膀胱、小肠和十二指肠等，手术已失去根治意义。手术因涉及邻近器官的切除甚至重建，所以难度很大，一般不主张在腹腔镜下实施。但随着腹腔镜技术的熟练及器械的发展，腹腔镜下多脏器联合切除也成为可能。

（3）手术基本原则。

1）手术切除范围等同于开腹手术：直肠远切端至少 2 cm，连同原发灶、肠系膜及区域淋巴结一并切除；中下段直肠部位手术遵循 TME 原则。

2）无瘤操作原则：先在血管根部结扎动、静脉，同时清扫淋巴结，然后分离切除标本。术中操作轻柔，应用锐性分离，少用钝性分离，尽量不直接接触肿瘤，以防止癌细胞扩散和局部种植。在根治癌瘤的基础上，尽可能保留功能（特别是肛门括约肌功能）。

3）肿瘤定位：由于腹腔镜手术缺少手的触觉，某些病灶不易发现，故术前 CT、术中肠镜或超声定位等检查可帮助定位。

4）中转开腹手术：在腹腔镜手术过程中，确实因出于患者安全考虑而须行开腹手术者或术中发现肿瘤在腹腔镜下不能切除或肿瘤切缘不充分者，应当及时中转开腹手术。

5）注意保护切口：标本取出时应注意保护切口，防止切口的肿瘤细胞种植。

（4）术前准备。

1）术前检查：应了解肝脏等远处转移情况和后腹膜、肠系膜淋巴结情况。

2）控制可影响手术的有关疾患，如高血压、冠心病、糖尿病、呼吸功能障碍、肝肾疾病等。

3）纠正贫血、低蛋白血症和水、电解质及酸碱代谢失衡，改善患者营养状态。

4）行必要的肠道准备和阴道准备。

（5）术后观察与处理。

1）密切观察患者生命体征、引流物的性质和数量。

2）维持水、电解质及酸碱代谢平衡，给予抗生素防治感染。

3）持续胃肠减压至肠道功能恢复，肛门排气后可给予流质饮食，逐渐过渡到低渣常规饮食。

4）术后抗癌综合治疗，根据肿瘤性质制定方案，给予化疗、放疗和免疫治疗。

（6）手术方法。

1）全腹腔镜直肠癌切除吻合术（LAR）（适用于直肠中上段癌）。

体位：气管插管静吸复合全身麻醉。患者取头低足高 30° 的膀胱截石位，左半身体下垫沙袋使身体右倾。

医生站位：腹腔镜直肠癌手术通常需要 3 位医生，即主刀医生、第一助手、第二助手。

套管放置：脐孔或脐上行 10 mm 戳孔用于安置 30° 斜面镜头；右下腹行 12 mm 戳孔作为主操作孔；左、右脐旁腹直肌外缘行 5 mm 戳孔安置器械；如术中不用结扎带牵引结肠，则左下腹可加行一个 5 mm 孔；右肋缘下锁骨中线可以置入 5 mm 孔，帮助结肠脾曲分离。

探查：入腹后探查肝脏、盆腔、网膜、腹膜、腹腔积液情况，因缺少开腹手术的手感，较小肿瘤部位的定位可以通过内镜下注射亚甲蓝定位来完成，也可以通过术中超声定位来明确肿瘤部位。

暴露：大网膜和远端横结肠放于左膈下，空肠向右上牵引放于右横结肠之下，远端回结肠放于右下腹盲肠处，子宫可以缝线固定于前腹壁，直肠前壁分离时可以使用特制的可弯曲牵引器从耻骨上 E 套管置入，非常有效。

乙状结肠分离：分离乙状结肠系膜的右侧，分离过程中应注意两侧输尿管的位置及走向，解剖暴露肠系膜下动脉和静脉，清扫血管根部淋巴结，切断肠系膜下动脉或直肠上动脉及其伴行静脉。但有时应注意保留结肠左动脉，以避免吻合口血供不足而产生吻合口瘘。在处理 IMA 及清扫腹主动脉周围淋巴结时，注意勿损伤肠系膜下丛神经（交感神经）。

上段直肠分离：直肠的剥离开始于其后壁、骶骨前筋膜之前。成功的关键是打开直肠固有筋膜和骶骨前筋膜间的骶骨前区域，接着进行侧面和前方的剥离。骶骨前区的剥离开始于骶骨前，朝尾部剥离，要达到好的暴露，直肠往前往上牵引，并维持乙状结肠往上往左下象限位置，这样可以很容易剥离到第 4 尾椎，在这里两层筋膜似乎融合，Waldeyer 筋膜源于此。直肠外侧剥离在直肠周围筋膜和骨盆外侧壁筋膜间进行，在左、右侧延续乙状结肠系膜底部腹膜切口，往尾侧分离延续到直肠膀胱陷凹，再往下剥离至直肠外侧韧带上方。沿着直肠固有筋膜与盆壁筋膜的间隙行锐性分离，低位直肠肿瘤的骶前分离应至尾骨尖部。后方和侧方的分离注意避免下腹神经损伤。直肠前剥离在 Denonvillier 筋膜前面（Heald 描述）或后面进行。

直肠下段分离：后方剥离，Waldeyer 筋膜被打开后，向尾部分离，使用超声刀切断骶尾韧带，外侧韧带分离，先右后左，使用超声刀处理韧带内的血管，也可以使用钛夹来处理，注意保护盆腔的自主神经。前方，在切开直肠膀胱陷凹后，男性可以看到精囊和前列腺，女性可以看到阴道后壁，在此间分离避免损伤男性勃起神经，最后将直肠游离至肿瘤下方至少 3 cm。

标本移除及吻合：在肿瘤下方 3 cm 处用腹腔镜切割缝合器切断直肠。在下腹做相应大小的小切口，用塑料袋保护好切口，将带肿瘤的近端直肠、乙状结肠拉出腹腔外，切除肠段。将圆形吻合器抵钉座放入近端结肠，重新建立气腹，使用吻合器在腹腔镜直视下作乙状结肠—直肠端端吻合。吻合口必须没有张力。

对于过度肥胖、盆腔狭小、手术野暴露不理想和手术操作有困难的患者，可以改用手助腹腔镜直肠前切除术。

冲洗盆腔后，吻合口附近放置引流管。

2）腹腔镜腹会阴直肠癌切除术（APR）：适用于直肠下段及肛管癌和某些无条件保留肛门的直肠中段癌患者。患者体位和套管穿刺针放置、结直肠分离与直肠前切除术相同。按无菌技术要求在腹腔内用线形切割器或体外直接切断乙状结肠，在左下腹适当位置做腹壁造口。会阴组手术方式同开腹手术。

5. 腹腔镜直肠癌手术安全性评价

（1）腹腔镜直肠癌手术切缘及淋巴结清扫的彻底性：腹腔镜直肠癌手术切缘及淋巴结清扫彻底性是外科医师最关注的。腹腔镜下行直肠癌根治性手术必须遵循与传统开腹直肠癌手术一样的原则，包括：强调肿瘤及周围组织的整块切除；肿瘤操作的非接触原则；足够的切缘；彻底的淋巴结清扫。很多学者对直肠癌腹腔镜手术的根治性尚存疑虑，可喜的是近年来研究结果表明腹腔镜手术组与开腹组在淋巴结清扫数目、切除肠段长度和上下切缘至肿瘤的距离等方面相比较均无显著差异。Moore 将在腹腔镜下切除的直肠癌标本进行病理检查，结果也显示不管是切除范围还是淋巴结清扫数目与开腹手术相比均无显著性差异。有学者报道了 47 例腹腔镜手术和 113 例开腹手术大体标本病理检查的结果，在肠段切除长度、直肠癌保肛手术时切除肠段下切缘至肿瘤距离、淋巴结清扫数目及各站淋巴结检出的转移淋巴结数目等方面比较均无显著差异。

（2）切口种植：自1993年报道腹腔镜下恶性肿瘤手术发生刀口肿瘤种植（PSR）以来，腹腔镜直肠癌手术切口肿瘤种植问题成为其治疗安全性的一大疑问。切口肿瘤种植需具有以下3个条件。

1）具有活力的肿瘤细胞从肿瘤上脱落。

2）肿瘤细胞到达创口。

3）肿瘤细胞具有侵袭性及创口局部有允许肿瘤生长的条件。

Ishida在动物实验时用同位素标记直肠癌细胞，发现气腹不增加肿瘤的扩散和切口肿瘤种植。虽有数据表明，高CO_2气腹会促进腹腔内肿瘤的生长，但15 mmHg气压是安全的。多项临床试验及严格选择的Meta分析认为，腹腔镜直肠癌手术并没有增加PSR发生率，现在学者倾向于PSR的发生主要是由于腹腔镜下行直肠癌手术对术者的操作技巧要求较高，而术者的操作水平在短期之内达不到这种要求造成的，而不是腹腔镜直肠癌根治性手术固有的缺陷。这些提示进行规范熟练的腹腔镜操作有利于减少PSR的发生。

6. 腹腔镜直肠癌手术并发症及处置

腹腔镜直肠癌术后并发症除腹腔镜手术特有的并发症（皮下气肿、穿刺并发的血管和胃肠道损伤、气体栓塞等）以外，与开腹手术基本相同，主要如下。

（1）吻合口漏。

（2）骶前出血。

（3）肠粘连，肠梗阻。

（4）切口感染。

（5）排尿障碍和性功能障碍。

（6）排便困难或便频。

（7）人工造口并发症。

对于各种并发症重在预防，依靠腹腔镜手术的特有优点——视野清晰，手术多可以在正确的解剖间隙中进行。同样腹腔镜下各重要神经的辨认较肉眼下更加清晰，血管和神经损伤的机会较开腹手术要小。另外，肠道的吻合遵循"空、送、通"的原则，肠瘘多可以避免。当然手术成功更重要的是依赖操作医生的技能熟练，以及操作步骤的规范化。

直肠癌腹腔镜手术的掌握同样有"学习曲线"，如何缩短学习曲线也是目前开展该项目单位需要解决的问题。

（二）直肠癌局部治疗

1. 直肠癌局部切除术

现代结直肠外科的发展和对直肠癌的病理及生物学特性认识的深入，为直肠癌的治疗提供了各种经腹腔的根治手术条件。尽管如此，在早期直肠癌淋巴结转移率低于10%，对侵及黏膜或黏膜下层的中下段直肠癌行局部切除术，仍可取得较好的治疗效果。直肠癌局部切除术已经逐渐被大家接受和认可。目前有许多手术方法可以局部切除直肠癌。

局部切除术后复发率及5年生存率与术前病例的选择密切相关，普遍认为，低风险直肠癌（仅侵犯黏膜层，组织高、中分化，良好的生物学特性，无淋巴结和血管侵犯）因其淋巴结转移率低于3%~5%，是局部切除的绝对适应证。而T_2期直肠癌如果经超声和CT证实无淋巴结转移，如行局部切除并结合手术前后放化疗仍可取得比较满意的结果。特别是对高龄或有严重全身性疾病，估计不能耐受根治性手术的患者，局部切除结合辅助放化疗是可以优先考虑的选择。

直肠癌局部切除方法主要有经肛门切除术和经肛内镜微创手术两种。

（1）经肛门切除术：经肛门局部切除术（TAR）在临床最常见。首先将直肠牵开器放入肛管，黏膜下的直肠腺瘤要先在肿瘤的下方及周围注射肾上腺素溶液，从而达到减少出血的目的，切除时肉眼观肿瘤与切缘之间应留有正常的黏膜组织。切除后缺损的部位可以间断缝合也可以开放，对于较大的肿瘤要逐步调整直肠牵开器，直到完整切除肿瘤。对于直肠癌的患者采用全层切除的方法，切缘应不小于 10 mm，从肛缘到直肠 12 cm，肿瘤大小从绕肠壁一周到小的肿瘤都可以经肛局部切除。该手术死亡率为 0~2%，并发症的发生率是 5%~25%。由于手术视野和操作范围受到限制，再加上较高的术后肿瘤复发率，该手术最后没有被广泛推广。

（2）经肛内镜微创手术（TEM）：近几年开展经肛门内镜下微创外科（TEM），是针对直肠肿瘤的局部切除而设计的。它解决了因牵引器或直肠镜暴露不好的问题，其特点是视野非常清楚，对病变有一定的放大效果，可以更近距离地看清楚肿瘤并完整地将其切除。目前对于直肠癌的姑息性局部切除是没有争议的，而早期直肠癌做根治性的局部切除术尚有争议。

采用 TEM 方法可以减少手术创伤，减少手术失血，缩短手术时间，最大限度保留括约肌功能，避免回肠造瘘，缩短住院时间。目前已有了电切、电凝、注水、吸引四合一的多功能器械，它减少了术者使用器械的数量，也减少了术中器械之间的相互影响，从而加快了手术速度，降低了手术难度。另外，还有一些缝合的新技术及机械手的使用都为降低手术难度带来了福音。

直肠癌原则上应当做全层切除。从技术上来看，全层切除术似乎要比黏膜下切除术容易些，因为切开的直肠壁可能使得直肠的扩张更容易，手术视野进一步改善。所以，在许多资料里全层的局部切除术可以在大部分患者中完成。只有在肿瘤离括约肌太近时才做黏膜下切除术，目的是预防损伤括约肌。TEM 手术肿瘤边缘切除不完全的概率较小，大约在 10% 以内。如果肿瘤接近腹膜返折或在腹膜返折以下，与其他局部切除术相比，TEM 手术是很安全的。

做出直肠癌局部切除术的决定是比较困难的，争论集中在死亡率和并发症发生率。如果是姑息性切除，选择 TEM 相对容易。回顾比较传统的经肛局部切除与全直肠系膜切除术（TME），后者更容易被大家接受，其复发率明显低于经肛局部切除术。虽然有资料显示在早期直肠癌 TEM 与 TME 的复发率都是 3%~4%，生存率均为 96%，淋巴结的转移率也不高。但目前对早期直肠癌行 TEM 仍是一种新生事物，不能回答是否可以使用 TME 来治愈性地切除直肠癌。

尽管 TEM 在治疗直肠肿瘤方面有出色的表现，但是它的推广却不是十分迅速。这可能与使用这项技术需要特别的设备和经过训练的医生才可以完成有关。完成这项技术的医生要有结直肠外科经验和腹腔镜下的操作基础。

TEM 的肿瘤完整切除率为 90%~92%，复发率在低危险因素的 pT1 恶性肿瘤为 3%，在所有的恶性肿瘤患者中是 8%。这项技术的缺点是不易达到局部区域淋巴结的清除。

1）TEM 直肠癌手术适应证：分化良好或中等分化程度的早期直肠癌（pT1）；年老、高危患者的姑息性切除。

采用 TEM 手术，术前应该有病理组织学分型、直肠超声分期、判定有没有淋巴结转移的可能、潜在的复发因素和对辅助治疗的敏感性。TEM 可以完成从肛缘到 25 cm 的肿瘤切除术，这也包括直肠周围的肿瘤。

2）TEM 手术操作：1983 年，Buess 介绍了 TEM 手术，它是一项微创外科技术，也是一种插入肛门的单人操作系统。TEM 主要有直肠镜、直肠镜固定装置、操作器械固定装置、Martin 臂、成像系统、TEM 专用气泵、高频电切电凝装置和手术专用器械组成。TME 的成功要素就是直肠镜、立体视觉系统和直肠的恒定气压。手术首先在要欲切除的肿瘤周围的正常黏膜上用高频电刀做标记，距离肿瘤 0.5~1 cm，沿着标记点按照术前设计的计划切除肿瘤可以做黏膜下切除，也可以做全层切除。不同层次的直肠壁组织和直肠壁外的脂肪组织可以清晰看到。肿瘤切下来后创面可以用连续横缝的方法关闭，打结用银夹和银夹钳来完成。

3）TEM 并发症：TEM 全部的并发症发生率为 4.8%~9%。由于并发症而再手术的患者为 2.5%~8%。经肛局部切除术后应该引起注意的是，其时常引起括约肌功能障碍（只要对肛管进行扩张总是会对其造成功能上的损害）。但在 TEM 手术后大便失禁几乎很少见到，即使有也很短暂。TEM 中约 1.9% 的患者会形成肛瘘。

（3）其他方法：直肠癌局部切除术还包括经骶或经括约肌切除，这些术式最大的优点是能够切除并送检肠周淋巴结，从而获得更准确的肿瘤分期。手术的总并发症发生率高达 40%。

经骶切除术适用于距肛缘 5~7 cm 的隆起型和表面型肿瘤，手术切口可以是平骶骨的直切口，也可以是通过尾骨尖部的横切口。该手术的主要并发症是吻合口漏和切口感染。

经括约肌手术由 Mason 提出和倡导，手术需切断外括约肌和肛提肌。尽管有研究认为，在正确修复肛门外括约肌的基础上，经括约肌手术可以更彻底地切除肿瘤，并应作为中下段直肠癌局部切除术的首选术式，但仍有很多学者对术后肛门功能情况和手术的必要性存在疑惑。

2. 直肠癌冷冻治疗

冷冻治疗是利用 -196 ℃ 液氮使癌组织发生凝固性坏死，继而脱落，达到切除的目的。实验表明，冷冻后直肠癌细胞膜及核膜破裂，胞质和核质外流，染色质积聚成块，线粒体肿大变形，内质网结构破坏，胞内核内出现空泡，证明冷冻能破坏癌细胞。同时动物实验还证明，冷冻不但能破坏癌细胞，而且在复温后残余肿瘤组织能够产生免疫物质，抑制肿瘤生长。O. Connor（1980）认为冷冻治疗虽不能替代经典直肠癌根治手术治疗，但如能精选病例，其优越性可以超过其他常规方法。而对于不愿手术或不宜手术的直肠癌患者，冷冻治疗是一项安全、有效的方法。

（1）适应证。

1）选择性冷冻。

肿瘤上缘距肛缘 8 cm 以内。

大小不超过肠壁的 1/2 周径，且不固定。

病例为高分化腺瘤。

上述情况，患者有严重心、肺、肝、肾功能不全而不宜手术者。

患者拒绝手术或做人工肛门者。

2）姑息性冷冻。

瘤体上缘距肛缘 8 cm 以上。

病变范围已超过肠壁 1/2 周径，且固定。

曾手术，肿瘤不能切除或已做人工肛门。

术前已有远处转移，不能手术。

术后会阴部或吻合口肿瘤复发。

（2）相对禁忌证：妊娠期直肠癌，溃疡型直肠癌且侵及阴道，伴有严重高血压。

（3）并发症：常见的并发症有继发大出血、直肠穿孔、直肠狭窄。

3. 直肠癌高能聚焦超声治疗

高能聚焦超声（HIFU）是近年来兴起的微创性治疗良恶性实体肿瘤的新技术，愈来愈受到人们的关注。高能超声体外聚焦热疗区别于以往的 41~45 ℃ 高温治疗，这种治疗采用了超声聚焦技术，发挥了超声波定向性好、脂肪不过热、能量分布有规律的优点，并可在体内焦点达到 70~110 ℃ 超高温，使肿瘤组织发生融解、凝固或变性坏死。它像手术、放疗一样是一种局部治疗，但无明显不良反应，并使患者避免了手术疼痛、麻醉、失血、肠瘘等风险。热疗时不灼伤皮肤，也不会造成内脏穿孔、出血等并发症；也无免疫抑制作用，这些都是手术和放疗无法相比的。

4. 直肠癌微波治疗

内镜微波治疗是内镜和微波技术相结合的一种高新技术，微波治疗肿瘤的基本原则是生物组织被微波辐射后即吸收微波能，导致该区组织细胞内的极性分子频频摩擦而将微波能转变为热能，其可以产生 43.5~45 ℃ 热度，高热可抑制肿瘤细胞 DNA、RNA 和蛋白的合成，并使细胞溶酶体的活性升高，从而加速对细胞的破坏，尤其是对放射线抗拒的 S 期细胞有效。有实验表明，微波热与放疗联合应用，能增强肿瘤细胞对放射线的敏感度，提高对肿瘤的杀伤力。

近 20 年国内外学者临床研究说明，内镜微波治疗腔道内肿瘤有独特作用。对于不愿意手术的老年直肠癌患者，使他们免受手术及带人工肛门之痛苦，提高生存质量。该方法无出血、穿孔等并发症，安全可靠，值得临床上选择性推广应用。

5. 直肠癌激光治疗

激光技术治疗恶性肿瘤目前已广泛应用于临床，国内上海、江苏、山东等地在解决直肠癌梗阻方面做了一定的工作。多以 YAG 激光打开通路来解决梗阻，YAG 激光波长 10.6 μm，其能量密度极高，可在几毫秒甚至更短的时间内将局部组织温度升高 200~1 000 ℃，使组织迅速凝固、碳化成气体，激光照射所产生的高温还可以封闭创面周围的微小血管和淋巴管，起到阻止癌转移的作用。YAG 激光无选择性地杀灭癌组织和正常组织，因此有报道其肠穿孔率达 50%。

激光动力学技术解决了这一缺点，它可以选择性杀死癌细胞而不使正常组织受到损害，但氩离子激光对组织的穿透深度仅为 0.5~1.0 cm，在治疗一些晚期或较大瘤体时会很难达到理想效果。也有学者报道将不同波长激光联合应用取得较理想的临床效果。

（三）直肠癌内科药物治疗

1. 辅助化疗

流行病学数据显示，早期结直肠癌即使经历手术，术后仍有一部分患者复发，其中多为远处转移，占到74%；局部复发仅为26%，一旦复发患者生存预后差。因而各大指南一致推荐病理分期Ⅲ期及伴有高危因素Ⅱ期的患者行术后辅助化疗，以降低复发风险。常用辅助化疗方案为FOLFOX/CAPOX（XELOX），具体可参考结肠癌术后辅助化疗部分。研究显示联合化疗较单药氟尿嘧啶化疗延长了术后无疾病进展时间，降低了20%的复发风险和死亡风险。对于老年或分期较早、不能耐受联合化疗的患者可选择氟尿嘧啶类药物单药治疗。X-ACT研究显示，卡培他滨较静脉5-FU/LV输注，患者生存获益更明显，术后复发风险降低15%，且卡培他滨为口服剂型，使用更经济和方便。

2. 新辅助化疗

目前术前同步放化疗+手术+辅助化疗的治疗策略是中低位局部晚期直肠癌（Ⅱ、Ⅲ期）的标准治疗策略。接受术前新辅助放化疗的患者，应接受术后辅助治疗，总的辅助治疗的疗程推荐为6个月。对于接受新辅助放化疗，术后病理显示退缩程度大于ypStageⅡ的患者，与患者充分沟通后，可考虑氟尿嘧啶类单药辅助化疗。研究显示标准的结直肠两药联合化疗方案优于单药联合放疗。但基于研究数据并不一致，故目前尚不推荐直肠癌放疗同时应用奥沙利铂、伊立替康、贝伐珠单抗、西妥昔单抗或帕尼单抗。

新辅助化疗虽然在临床应用取得了一定的效果，但也存在不少问题。首先是与化疗本身有关的并发症：化疗药物可引起骨髓抑制而造成血白细胞和血小板减少，可能造成患者全身情况恶化或感染性并发症，化疗后对手术及术后恢复有负面影响，程度如何尚有疑问。其次，部分化疗不敏感或耐药患者在进行一段时间的新辅助化疗后，病情没有缓解，反而进展，可能延误必要的治疗。此外，化疗产生的效果导致肿瘤退缩可能使切除范围变得难以确定；最后，由于化疗有效也可能使患者拒绝本应施行的手术治疗。基于以上原因，筛选适合的患者，给予适当疗程的治疗是保证患者从新辅助治疗中获益的关键。目前术前化疗方式的选择包括药物、剂量、强度等方面，尚需进一步深入。尤其需要注意的是，治疗的个体选择，强调治疗的个体化，这样才能取得更好的疗效和更小的不良反应。

2020年CSCO指南推荐同期放化疗给药方案：放疗+卡培他滨，放疗5周，期间卡培他滨825 mg/m²，每日2次，每周5日。放疗+5-FU持续输注，225 mg/（m²·d），放疗期间持续滴注，每周5日。

3. 术中化疗

术中化疗倍受外科医生重视，原因是结直肠癌最容易肝转移、腹腔种植和吻合口复发。这与术中微小播散有关，如能术中应用抗癌药物将微小病灶或脱落癌细胞杀灭则可防止或减少术后转移和复发；术中化疗不会延迟手术时间，也不影响术后恢复；术中化疗所花时间少，目前所用的方法不良反应不大。因此，许多外科医生倾向术中辅助化疗。目前，术中化疗方法主要有肠腔化疗、腹腔化疗、门静脉灌注化疗。

（1）肠腔化疗：目前尚无一种药物被证实在肠腔化疗中有效，包括再辅助和新辅助治疗中证实有效的5-FU，有待进一步观察或用联合化疗或采用更强有力的新药。

（2）腹腔（温热）化疗：国内有学者报道一组120例中晚期大肠癌随机对照研究结果，手术结合腹腔内温热灌注化疗（IPHP）68例，术后局部复发5例，肝转移4例，死亡9例（随访时间3~8个月），而对照组（单纯手术）52例局部复发8例，肝转移5例，死亡8例（随访时间3.4~5.5个月）。术中肉眼有腹膜广泛转移伴腹腔积液的13例患者中，手术加IPHP化疗者8例，半年生存6例，1年生存4例，2年生存2例；而对照组5例无1例存活超过 8 个月。可见，IPHP 化疗对防治腹腔转移复发有一定作用，特别是对胃肠癌侵犯浆膜和腹膜播散有效；但该方法需特别仪器进行灌注、测温和控温，要延长手术时间，对浸润腹膜下较深的肿瘤，IPH 化疗后仍有腹膜复发。因此，推广此项疗法尚需进一步多中心随机试验、开发浸透性好的抗癌药、改进仪器设备和缩短术中灌注时间等。

（3）门静脉插管化疗：瑞士癌症临床研究组报道，术后门静脉灌注 5-FU 的无瘤生存率显著高于对照组，复发率降低 21%。但也有不同意见，Beart 等报道 224 例 Dukes B 期和 Dukes C 期结直肠癌术后随机试验结果，全部病例随访 1~9.5 年（平均 5.5 年），试验组和对照组的无瘤生存率和复发率无显著差异。目前对于门静脉插管化疗尚无有说服力的临床试验数据。

4. 术前血管介入化疗

临床上，直肠癌常于手术后进行经静脉化疗，由于全身不良反应大，用药剂量受限，化疗药降低了机体的抵抗力。术前经动脉灌注化疗栓塞，使药物进入病灶选择性强，局部浓度增高，能充分发挥药物的抗癌作用，同时也降低了药物的全身性反应。由于化疗药物刺激肿瘤供血动脉并且又对其栓塞，使肿瘤自身血管痉挛、收缩，血供减少而逐渐萎缩，血管灌注化疗药物还使肿瘤组织周围水肿，刺激局部癌周组织大量细胞浸润及纤维组织增生，加强肿瘤的抑制作用，防止癌细胞的扩散和转移。

局部化疗及栓塞治疗可使肿块局限，质地变脆，手术时肿块易剥离，术中出血减少，且可提高手术切除率。大量的临床资料认为直肠癌术前的经动脉灌注化疗栓塞是一种安全、有效的治疗方法。

介入化疗常用的化疗药物有：5-FU 1 000 mg，MMC 12 mg，ADM 40~60 mg，CBP 400~600 mg 和 DDP 100 mg。目前 L-OHP 也为常用药物，通常选 2~3 种联合应用。栓塞剂为吸收性明胶海绵条。根据肿瘤的大小和病理血管的多少用量不一，以完全阻断供血动脉主干为目的。

5. 术后介入化疗

晚期大肠癌常有肝转移或者手术后一段时间发生肝转移（由于肠系膜血管向门静脉引流所致），文献报道发生率为 10%~25%。所以在化疗治疗直肠癌时，也应进行肝动脉化疗，预防肝内转移，以提高生存期。

（四）直肠癌放疗

随着社会的进步，科学技术水平的提高，人们对生活质量的要求也提高了，直肠癌患者更多要求保肛。再则，局部复发是直肠癌治疗失败的原因，如何防止局部复发一直是临床主要课题。由此，单靠手术治疗难以满足这样的要求，只能谋求多学科综合治疗。其中放疗的临床意义重大。

1. 辅助性放疗

（1）术前放疗（新辅助放疗）：早在 20 世纪 50 年代就有学者试图利用有效的术前放疗作为辅助治疗以控制晚期患者的术后局部复发。术前放疗的优点主要是减少手术时肿瘤接种，降低肿瘤分期，增加手术切除和保肛的可能性。直肠癌照射的范围包括相应淋巴结引流区和直肠病变上下界以外一定区域。术前放疗能加强局部控制并能降低分期。美国结直肠癌研究合作组汇总 14 个术前放疗试验共 6 350 例发现：术前放疗组 5 年和 10 年局部复发率分别为 12.5% 和 16.7%，而单纯手术者分别为 22.2% 和 25.8%（$P<0.000\ 01$）。术前放疗有一

个现象是，放疗后至手术的间隔期>10 日者分期下降更明显。最近法国随机试验比较不同的放疗——手术间隔时间（6~8 周与 2 周）证明：间隔时间长者有效率更高（72% *vs.* 53%，$P = 0.007$），病理学改变为 26% *vs.* 10%（$P = 0.005$），淋巴结侵袭减少（5% *vs.* 16%，$P = 0.01$）。术前放疗还能增加保肛机会。研究显示，新辅助放疗后低位直肠癌的保肛率可由40% 左右提高到约 60%。目前普遍认为，结合新辅助放疗直肠癌在男性距肛缘 5~6 cm、女性距肛缘 4~5 cm 的情况下，均可安全行保肛手术。

新辅助放疗有长程方案和短程强化方案两种。

1）长程方案（5 周方案）：即传统的辅助放疗方案，通常总剂量为 45~5 014 Gy，分 25~28 次完成，放疗完成 4 周后行手术。研究证实，这一方案可有效实现肿瘤降期，提高局部控制率、保肛率和长期生存率。然而，长程放疗使手术至少延后 2 个月，对于肿瘤放疗敏感性差的患者来说，放疗收效不大，却一定程度上延误了手术时机。

2）短程强化放疗（7 日方案）：总剂量为 25 Gy，分 5 次，1 周完成，第 2 周行手术。结果显示，该方案可显著降低局部复发率，提高长期生存。短程强化放疗方法简便，不明显延迟手术，患者依从性好，但却合并较高的神经放射性损伤及手术并发症（包括术中出血、会阴部切口愈合不良、吻合口漏等）的风险。此外，由于放疗后很快手术，肿瘤难以充分萎缩，切缘阳性率并无降低，因而对提高保肛率作用不大。因此，术前 MRI 等检查提示切缘阳性风险高的患者，宜选用更强、更长程的术前放疗方案。

（2）术后放疗：美国学者与欧洲学者不同，较倾向术后放疗。术后放疗主要优点是：根据病理检查准确选择需要放疗的患者和准确定位，避免不必放疗者（T_{is}~T_2）术后过度治疗。缺点是：手术造成肿瘤床低氧或缺氧，有可能延误手术切口的愈合。

术后放疗主要不良反应是皮炎、腹泻、膀胱炎、肠炎等。

（3）术中放疗：术前术后放疗常因剂量大引起并发症，而术中放疗（IORT）可以发挥最大的肿瘤特异效应，补充体外放疗的剂量不足，IORT 的生物效应是体外照射的 2~3 倍。IORT 通常采用剂量为 10~20 Gy。IORT 保持了分割照射的优点，定位准确，大大减少了边缘复发的危险性，增强了局部控制。IORT 也有并发症，主要是神经病变和输尿管狭窄，应予以注意和预防。但是不管如何，未来 10 年包括 IORT 在内的三明治式治疗方法对局部晚期直肠癌仍然是最有希望的疗法。

（4）术后放化疗：为增加放疗效果，防止远处转移，进一步争取提高生存率，术后除放疗外，可联合化疗实施。美国胃肠肿瘤研究组 GITSG27175 随机试验表明，术后放化疗比单纯手术效果显著，5 年局部复发率为 11% *vs.* 20%，远处转移率为 26% *vs.* 36%，5 年生存率为 59% *vs.* 44%。中北部肿瘤治疗组（NCCTG）Mayo794751 试验也证实放化疗可提高局部控制率和生存率。美国癌症研究所的共识会推荐对 T_3~T_4 或淋巴结转移的直肠癌做术后放化疗。

2. 直肠癌三维适形放疗（3D-CRT）和调强放疗（IMRT）

三维适形放疗（3D-CRT）和调强放疗（IMRT）技术可使直肠肿瘤受到更精确的照射，盆腔正常组织得到更好的保护。盆腔多组淋巴结可出现转移病变，决定了三维适形和调强放疗照射时靶区形状的不规则性，用常规的放疗方法难以使所有靶区达到治疗剂量同时保护正常组织。三维适形放疗是通过共面或非共面多野或多弧照射，使放射剂量分布区在三维方向上与肿瘤靶区高度一致，在肿瘤靶区受到高剂量照射的同时，最大限度地保护周围正常组织，为增加肿瘤区域放疗剂量、提高肿瘤局部控制率、缩短治疗疗程奠定了放射物理学基础。

资料表明，三维适形放疗直肠癌术后复发病例具有明显的剂量分布优势，可以更好地提高直肠癌术后复发患者的局部控制率，并有望延长其生存期，为直肠癌术后复发病例的治疗带来希望。

直肠癌术后复发的主要原因是术中肿瘤残留或术中癌细胞种植播散，其部位为盆腔及（或）会阴部持续性酸胀痛、下坠感等，严重影响生活质量。三维适形放疗后能使症状明显缓解。

由于三维适形放疗减少了正常组织的照射量，使其所造成的放疗反应大大降低。放射性肠炎发生率低。放疗的副作用如白细胞下降和放射性膀胱炎症状大大减少或可以避免。

3. 直肠癌放疗适应证及放疗原则

（1）直肠癌适应证。

1）临床分期 $T_{1\sim2}N_0$ 接受腹会阴联合切除手术，病理 $TNM_{1\sim3}N_{1\sim2}$ 需要接受放疗；接受经肛门手术而病理 $T_{1\sim2}$ 高风险，$T_{1\sim3}N_{1\sim2}$ 需放疗。

2）临床分期 T_3N_0，$T_aN_{1\sim2}$，可考虑术前放疗或术后放疗。

3）T_4 或无法手术切除的病例需术前放疗。

4）有远处转移的患者在化疗后接受放疗。

（2）直肠癌放疗原则。

1）照射野包括肿瘤及瘤床，以及周围 2.5 cm 组织、骶前淋巴结、髂内淋巴结。对于 T_4 肿瘤还应包括髂外淋巴结。对于远端侵及肛管的病变还应包括腹股沟淋巴结。

2）放疗推荐使用多照野技术（3~4 照野）。

3）接受腹会阴手术的患者照射野应包括会阴。

4）存在放疗副作用高风险时，推荐使用 IMRT 技术。

5）盆腔照射量为 45~50 Gy，对于可手术病例，术前放疗瘤床及周边 2 cm 加量 5.4 Gy，术后放疗则加量到 5.4~9.0 Gy。

6）小肠照射总量控制在 45 Gy 之内。

7）对于不可切除的病灶，照射剂量应>45 Gy。

8）对于接受基于 5-FU 化疗的患者，推荐放化疗同时进行。

（3）直肠癌放疗并发症及处置：直肠癌放疗并发症主要有全身症状和局部症状，其中全身症状以出现乏力、胃纳减退和白细胞下降，给予升白细胞及对症处理后可缓解。局部症状有放射性肠炎、肛周灼痛、外阴炎、放射性膀胱炎等。

直肠癌放疗早期反应为腹痛、大便异常、次数增多等放射性肠炎症状，是由于放疗引起小肠黏膜反应，为一过性。放疗部位在距肛门 6~8 cm 反应较剧，距肛门 10 cm 以上较轻。60%~90%患者有不同程度的放射性肠炎表现，放疗前的肠道准备有助于减轻症状，症状出现后可以给予高维生素饮食，合理的饮食、中药保留灌肠后可以缓解。对于出现黏血便的患者可以中断放疗。

约30%的患者有肛周灼痛和外阴炎，加强肛周护理，使用放疗期间用温盐水或 1/5 000 高锰酸钾溶液坐浴每日 1~3 次，水温 38~41 ℃，每日 10~20 分钟以改善局部循环，促进组织水肿或炎症吸收，解除痉挛，并对局部起清洁作用。

有 15% 左右患者放疗期间会出现放射性膀胱炎，放疗期间注意患者小便的量及颜色，每次放疗前排空小便，减少治疗时膀胱的辐射受量，应鼓励患者多饮水，每日饮水量达3 000 mL，口服维生素 C 及维生素 K，必要时使用尿路抑菌药。

（五）直肠癌分子靶向治疗及免疫治疗

分子靶向治疗是以肿瘤细胞过度表达的某些标志性分子为靶点，选择针对性的阻滞剂，能有效地干预受该标志性分子调控并与肿瘤发生密切相关的信号传导通路，从而达到抑制肿瘤生长、进展及转移的效果，成为治疗肿瘤的一个新途径。目前有多种药物是针对这些靶点且在直肠癌临床试验或临床应用中取得很好疗效。

（1）表皮生长因子受体（EGFR）通道的靶向治疗，抗 EGFR 单克隆抗体。

1）Cetuximab（IMC-C225，西妥昔单抗）：多项研究证实西妥昔单抗无论是联合单药伊立替康（BOND），还是两药 FOLFOX（OPUS）、FOLFIRI（CRYSTAL）方案，均改善了晚期结直肠癌患者的预后。ESTER 研究 FOLFIRINOX 联合西妥昔单抗方案的中位 PFS 达 13.3 个月，中位 OS 达 48.5 个月。但是西妥昔单抗疗效受 *RAS*、*BRAF* 基因状态相关，也与肿瘤发生部位相关。多项临床研究及 META 分析证实西妥昔单抗联合两药方案一线治疗 RAS/BRAF 野生型（WT）左半 mCRC 明显延长 OS/PFS 及提高 ORR，是 RAS/BRAF WT 左半转移性结直肠癌（mCRC）一线治疗推荐方案。FOCULM 研究是一项比较 FOLFOXIRI 西妥昔单抗一线治疗 RAS/BRAF WT 不可切除 CRC 肝转移的转化治疗研究，结果显示西妥昔单抗联合 mFOLFOXIRI 较单纯三药化疗显著提高不可切除结直肠癌肝转移患者的无疾病状态（NED）和客观缓解率（ORR），并显著延长总生存。西妥昔单抗联合 Encorafenib ± Binimetinib 治疗 BRAF V600E 突变的 mCRC 改善 ORR 和 OS，开启了此类患者无化疗药物的治疗时代；且与目前的标准治疗相比明显改善患者生活质量，但是目前我国没有相关数据，Encorafenib 和 Binimetinib 也尚未在我国批准上市。

目前多项西妥昔单抗联合免疫检查点抑制剂治疗 mCRC 的临床研究正在进行中，将为西妥昔单抗联合免疫治疗提供更多证据支持。

西妥昔单抗的不良反应相当轻微，以痤疮样皮疹、皮肤干燥和皲裂最常见，其他有虚弱、恶心、呕吐、腹痛和腹泻、荨麻疹及低血压。大约有 <0.5% 的患者出现间质性肺病，一旦确诊需要立刻停药并给予相关处理。值得注意的是，痤疮样皮疹的发生和严重程度与西妥昔单抗治疗反应和生存情况密切相关。

2）Panitumumab（ABX-EGF）：是一种 EGFR 单抗，2014 年被美国 FDA 批准联合化疗用于 KRAS 野生型转移性结直肠癌。

（2）针对 VEGF 通道的分子靶向治疗：贝伐单抗是一个针对血管内皮生长因子的单克隆抗体，可抑制肿瘤血管形成。2004 年 2 月 26 日获得 FDA 批准，是第一个美国批准上市的抑制肿瘤血管生成的药物。鉴于单药疗效的有限性，贝伐珠单抗一般不单独使用，通常推荐与化疗联合使用。NAVF2107 研究，贝伐珠单抗联合 IFL 方案治疗 mCRC，OS 由 15.6 个月提高到 20.3 个月。FIRE3 研究，贝伐珠单抗联合 FOLFIRI 方案，其有效率为 58.7%，PFS 为 10.3 个月，且不受 *RAS/BRAF*、*HER2*、*PIK3A* 等基因状态及肿瘤部位的影响。CALG80405 研究贝伐珠单抗分别联合 FOLFOX 或 FOLFIRI 一线治疗 mCRC，PFS 达 11.3 个月，OS 达 31.2 个月。Bevacizumab 的安全性好，主要的不良反应有鼻出血、高血压、蛋白尿，其他常见的不良反应有乏力、疼痛、腹泻、白细胞减少，偶有肿瘤出血，在使用过蒽环类化疗药或联合治疗方案内有蒽环类化疗药物的患者中，有少量患者出现心力衰竭（2%）。另外，研究观察到 A 组患者Ⅲ/Ⅳ级高血压和感觉性神经病变的发生率明显高于 B 组，分别为 6.2% 和 15.9%。

（3）以血管内皮细胞为靶向的其他药物。

1）瑞戈非尼：是一种口服的抗 VEGF 通路的酪氨酸激酶抑制剂，靶向 RTK 激酶。CORRECT 研究显示瑞戈非尼解救治疗可以显著改善 mCRC 患者标准治疗失败之后的治疗结局。CONCUR 研究在中国人群证实了这一研究结果，基于此，瑞戈非尼 2012 年 9 月，2017 年 5 月先后被 FDA 和我国 NMPA 批准用于作为氟尿嘧啶、奥沙利铂、伊立替康或抗 VEGF、抗 EGFR 靶向药物等现有标准治疗失败后的三线用药。而 REVERCE 研究提示，后线治疗中，先用瑞戈非尼再用西妥昔单抗较先用西妥昔单抗再用瑞戈非尼，可以改善西妥昔单抗治疗的 PFS，总生存期显著获益。REGONIVO 研究则揭开了抗血管 KTI 药物联合免疫检查点抑制剂治疗 MSS 晚期结直肠癌的序幕。

2）阿柏西普：阿柏西普是一种嵌合蛋白药物，通过阻断 VEGFR 通路抑制肿瘤血管生成，从而达到抑制肿瘤生长的目的。2012 年被美国 FDA 批准用于治疗晚期转移性结直肠癌，该药物尚未在我国上市。

3）雷莫芦单抗：它主要通过和 VEGFR2 结合，抑制肿瘤新生血管生成，进而达到抑制肿瘤增殖的效果。2015 年 4 月 24 日，FDA 批准雷莫芦单抗联合 FOLFIRI 方案治疗氟尿嘧啶、奥沙利铂、伊立替康或抗 VEGF、抗 EGFR 靶向药物治疗失败的 mCRC。

4）呋喹替尼：是一种国产选择性 VEGFR 抑制剂。2018 年 9 月被 NMPA 批准用于治疗既往接受氟尿嘧啶类、奥沙利铂、伊立替康为基础的化疗，及抗 VEGF、抗 EGFR 靶向药物治疗失败的 mCRC。

（4）其他靶点治疗药物。

1）BRAF V600E：具有 BRAF 突变的患者预后较差，目前一些针对 BRAF V600E 的药物已经经临床证实可以改善这类人群的预后，2020 年 NCCN 指南已经推荐维罗非尼+伊立替康+西妥昔单抗/帕尼单抗、达拉替尼+曲美替尼+西妥昔单抗/帕尼单抗、康奈非尼+Binimetinib（比美替尼）+西妥昔单抗/帕尼单抗用于携带 *BRAF* V600E 突变的 mCRC 患者。

2）KRS：存在 *RAS* 基因突变的结直肠癌患者对西妥昔单抗及帕尼单抗原发耐药，近两年针对 *KRAS* 突变的靶向药物研究取得了重大突破。AMG510 是第一个达到临床阶段的 *KRAS* G12C 抑制剂，FDA 已经批准 AMG510 作为孤儿药用于 *KRAS* G12C 突变结直肠癌患者。另一款针对 *KRAS* G12C 突变的靶向药物 MRTX849 正在临床试验阶段。

3）HER2 扩增：2%~6% 的晚期转移性结直肠癌会出现 HER2 扩增或过表达。抗 HER2 治疗药物已经在乳腺癌领域广泛使用，但是结直肠癌目前国内仍缺乏相关数据，相关方案已经被 FDA 推荐使用，相关药物包括：曲妥珠单抗、帕妥珠单抗、拉帕替尼，DS-8201 等。

4）NTRK：1%~5% 的晚期结直肠癌患者会伴随 NTRK 融合，拉罗替尼是被 FDA 批准用于 NTRK 融合的泛肿瘤治疗药物，在结肠癌患者中的总体缓解率为 50%。

（5）免疫治疗。

免疫检查点抑制剂对 MSI-H 结直肠治疗效果明显，帕博利珠单抗、纳武利优单抗以及伊匹木单抗已经被 NCCN 指南推荐用于 MSI-H 结直肠癌患者一线治疗，但是免疫检查点抑制剂单药对 MSS 患者几乎没有效果，目前正在探索联合方案对于这部分患者的疗效与安全性，包括免疫+免疫、免疫+化疗、免疫+抗血管等。

（六）直肠癌支架治疗

多年来，直肠癌伴有梗阻的急诊方法为癌姑息切除术或结肠造瘘术，但手术死亡率高达15%～20%。而肠内支架置入术在解除梗阻的同时，对患者打击少，无重大并发症及死亡的发生率低，且为患者提供适宜的手术机会。

对于不能手术的直肠癌梗阻，仅能保守治疗，而行结肠造瘘术，给患者带来了极大不便。临床实践表明，直肠支架的植入能迅速解除肠梗阻，使能够手术的患者完成充分彻底的肠道准备及其他术前准备，改善全身状况，减少术后并发症。直肠支架的应用为急性恶性直肠梗阻提供了更为有效的方法。但是仍有些问题待解决，如费用昂贵、技术问题，能较好地确定狭窄部位的近侧端，降低支架移位的发生率。

对已行手术治疗，局部又复发狭窄的患者，以往采用结肠造瘘术，但此方法给患者术后生活带来许多不便。现在采用的直肠内支架置入后患者梗阻症状解除满意，排便通畅，提高了生存质量，为进一步放化疗提供了机会，使患者生存期延长。

肠内支架治疗直肠梗阻，无论是解决术前梗阻或复发病灶的梗阻，均为一种新的治疗方法。此方法对患者打击小，可提高生活质量，有着广阔的应用前景。

（卢彦达）

第七章

肝、胆、胰肿瘤

第一节　肝癌

一、临床分期及肝功能评估

（一）临床分期

国内外有关肝癌（HCC）的分期有很多，如 Okuda 分期、法国分期、Clip 分期、JIS 分期、中国肝癌协会分期、巴塞罗那临床肝癌（BCLC）分期、美国癌症联合会（AJCC）的 TNM 分期等。这些分期都有各自适合的人群，但在全球范围内尚无十分完善的统一分期标准，TNM 是目前应用最广泛的恶性肿瘤分期系统，可是对 HCC 而言，尽管 2010 年的 AJCC TNM 分期（表 7-1）引进了肝纤维化评分，但未列入 TNM 总分期中，因而未能全面地体现肝功能、肝硬化对治疗方案的选择及判断预后的影响。BCLC 分期（表 7-2）融入了有关患者的体力状态、肿瘤的数量和大小以及按 Child-Pugh 分级系统确定的肝功能等预后变量，并根据分期推荐相应的治疗方案，被认为是临床较为实用的分期，本节治疗原则即以其为指南。

表 7-1　肝癌 2010 AJCC TNM 分期

分期	T	N	M		T、N、M 简明定义
I	T_1	N_0	M_0	T_1	孤立肿瘤，没有血管受侵
II	T_2	N_0	M_0	T_2	孤立肿瘤，有血管受侵或多发肿瘤但直径均≤5 cm
IIIA	T_{3a}	N_0	M_0	T_{3a}	多发肿瘤，直径>5 cm
IIIB	T_{3b}	N_0	M_0	T_{3b}	孤立肿瘤或多发肿瘤侵及门静脉或肝静脉主要分支
IIIC	T_4	N_0	M_0	T_4	直接侵及胆囊以外的周围组织或穿破脏腹膜
IVA	任何 T	N_1	M_0	N_1	区域淋巴结转移
IVB	任何 T	任何 N	M_1	M_1	有远处转移

表 7-2　肝癌 BCLC 分期

期别	PS 评分★	肿瘤状态		肝功能状态
		肿瘤数目	肿瘤大小	
0 期：极早期	0	单个	<2 cm	没有门静脉高压
A 期：早期	0	单个	任何	Child-Pugh A~B
		3 个以内	<3 cm	Child-Pugh A~B
B 期：中期	0	3 个以上	任何	Child-Pugh A~B
C 期：进展期	1~2	门静脉侵犯或 N_1、M_1	任何	Child-Pugh A~B
D 期：终末期	3~4	任何	任何	Child-Pugh C

注：★0~B 期需符合 PS 评分、肿瘤状态及肝功能状态的所有标准，C 期至少需符合 PS 评分和肿瘤状态中一项标准，D 期至少需符合 PS 评分和肝功能状态中一项标准。

（二）肝功能评估

客观、全面、准确地评估肝癌患者的肝脏储备功能，对制订合理的治疗方案具有重要意义。Child-Pugh 评分系统（表 7-3）包括有无肝性脑病、腹腔积液量、血清白蛋白含量、凝血酶原时间是否延长、血清胆红素含量五项常用临床指标，每一项指标评为 1~3 分，3 分表示最严重程度，然后将五项指标的评分合计以确定肝功能好坏，<6 分为 Child-Pugh A 级，7~9 分为 B 级，10~15 分为 C 级。该系统简便、实用，是 30 多年来国内外应用最广泛的评估系统，其局限性在于未能区分 Child-Pugh C 级中更严重的患者（极高胆红素或极低白蛋白），对肝性脑病和腹腔积液的评估有时会受主观因素的影响。

表 7-3　肝功能 Child-Pugh 评分

项目	评分		
	1	2	3
肝性脑病	无	1~2 期	3~4 期
腹腔积液	无	少量	中等量及以上
血清白蛋白（g/dL）	>3.5	2.8~3.5	<2.8
凝血酶原时间延长（s）	1~4	4~6	>6
胆红素（g/dL）	<2	2~3	>3

注：对于原发性胆汁型肝硬化患者，胆红素 1~3 分的评分标准分别为<4 g/dL、4~10 g/dL 及>10 g/dL。

二、治疗原则

肝癌的治疗应根据肿瘤大小、位置、分期、组织学类型、有无转移、年龄及包括肝功能在内的健康状况、治疗后并发症发生的风险及患者的意愿来决定最佳治疗方案。一般来说，以 BCLC 分期确定的治疗原则如下：0 期、A 期的患者可选择肝切除术、肝移植，也可考虑局部消融治疗；B 期患者可选择经导管肝动脉化疗栓塞（TACE）或手术；C 期患者可选择索拉非尼治疗；D 期患者选择最佳支持治疗，中药配合沙利度胺或三苯氧胺治疗不良反应小、花费少，在部分晚期肝癌患者中可观察到病灶稳定甚至缩小，也不失为一种选择。

肝癌根治术后 5 年复发率达 32.5%~61.5%，以肝内复发最常见，达 90% 左右，复发最早可在术后 2 个月内，高峰为术后 1~2 年。Kumada 等发现 3 年内复发多为原发灶播散，晚期多为肝癌多中心发生。目前对肝癌术后复发的治疗多持积极态度，其治疗原则及方法基本同首次治疗，局限于肝内的复发肿瘤符合肝移植适应证者可行肝移植，即补救性肝移植，有学者认为术后生存率与初次肝移植相当。

三、治疗方法

（一）手术

1. 肝切除术

是局限性可切除的非肝硬化和部分 Child-Pugh A 级肝硬化肝癌患者的一线选择，早期肝癌术后 5 年生存率可达到 60%~80%。切除的肝脏原则上不应超过有功能肝脏体积的 50%，切缘距肿瘤边缘至少 1 cm 以上，其具体适应证：一般情况良好，无明显心、肺、肾等重要脏器器质性病变，肝功能正常或仅有轻度损害（Child-Pugh A 级）或肝功能分级属 B 级，但经短期护肝治疗后恢复到 Child-Pugh A 级，肝储备功能基本在正常范围以内，无不可切除的肝外转移性肿瘤。禁忌证：全身情况差或伴有严重心、肺、肾等重要脏器器质性病变；肝功能 Child-Pugh C 级，有严重出血倾向，经治疗后凝血酶原时间延长仍超过 50%；肝癌为弥漫性或已超过肝的两叶以上或第 1、第 2、第 3 肝门已受侵犯或伴有广泛门静脉癌栓或有远处广泛转移；合并有明显的门静脉高压伴胃底—食管静脉曲张或腹壁静脉曲张。术后病例应作肝炎病毒载量（HBV DNA/HCV RNA）检查，如有指征，应进行抗病毒治疗以减少肝癌再发的可能。

肝切除方法包括根治性切除和姑息性切除。无法根治切除的肝癌患者，可酌情切除肉眼可见的肿瘤，允许微小子灶的存在，尽可能保留正常肝组织。

2. 二期切除术

不能行手术切除的肝癌经手术（肝动脉结扎）或非手术治疗（TACE、局部消融）缩小后可进行二期切除，又称降期后切除。二期切除术主要适用于 BCLCB 期和部分 C 期的患者，其适应证：肿瘤直径缩小 50% 以上，AFP 升高者显著下降，肝功能恢复正常。降期治疗中的各种不良反应消失，体重上升，全身情况耐受手术切除，肝癌在技术上有切除可能（主瘤缩小的同时与邻近卫星灶融合，周边形成包膜，境界清楚）。在降期治疗的任一阶段，只要达到切除条件即可行手术，时间以 1~2 个月为宜，不应过分强调肿瘤的缩小程度以及 AFP 一定降到正常水平。二期切除禁忌证同一期肝切除术。

3. 腹腔镜肝切除术（LH）

可用作肝叶切除和肝段切除，尤其是伴有肝硬化的肝癌患者。LH 的禁忌证包括：肿瘤体积过大，导致第 1 和第 2 肝门无法清楚分离和显露；肿瘤侵犯下腔静脉或第 1、第 2 肝门血管；肝功能 Child-Pugh C 级，预计术后剩余肝脏功能不足以满足患者正常生理代谢需要；心、肺等其他重要脏器功能不能耐受手术。设备、经验、技术不足时不宜开展较复杂的 LH。

4. 肝移植术

适用于 BCLC 分期 0 期和 A 期的患者，是伴严重肝功能障碍的小肝癌患者的最佳选择，部分不符合移植标准的患者经 TACE 或局部消融的降期治疗后也可考虑肝移植。在我国由于受到肝源和经济条件的限制，肝移植术多作为因肝功能障碍或肝内病灶范围过大而无法行根治性手术切除、局部消融治疗以及肝癌术后复发而无法再次行肝切除术患者的补充治疗。肝移植标准有米兰标准、美国加州大学旧金山分校标准、日本京都大学标准、上海复旦标准和匹兹堡改良 TNM 标准。符合米兰标准的肝移植患者的预期 4 年总生存率为 85%，无复发生存率为 92%。但米兰标准过于严格，使许多有可能通过肝移植得到良好疗效的肝癌患者被拒之门外。国内的标准扩大了肝癌肝移植的适应证范围，可使更多的肝癌患者因肝移植手术受益，但尚待在高级别的循证医学基础上取得共识。

肝移植术后需长期使用免疫抑制剂，目前大多采用以钙调神经磷酸酶抑制剂（CNIs）为主联合嘌呤合成抑制剂、激素的三联免疫抑制方案，即他克莫司或环孢素+霉酚酸酯+泼尼松。他克莫司术后 0.1~0.15 mg/（kg·d）分 2 次口服，使血药浓度维持在 1 个月内 10~12 ng/mL，1~3 个月 8~10 ng/mL，3 个月以上 5~10 ng/mL；或环孢素术后 8~10 mg/（kg·d）分 2 次口服，使血药浓度维持在 1 个月内 150~250 ng/mL，1 个月后 100~200 ng/mL；霉酚酸酯 0.5~0.75 g，每日 2 次日服，半年内逐渐减停药。长期使用激素导致受者术后并发症增多，也可使肝癌复发的风险增加 4 倍，现已逐渐形成了对激素减少用量、早期撤除，甚至弃用的趋势。随着肝移植受者生存时间的延长，各种 CNIs 的不良反应也随之出现，如高血压、糖尿病、高钾血症、移植后淋巴增生性疾病、神经病变、高尿酸血症、多毛症、牙龈增生、皮肤色素沉着等。

在感染及肾功能损伤的情况下需要调整免疫抑制剂的治疗方案，肝移植受者发生术后感染时，应当及时降低免疫抑制强度，改联合用药为单一用药。由于霉酚酸酯的骨髓抑制作用，一般首先将其撤除，并根据患者的免疫力和感染控制情况，调整 CNIs 或西罗莫司（SRL）用量。在感染严重的情况下，可以完全停用，但感染控制后，需要及时恢复用药。因为 CNIs 的肾毒性因素，肝移植术后发生肾功能损伤时，一般采用 CNIs 减量+霉酚酸酯加量的方案。如果肾功能损害继续进展，则需将 CNIs 转换为 SRL。转换过程中，两种药物有一段时间的重叠，通常是给予 SRL 起始剂量后，暂停晨服他克莫司，保留晚服，直到 SRL 达到稳定治疗剂量，再完全停用他克莫司。

免疫抑制剂预防了肝移植受者的排斥反应，提高患者存活率的同时也使患者的免疫系统长期处于抑制状态。国外报道新发肿瘤已成为器官移植患者远期死亡的重要原因。

5. 复发后再切除术

复发后再切除术主要针对根治性肝切除术及肝移植后复发的患者而言，其手术适应证及禁忌证同首次肝切除术。

即使严格按照米兰标准筛选的肝癌肝移植患者，肝移植术后复发率仍高达 25%~67%，复发多在术后 6~12 个月，是导致患者远期存活率低的主要原因。肿瘤肝内复发后可行手术切除或射频消融（RFA）患者的 5 年生存率均可达到 47%。然而，由于复发转移肝癌的多中心性，真正适合这两种治疗方法的患者只占一小部分。TACE 也是治疗肝癌肝移植后肝内肿瘤复发的方法之一。

肝移植后的复发转移，60% 的患者为多发病灶，最常见部位是移植肝、肺、骨、淋巴结，也可转移到其他少见部位如肾上腺、胸壁、脑等。即便影像学检查结果提示仅有肝脏复发，也仍然可能有其他部位的转移。因此，Hollebeeque 等建议患者应先行姑息性治疗，观察 3 个月确认无肝外转移后再行手术。

（二）经导管肝动脉化疗栓塞

TACE 主要用于治疗病灶局限在肝内但不可切除的肝癌，通过栓塞肿瘤的供血动脉使肿瘤缺血坏死，同时在栓塞部位灌注化疗药物而发挥治疗作用。在 TACE 中，常用的栓塞剂有碘油和吸收性明胶海绵。常用的化疗药物为顺铂、蒽环类抗生素、丝裂霉素等细胞毒药物。NCCN 肝癌指南建议，不能行根治性治疗的患者只要供应肿瘤的动脉血管与非靶血管不共干，均可考虑 TACE。

在 Takayasu 等的研究中，8 510 例无肝外转移但无法手术的患者接受 TACE 治疗后，中位随访 1.77 年，结果中位生存期为 34 个月，1 年、3 年、5 年和 7 年的生存率分别为 82%、47%、26% 和 16%。复旦大学肝癌研究所也报道了 759 例无法手术切除的肝癌患者接受 TACE 术后的 5 年生存率为 23.1%。但也有研究显示 TACE 治疗肝癌的生存率明显低于前述报道，可能与选择患者的肝内肿瘤数目、大小，肝功能状态等因素都有关，如复旦大学附属中山医院对 60 例肿瘤直径>10 cm、接受 TACE 治疗的患者进行回顾分析发现，1 年、2 年和 3 年的生存率分别为 41.7%、14.7% 和 7.3%。

可行一期根治性切除的肝癌，术前 TACE 对远期生存并无益处，甚至可能增加肿瘤转移的风险。对于怀疑有子灶或血管有癌栓的患者，术前 TACE 有明确诊断及降低术后复发的作用。肝移植术前如需较长时间等待供肝的患者可考虑 TACE 控制肿瘤进展。对于切缘较近、有血管侵犯或有卫星病灶的患者行术后 TACE 或可延缓复发、改善生存。有门静脉癌栓的患者应根据具体情况采取包括手术在内的综合治疗。索拉非尼联合 TACE 治疗无远处转移的晚期肝癌也在研究之中。此外，TACE 还可作为肝癌二期切除术前的降期治疗，肝癌术后复发、不能或不愿手术切除及消融治疗的小肝癌控制疼痛、出血及堵塞肝动静脉瘘的手段。TACE 的禁忌证包括：肝功能严重障碍（Child-Pugh C 级）；凝血功能严重减退，且无法纠正；门静脉主干完全被癌栓栓塞，且侧支血管形成少；合并活动性感染且不能同时治疗者；肿瘤远处广泛转移，估计生存期<3 个月者；恶病质或多器官功能衰竭者；肿瘤占全肝比例≥70%；外周血白细胞和血小板显著减少。

TACE 术后不良反应包括发热、恶心、呕吐、肝区疼痛、腹胀、呃逆、肝功能损害及黄疸等。以上反应多为一过性，经常规补液、保肝、抑酸、预防感染等对症处理后多在 1 周内缓解。肝区疼痛术中即可发生，若患者疼痛突然加重，应警惕肿瘤自发破裂出血可能。严重的并发症如异位栓塞、上消化道大出血较少见。

四、肿瘤内科治疗

（一）消融治疗

消融治疗分为化学消融治疗和物理消融治疗。化学消融治疗是用无水酒精、乙酸等注入肿瘤内使局部组织细胞脱水、坏死和崩解，从而达到灭活肿瘤病灶的目的。物理消融治疗是通过加热或冷冻局部组织灭活肿瘤，主要有 RFA、微波固化术、冷冻治疗、超声聚焦消融以及激光消融等。有 Meta 分析表明，在肿瘤完全坏死率、局部控制率、总生存率、无疾病生存率方面，RFA 均优于化学消融。直径≤3 cm 的肿瘤，RFA 治疗效果与手术切除相当，5 年生存率分别为 56.3% 和 54.2%，但局部复发率高于手术切除。我国有关学术组织的规定为：RFA 通常适用于单发肿瘤，最大直径≤5 cm 或肿瘤数目≤3 个，且最大直径≤3 cm；无血管、胆管和邻近器官侵犯以及远处转移；肝功能分级为 Child-Pugh A 或 B，或经内科护肝治疗达到该标准。对于不能手术切除的直径>5 cm 的单发肿瘤或最大直径>3 cm 的多发肿瘤，RFA 可以作为姑息性综合治疗的一部分。RFA 的禁忌证包括：肿瘤巨大或者弥漫型肝癌；

伴有脉管癌栓、邻近器官侵犯或远处转移；肝功能分级为 Child-Pugh C，经护肝治疗无法改善者；治疗前 1 个月内有食管、（胃底）静脉曲张破裂出血；不可纠正的凝血功能障碍和明显的血常规异常，具有明显出血倾向者；顽固性大量腹腔积液，恶病质；合并活动性感染，尤其是胆管系统炎症等；心、肺、肝、肾、脑等主要脏器功能衰竭；意识障碍或不能配合治疗的患者；第一肝门区肿瘤应为相对禁忌证；肿瘤紧贴胆囊、胃肠、膈肌或突出于肝包膜为经皮穿刺消融的相对禁忌证；伴有肝外转移的病灶不应视为绝对禁忌，仍然可考虑采用局部消融治疗控制肝内病灶情况。

局部消融的常见并发症有：消融后综合征（发热、疼痛、血尿、寒战等少见）、感染、消化道出血、腹腔内出血、肿瘤种植、肝衰竭、邻近脏器损伤。

（二）放疗

肝脏是对放射较为敏感的器官，其放射敏感性仅次于骨髓、淋巴组织和肾。既往出于对放疗引起肝损害的顾虑，肝癌的放疗开展较少，但随着放疗技术的发展，如三维适形放疗和调强放疗已为放疗在肝癌中的应用提供了更多可能。Seong 等报道 27 例无法手术肝癌的三维适形放疗（常规分割，40~60 Gy）治疗，中位生存期为 14 个月，3 年生存率为 21.4%。Kim 等对 70 例无法手术切除、TACE 无效或无法行 TACE 治疗的肝癌患者进行放疗，结果显示有效率为 54.3%，中位生存期为 18 个月；合并门静脉癌栓患者的有效率为 39%，中位生存期为 20.1 个月。

肝癌放疗的适应证包括：肿瘤局限，但因肝功能障碍或肿瘤位于重要解剖位置而无法手术或患者不愿接受手术及其他局部治疗；术后残留、局部复发者；对局部肿瘤放疗以控制并发症，如梗阻性黄疸；转移灶的放疗以减轻症状。对肝内肿瘤弥漫性播散者，也可考虑全肝姑息性放疗。

各期肝癌的放疗或联合其他局部治疗手段均显示一定疗效：对于肝内肿块>5 cm 的无法手术的 HCC 患者，放疗联合 TACE 可延缓肝内局部播散，提高有效率和生存率，有学者报道其 1 年、2 年、3 年生存率分别为 71.5%、42.3%、24%，有效率 76%；肝癌伴门静脉/下腔静脉癌栓，放疗可以延长患者的生存期；肝癌伴淋巴结转移，放疗可显著改善淋巴结转移的肝癌患者的临床症状和生存期，有学者报道放疗后淋巴结压迫相关症状缓解率高达 100%，客观缓解率 96.8%，1 年、2 年生存率分别为 42.1%、19.9%，中位生存期 9.4 个月。肝癌肾上腺转移的最佳治疗方案仍不确定，有报道放疗取得的中位生存期达 10 个月。肝癌骨转移放疗的疼痛缓解率为 98.7%。

大分割照射（每次 5 Gy，每日 1 次，每周 3 次，总剂量 50 Gy）的肿瘤控制率高，但对正常肝脏放射损伤也大。每次 4~8 Gy 的分割适形放疗，一旦发生放射性肝损伤，70% 以上患者在短期内死于肝衰竭。而常规分割照射 2 Gy/次，1 次/日，5 次/周，总剂量 50~62 Gy，疗效及正常肝脏耐受性皆较好，也是目前常用的方案。靶区多主张采用 CT 和 MRI 图像融合技术来确定肝癌肿瘤区（GTV），临床靶区（CTV）为 GTV 外加 5~10 mm，计划靶区（PTV）在使用主动呼吸控制装置条件下为 CTV 外加 6 mm，在没有使用主动呼吸控制装置条件下时要根据患者的呼吸来确定。

肝癌放疗的急性期毒副反应主要表现为厌食、恶心、呕吐，较严重的有上消化道出血、急性肝功能损害及骨髓抑制等；后期不良反应主要是放射诱发的肝病（RILD），典型的 RILD 发病快，常表现为非癌性腹腔积液、肝肿大，伴碱性磷酸酶升高到正常值 2 倍以上或谷丙转氨酶升高至正常值 5 倍以上；非典型 RILD 是指仅有肝功能的损伤而无腹腔积液和肝肿大。RILD 的发生与全肝放疗剂量、HBV 或肝硬化病史、联合 TACE、肝脏肿瘤性质（原发肝脏肿瘤或肝脏转移瘤）等因素相关。Dawson 等报道：全肝常规分割放疗，30~35 Gy 的剂量，5%的患者会发生 RILD；40~50 Gy 时，RILD 危险率增加到 50%；部分肝脏放疗，RILD 发生与肝平均照射剂量相关，当肝平均剂量<31 Gy 时无 RILD 发生，当放疗剂量为 1.5 Gy，每日 2 次，5%和 50%RILD 发生率的肝平均剂量分别为 31 Gy 和 43 Gy。部分肝脏照射的体积是 RILD 产生的重要预测因素，当少于 1/3 肝脏受到照射时，100 Gy 也是安全的。

RILD 通常发生于放疗结束后 2 周~3 个月，最晚可到 7 个月后。治疗只能是对症处理，可给予高蛋白、高热量、高维生素、低脂饮食，使用保肝药物、利尿剂和激素。

五、化疗方案及新靶点药物

蒽环类抗生素、顺铂、5-氟尿嘧啶、丝裂霉素单药有效率一般小于 10%，尤其是对于合并活动性肝炎或肝硬化的患者，化疗毒性反应显著，严重影响了其临床应用和治疗获益。奥沙利铂+5-氟尿嘧啶+亚叶酸钙（FOLFOX4 方案）、奥沙利铂+吉西他滨（GEMOX 方案）、奥沙利铂+卡培他滨等方案显示了一定的疗效且毒性可控，但总体效果仍较差。化疗适应证为：合并有肝外转移的晚期患者；虽为局部病变，但不适合手术和局部治疗者；合并门静脉主干癌栓者。

肝癌常用的化疗方案如下。

FOLFOX4（奥沙利铂+亚叶酸钙+5-氟尿嘧啶）：奥沙利铂，85 mg/m^2，静脉滴注，d1；亚叶酸钙，200 mg/m^2，静脉滴注，d1~2；5-氟尿嘧啶，400 mg/m^2，静脉注射，d1~2 或 5-氟尿嘧啶，600 mg/m^2，持续静脉滴注 22 小时，d1~2。每 2 周重复。

GEMOX（吉西他滨+奥沙利铂）：吉西他滨，1 000 mg/m^2，静脉滴注，d1；奥沙利铂，100 mg/m^2，静脉滴注 2 小时，d2。每 2 周重复。

PIAF（顺铂+阿霉素+5-氟尿嘧啶+α-干扰素）：顺铂，20 mg/m^2，静脉滴注 1 小时，d1~4；阿霉素，40 mg/m^2，静脉滴注，d1；5-氟尿嘧啶，400 mg/m^2，静脉滴注，d1~4；α-干扰素，5×10^6 U/m^2，皮下注射，d1~4。每 3~4 周重复。

阿霉素：阿霉素，60 mg/m^2，静脉滴注，d1。每 3 周重复。

卡培他滨+奥沙利铂：卡培他滨，1 000 mg/m^2，口服，每日 2 次，d1~14；奥沙利铂 130 mg/m^2，静脉滴注，d1。每 3 周重复。

在上述方案中，阿霉素可用吡柔比星替代，5-氟尿嘧啶和卡培他滨可用替吉奥替代。

索拉非尼已被 NCCN 指南推荐用于晚期肝癌的一线治疗。一项全球性随机双盲对照临床研究（SHARP 试验）证明，索拉非尼和安慰剂治疗晚期肝癌的有效率无明显差异（均无 CR，PR 分别为 7 人和 2 人），但中位总生存期分别为 10.7 个月和 7.9 个月，中位疾病进展时间分别为 5.5 个月和 2.8 个月，索拉非尼组可延长患者生存期。在亚太地区进行的 Oriental 研究则进一步证实了 SHARP 试验的结果，研究显示对于有肝炎、肝硬化背景的肝癌患者，索拉非尼同样具有改善生存的疗效，用法为 400 mg，口服，每日 2 次。绝大多数患者对索拉非尼治疗有良好的耐受性和依从性，不良反应主要有手足皮肤反应，表现为手足红斑、皮肤发疱、皮肤变硬、起茧、皲裂、脱屑等，主要发生于受压区域，如手掌和足跖部位，通常在服药 2 周后出现，6~7 周会有明显的减轻甚至消失；高血压，发生率为 29%左右，一般不需处理，应用降压药物后仍严重或持续的高血压偶有发生，需考虑永久停用索拉非尼；腹泻，症状轻微但时有发生，个别严重者可应用洛哌丁胺。

（陈齐军）

第二节　胆管恶性肿瘤

胆管恶性肿瘤来源于肝内/肝外胆管上皮或胆囊上皮，包括胆管癌（CCC）和胆囊癌（GBC），以胆囊癌最常见，约占 2/3。胆管恶性肿瘤占所有恶性肿瘤的 2%，在消化道恶性肿瘤中占第 5 位，东南亚国家发病率相对较高，非洲最低。近年来肝内胆管癌发生率上升显著，而胆囊癌和肝外胆管癌则呈下降趋势。

胆管恶性肿瘤患者早期缺乏特异症状，大多数患者进入进展期和晚期，仅 10% 患者得到早期诊断，适合手术治疗，总体预后差，5 年生存率仅为 5%。感染、胆管阻塞等并发症是胆管恶性肿瘤患者最佳治疗策略实施的主要障碍之一，此外，胆管病变难以评估，临床证据主要来源于小样本Ⅱ期临床研究数据，胆管恶性肿瘤包括不同来源部位的肿瘤，且这些肿瘤的临床特征、分子特征、生物学行为、预后和对治疗的反应存在差异，但目前临床试验通常一并纳入，难以为临床实践提供准确可靠的信息。近年来，由于对胆管恶性肿瘤生物学行为和分子特征认识的加深，以及在诊断、影像、手术、放疗、化疗等方面的进展，胆管恶性肿瘤的预后在一定程度上得到改善。

一、胆管恶性肿瘤的诊断和分期

（一）胆管癌

胆管癌是起源于胆管上皮细胞的恶性肿瘤，临床较少见，占所有消化道肿瘤的 3% 左右，为肝脏胆管系统第二大恶性肿瘤。胆管癌的发病以老年人为主，多为 65 岁以上，且随年龄增长发病呈上升趋势。男性发病略高于女性，约为 1.5 ：1。胆管癌根据解剖位置分为肝内胆管癌（IHCC）（20%~25%）、肝门部胆管癌（50%~60%）和远端胆管癌（EHCC）（20%~25%）。肝外胆管癌包括肝门部胆管癌和远端胆管癌。肝门部胆管癌也称 Klatskin 瘤，范围累及左、右肝管至肝总管，现国内外临床广泛采用 Bismuth-Corlette 分型，该分型根据病变发生的部位，将肝门部胆管癌分为 5 型。即Ⅰ型：肿瘤位于肝总管，未侵犯汇合部。Ⅱ型：肿瘤位于左右肝管汇合部，未侵犯左、右肝管。Ⅲ型：肿瘤位于汇合部胆管并已侵犯右肝管（Ⅲa）或侵犯左肝管（Ⅲb）。Ⅳ型：肿瘤已侵犯左右双侧肝管；在此基础上，国内学者又将Ⅳ型分为Ⅳa 及Ⅳb 型。

1. 发病因素

胆管癌的病因至今尚不十分清楚，已发现与下列因素有关：①胆管慢性炎症，长期的慢性炎症刺激是胆管癌发生的基础；②胆石症；③溃疡性结肠炎患者胆管癌发生率较一般人群高 10 倍，可能与慢性门静脉菌血症有关；④胆管囊性畸形，先天性胆管囊肿患者胆管癌的发病率高达 2.5%~28%，癌变机制可能与胰液反流、胆汁淤滞、结石形成和囊腔内慢性炎症等有关；⑤硬化性胆管炎，原发性硬化性胆管炎患者患胆管癌机会高于一般人群；⑥*K-ras* 基因突变，近年来分子生物学研究表明胆管癌 *K-ras* 基因 12 密码子突变率达 77.4%，说明 *K-ras* 基因突变在胆管癌的发生中可能起较重要的作用；⑦肝吸虫感染、胆管手术史、放

— 179 —

射性二氧化钍、乙型肝炎病毒感染等。

2. 病理特征

根据肿瘤的大体形态可将胆管癌分为乳头型、硬化型、结节型和弥漫浸润型 4 种类型，其中以浸润型较多见，其次为结节型，而乳头型较少见。

（1）乳头型癌：常为管内多发病灶，向表面生长，形成大小不等的乳头状结构，好发于下段胆管，易引起胆管的不完全阻塞，此型肿瘤主要沿胆管黏膜向上浸润，一般不向胆管周围组织浸润，手术切除成功率高，预后良好。

（2）硬化型癌：表现为灰白色的环状硬结，常沿胆管黏膜下层浸润，使胆管壁增厚，大量纤维组织增生，并向管外浸润形成纤维性硬块，伴部分胆管完全闭塞，好发于肝门部胆管，是肝门部胆管癌中最常见的类型，预后较差。

（3）结节型癌：肿块形成一个突向胆管远方的结节，结节基底部和胆管壁相连续，瘤体一般较小，基底宽，表面不规则，常沿胆管黏膜浸润，向胆管周围组织和血管浸润程度较硬化型轻，手术切除率较高，预后较好。

（4）弥漫浸润型癌：较少见，约占胆管癌的 7%，癌组织沿胆管壁广泛浸润肝内和肝外胆管，管壁增厚，管腔狭窄，管周结缔组织明显炎症反应，难以确定癌原始发生的胆管部位，一般无法手术切除，预后差。

日本癌症研究组根据肝内胆管癌肿的大体特征将其分为三类：肿块型、胆管周围浸润型和胆管内生长型。根据生长模式分为硬化性、结节型和管内乳头样型。

根据病理组织学分类，90% 以上为腺癌，少数为印戒细胞癌、腺鳞癌、鳞癌、小细胞癌、黏液癌、囊腺癌等。

3. 临床表现

胆管癌主要表现为黄疸、腹痛、食欲不振、消瘦、乏力、全身瘙痒、恶心呕吐等，黄疸为最常见的症状，约占 36.5%，多呈进行性加深。

患者临床表现因癌肿位置及病程之早晚而有所不同。肝内胆管癌多以发热、腹痛和发热等非特异性症状起病，胆管阻塞相关症状不常见，有时以影像学发现肝内肿块影就诊。肝外胆管梗阻时黄疸较深，中下段胆管癌常表现为无痛性胆汁淤积性黄疸，尿色深黄或呈茶色，大便颜色变浅或为陶土色。胆总管末段壶腹部肿瘤以胆总管及胰管阻塞为突出症状，且由于癌肿崩溃可有肠道出血及继发贫血现象，患者常有进行性黄疸及持续性背部隐痛，胰管有时受到阻塞，可能影响胰腺的内分泌而有血糖过高或过低现象，更可能因外分泌的缺失导致脂肪性腹泻，胆、胰管同时受阻塞，磁共振胰胆管造影（MRCP）检查可有典型的"双管征"，并时常伴有胆囊增大和肝脏肿大现象；肝总管内的癌肿以黄疸为显著症状，肝脏肿大明显，胆囊则不肿大，有时仅含黏液及白胆汁。

晚期因腹膜侵犯或侵犯门静脉，导致门静脉高压，可出现腹腔积液等；癌组织易向周围组织浸润，常侵犯神经和肝脏；患者常并发肝内和胆管感染而致死。

转移途径包括淋巴转移、浸润转移、沿神经蔓延和血行转移。淋巴转移为胆管癌最常见的转移途径，并且很早期就可能发生，有报道仅病理检验限于黏膜内的早期胆管癌便发生了区域淋巴结转移。胆管癌细胞沿胆管壁向上下及周围直接浸润是胆管癌转移的主要特征之一，且与胆管及周围结缔组织增生并存，使胆管癌浸润范围难以辨认，为手术中判断切除范围带来困难。此外，直接浸润的结果也导致胆管周围重要的毗邻结构如大血管、肝脏受侵，使手术切除范围受限而难以达到根治性切除；神经侵犯发生率可达 33.3%~83.4%，临床上以黄疸和疼痛为多见症状，支配肝外胆管的迷走神经和交感神经在肝十二指肠韧带上组成肝前神经丛和肝后神经丛，包绕神经纤维有一外膜完整、连续的间隙，称为神经周围间隙。统计表明，神经周围间隙癌细胞浸润与肝及肝十二指肠韧带结缔组织转移明显相关。血行转移以肺最为常见。

4. 辅助检查

（1）肿瘤标志物检查：包括 CA19-9、CEA 和 CA125 等。约 85% 的胆管癌患者 CA19-9 上升。合并原发性硬化性胆管炎（PSC）时，CA19-9>100 kU/L 诊断胆管癌的敏感性和特异性分别为 38%~89% 和 50%~98%，无 PSC 时敏感性为 53%。CA19-9+40×CEA>400 对胆管癌的诊断率高达 100%，而敏感性和特异性分别为 67% 和 100%；CEA>512 μg/L 时，如果 CA19-9>180 kU/L，敏感性和特异性均达到 100%。此外，CA19-9>100 kU/L 并且 IL-6>50 ng/L 时，敏感性和准确率分别达到 80% 和 76%。

（2）超声显像检查：为梗阻性黄疸患者的首选检查方法。B 超能显示肝内外胆管扩张情况和肿瘤部位。彩超可显示肿块的血供、淋巴结侵犯及肝动脉、门静脉受侵犯情况。超声造影可动态显示胆管癌不同时相血供变化，有助于和其他肿瘤鉴别。超声内镜和胆管内超声避免了肠道气体和肥胖因素干扰，清楚显示肿瘤和周围脏器关系，对中下段胆管癌和肝门部胆管癌的浸润深度判断的准确性分别达到 82.8% 和 85%，还有助于判断区域淋巴结有无转移。在超声引导下还可以作梗阻部位胆汁的脱落细胞检查和直接穿刺病变组织的组织学检查，但前者阳性率只有 58%，后者可达 74%。

（3）磁共振胆胰管成像（MRCP）检查：图像不受梗阻部位的限制，是一种无创伤性的胆管显像技术，可以详尽地显示肝内胆管树的全貌、肿瘤阻塞部位和范围、有无肝实质的侵犯或肝转移，是目前肝门部胆管癌理想的影像学检查手段。

（4）CT/MRI 检查：延迟性增强 CT/MRI 被推荐，对于肝内胆管癌和肝外胆管癌，可以显示肿瘤的血供，判断其与周围血管和组织间的关系、评估有无卫星病灶、肝内远处转移、淋巴结累及等，较准确显示胆管扩张、梗阻部位和范围，便于术前可切除性判断。

（5）内镜逆行胆胰管造影（ERCP）检查：相对于 MRCP，ERCP 是一种相对有创的检查，可以了解整个胆管情况，但目前除了可直接收集胆汁胆管癌脱落细胞外，其他诊断上的作用可基本被 MRCP 替代。ERCP 在胆管癌治疗上的作用更显重要，对有黄疸的晚期肿瘤患者、一般情况差难以耐受手术或者需要行术前减黄患者，ERCP 在通畅胆管引流，延长患者生存，改善生活质量上有着重要价值。

（6）经皮肝穿刺胆管造影（PTC）检查：为诊断胆管癌的主要传统方法，可清晰地显示肝内外胆管树的形态、分布和阻塞部位。

（7）PET-CT 检查：PET 诊断胆管癌敏感性较高，但较难和炎性病变鉴别，容易出现假阳性结果，但在淋巴结转移、远处转移的识别上具有优势，特异性显著高于 CT（100% vs. 59%）。PET-CT 显像技术结合了两者优点，使胆管癌诊断和定位水平显著提高。PET-CT 价钱昂贵，尚未普及。

（8）消化道内镜检查：对于怀疑病例，可行上下消化道内镜排除原发胃肠道肿瘤的肝转移。

（9）免疫组化检查：病理免疫组化 CK7 和 CK20 检查有助于肝内胆管癌与肠癌肝转移

的鉴别诊断，前者 CK7（+），CK20（-）和 CDX2（-），后者 CK7（-）和 CK20（+）。

5. 临床分期

第 6 版美国癌症联合会（AJCC）分期中，肝内胆管癌分期与肝细胞癌分期相同，未纳入肝内胆管癌本身特有的可作为预后因素的临床病理特征。通过对 598 例肝内胆管癌术后患者资料的分析提出肝内胆管癌第 7 版 AJCC 新分期，见表 7-4，该分期按照 TNM 可更好地预测肝内胆管癌患者预后。对于肝外胆管癌，结合胆管侵犯部位、肝脏萎缩程度和门静脉受侵情况，第 7 版 AJCC 分期系统将肝门部胆管癌分期和远端胆管癌分期分开，分别见表 7-5 和表 7-6。

表 7-4　肝内胆管癌 TNM 分期（AJCC 第 7 版）

分期	T	N	M
0	T_{is}	N_0	M_0
I	T_1	N_0	M_0
II	T_2	N_0	M_0
III	T_3	N_0	M_0
IVA	T_4	N_0	M_0
	任何 T	N_1	M_0
IVB	任何 T	任何 N	M_1

注：T_X，原发肿瘤不能确定；T_0，无原发肿瘤证据；T_{is}，原位癌或胆管内肿瘤；T_1，孤立性肿物无血管侵犯；T_{2a}，孤立性肿物伴血管侵犯；T_{2b}，多个肿物伴血管侵犯；T_3，累及脏层腹膜或直接侵犯局限性累及肝外结构；T_4，侵及胆管周围结构；N_X，区域淋巴结无法确定；N_0，无区域淋巴结转移；N_1，有区域淋巴结转移；M_0，无远处转移；M_1，有远处转移。

表 7-5　肝门部胆管癌 TNM 分期（AJCC 第 7 版）

分期	T	N	M
0	T_{is}	N_0	M_0
I	T_1	N_0	M_0
II	$T_{2a\sim b}$	N_0	M_0
IIIA	T_3	N_0	M_0
IIIB	$T_{1\sim3}$	N_1	M_0
IVA	T_4	$N_{0\sim1}$	M_0
IVB	任何 T	N_2	M_0
	任何 T	任何 N	M_1

注：T_X，原发肿瘤不能确定；T_0，无原发肿瘤证据；T_{is}，原位癌或胆管内肿瘤；T_1，肿瘤仅限于胆管内，侵犯肌层；T_{2a}，肿瘤突破管壁；T_{2b}，肿瘤侵犯邻近肝实质；T_3，肿瘤侵犯门静脉或肝动脉的单一分支；T_4，肿瘤侵犯肝动脉主干或门静脉主干、门静脉双侧分支、双侧二级胆管、一侧二级胆管合并对侧门静脉或肝动脉累及；N_X，区域淋巴结无法确定；N_0，无区域淋巴结转移；N_1，有区域淋巴结转移；N_2，转移到腹主动脉旁、腔静脉旁、肠系膜上动脉旁、髂血管旁等处淋巴结；M_0，无远处转移；M_1，有远处转移。

表7-6　远端胆管癌 TNM 分期（AJCC 第7版）

分期	T	N	M
0	T_{is}	N_0	M_0
ⅠA	T_1	N_0	M_0
ⅠB	T_2	N_0	M_0
ⅡA	T_3	N_0	M_0
ⅡB	T_1	N_1	M_0
	T_2	N_1	M_0
	T_3	N_1	M_0
Ⅲ	T_4	任何 N	M_0
Ⅳ	任何 T	任何 N	M_1

注：T_X，原发肿瘤不能确定；T_0，无原发肿瘤证据；T_{is}，原位癌或胆管内肿瘤；T_1，肿瘤仅限于胆管内；T_2，肿瘤突破管壁侵犯；T_3，肿瘤侵犯胆囊、胰腺、十二指肠或其他邻近器官，但未累及腹主动脉和肠系膜上动脉；T_4，肿瘤累及腹主动脉和肠系膜上动脉；N_X，区域淋巴结无法确定；N_0，无区域淋巴结转移；N_1，有区域淋巴结转移；M_0，无远处转移；M_1，有远处转移。

（二）胆囊癌

胆囊癌是胆管系统最常见的恶性肿瘤，发病率居消化道恶性肿瘤的第5位，恶性程度高，预后非常差，5年存活率不到10%，总体中位生存时间为8~10个月。男女发病比为1：3，发病年龄随年龄的增加而增加，多数在40岁以上，70岁左右达到高峰。起病隐匿，临床症状无特异性，大部分患者发现胆囊癌时已是典型进展期。

1. 发病因素

与胆囊癌发生密切相关的高危因素有：胆石症、胆囊息肉（直径大于1 cm 息肉或单发息肉或广基无蒂息肉容易恶变）、胰胆管汇合异常、肥胖、吸烟、糖尿病、内外源性雌激素、性别（女性，尤其是多产妇女）、节段性胆囊腺肌症、慢性炎症性肠病、结肠息肉、Mirizzi 综合征、伤寒菌携带者、职业因素（从事炼油、化工、造纸、制鞋、纺织等）、胆囊造瘘术后、胆囊癌家族史、细菌感染（如沙门菌、伤寒和副伤寒杆菌以及螺旋杆菌等，可能与细菌感染诱导胆汁酸降解有关）、饮食习惯、手术治疗消化性溃疡与胆囊癌有关、年龄（>60岁的人群）等。临床上见到以上高危因素患者时，应该注意对胆囊癌的筛查，对合并有胆囊癌高危因素的患者应行胆囊切除，以提高对胆囊癌的早期诊断率。

胆石症是胆囊癌最主要的危险因素，95%以上的胆囊癌患者合并有胆囊结石，相对危险度是普通人的8.3倍。胆石症发生胆囊癌的高危因素包括：①年龄>60岁，尤其是女性；②胆石症病史10年以上；③结石直径>2.0 cm 或多发结石，充满型结石者；④胆囊颈部结石嵌顿或 Mirizzi 综合征；⑤B 超提示胆囊壁有局限性增厚；⑥胆囊结石疼痛由间断性转变为持续性；⑦合并胆囊息肉样病变；⑧胆囊无功能，瓷性胆囊；⑨萎缩性胆囊炎或胆囊壁钙化。

2. 病理特征

病理学检查是确诊胆囊癌最重要的依据。胆囊癌大体形态分为浸润型和结节型，多发生在胆囊颈部。绝大多数是腺癌（包括 NOS 腺癌、乳头状腺癌、黏液腺癌、未分化腺癌、管状腺癌、印戒细胞癌），其他较少见的病理亚型有乳头状腺癌、黏液癌、鳞癌和腺鳞癌等。

3. 临床表现

早期胆囊癌没有特异性的临床表现，常与胆囊结石、胆囊炎症状相似，表现为右上腹隐痛不适、食欲不振、恶心等；晚期患者因胆管侵犯或肝十二指肠韧带的转移可出现黄疸、乏力和消瘦等全身症状。出现腹痛、黄疸、腹部肿块等明显临床症状时大多已经属于中晚期，根治性切除率低，术后生存期短。

原发性胆囊癌有沿淋巴管、血管、神经鞘和经胆管、腹膜转移或直接浸润 6 种转移途径，较早就可出现转移。

4. 辅助检查

（1）实验室检查：迄今尚未发现对胆囊癌有特异性的肿瘤标志物。研究表明 CEA、CA19-9、CA50、CA125、DR-70 等可作为胆囊癌早期诊断的一项辅助指标。合并肝门部胆管侵犯、梗阻性黄疸时，CA19-9 诊断特异性低，胆管引流减黄后 CA19-9 仍维持较高水平提示胆囊癌可能。最近研究表明 CA242 在胆囊癌特异性的肿瘤标志物中诊断价值较高，诊断灵敏度为 84%，明显优于 CEA、CA19-9、CA-125。

（2）超声检查：目前临床诊断和筛查胆管疾病首选影像学方法。B 超对胆囊隆起样病变的动态观察具有独特的优越性；彩色多普勒超声可以了解肿块血供、门静脉及肝动脉有无受侵犯等；超声内镜（EUS）可以评估胆囊癌浸润范围，对临床分期具有指导意义；超声造影对良恶性胆囊病变的诊断率可达 70%~90%。

（3）CT 和 MRI 检查：作为胆囊癌影像诊断和分期的重要手段，可了解肿瘤位置、大小、单发或多发、是否合并胆管扩张和血管侵犯，以及有无腹腔淋巴结及远隔器官转移等，对于胆囊癌的定性优于 B 超，对胆囊癌确诊率高于 B 超，但在发现胆囊癌的小隆起病变方面不如 B 超敏感。

多层螺旋 CT 对胆囊内直径小于 1 cm 的良恶性息肉的鉴别具有较高的诊断价值，其诊断敏感度及特异度分别为 88% 和 87%。

磁共振血管成像（MRA）也用于胆囊癌的诊断，MRI 与 MRA 联合可以显示血管浸润（敏感度 100%，特异度 87%）、胆管浸润（敏感度 100%，特异度 89%）、肝脏浸润（敏感度 67%，特异度 89%）、淋巴结转移（敏感度 56%，特异度 89%）；MRCP 在胆胰管梗阻时有很高的诊断价值，特别是可以显示胆胰管合流异常，早期发现胆囊癌高危因素。

（4）PET-CT 检查：有助于胆囊癌的诊断，尤其是对在诊断不明确的病变、假定良性病变胆囊切除术后胆囊床的残余病灶、常规未发现的远处转移病灶有很大价值，但尚未普及。

（5）ERCP 检查：不作为胆囊癌诊断的首选，伴有胆管梗阻时作用较大。内镜可以观察病灶并取材活检，为有创检查，技术要求高，很难普及。

（6）经十二指肠乳头胆囊穿刺活检：据报道成功率可达 88.9%，胆囊癌诊断准确率可达 100%，但实际上此操作复杂，难度较大，在实际临床工作中较难推广。

（7）腹腔镜检查：术中检查随着现代外科技术的不断进步，特别是腹腔镜的广泛运用和胆囊切除术的广泛开展，越来越多的胆囊癌在手术中被意外发现。对于术中切除的胆囊应触摸其有无局限性增厚、硬结和肿块，并常规剖开检查，对可疑病灶应行冰冻切片检查，以期术中能早期发现胆囊癌。

5. 临床分期

胆囊癌有多个分期系统，常用的有 Nevin 分期、日本胆管外科协会（JBSS）分期及

TNM 分期，各分期系统各具特色和优缺点。TNM 分期由 AJCC 和 UICC 联合发布（表7-7），主要根据肿瘤侵犯胆囊壁的深度（T）、淋巴结转移的远近（N）及远处转移（M）分为 4 期，是目前占绝对主导地位的分期方法，既反映了人们对胆囊癌治疗观点和态度的变迁，更重要的是反映了目前人们对胆囊癌生物学行为等科学问题认识的加深。

表 7-7 胆囊癌 TNM 分期（AJCC 第 7 版）

分期	T	N	M
0	T_{is}	N_0	M_0
I A	T_1	N_0	M_0
I B	T_2	N_0	M_0
II	T_3	N_0	M_0
III A	T_3	N_0	M_0
III B	$T_{1\sim3}$	N_1	M_0
IV A	T_4	$N_{0\sim1}$	M_0
IV B	任何 T	N_2	M_0
	任何 T	任何 N	M_1

注：T_X，为原发肿瘤无法判断；T_0，为无原发肿瘤证据；T_{is}，为原位癌；T_1，为肿瘤侵犯固有层或肌层；T_{1a}，为肿瘤侵犯固有层；T_{1b}，为肿瘤侵犯肌层；T_2，为肿瘤侵犯肌层周围结缔组织，尚未侵及浆膜或肝脏；T_3，为肿瘤侵透浆膜和（或）直接侵犯肝脏和（或）一个邻近器官或组织；T_4，为肿瘤直接侵犯门静脉或肝动脉主干或侵犯 2 个或更多的肝外器官或组织。N_X，为区域淋巴结转移无法评估；N_0，为无区域淋巴结转移；N_1，为胆囊管、胆总管、肝动脉和（或）门静脉淋巴结转移；N_2，为腹主动脉、下腔静脉、肠系膜上动脉和（或）腹腔干旁淋巴结转移。M_X，为远处转移无法评估；M_0，为无远处转移；M_1，为有远处转移。

二、胆管恶性肿瘤的综合治疗

（一）外科治疗

1. 胆囊癌的外科治疗

对于 TNM 分期为 T_{is}、T_{1a} 期胆囊癌，行单纯胆囊手术切除即可达到根治性切除目的，切缘阴性的治愈率高达 85%~100%。对于 T_{1b} 期胆囊癌，由于侵犯肌层后易发生早期淋巴结转移，单纯胆囊切除的 1 年生存率仅有 50%，建议扩大手术切除范围或行根治性切除。T_2 期胆囊癌侵及肌层周围结缔组织，单纯胆囊切除不能确保获得 R_0 切除，需要行包括肝脏和肝十二指肠淋巴结清扫在内的整块切除，术后的 5 年生存率可提高到 80%。T_3 期患者的手术至少要包括肝脏和区域淋巴结清扫在内的整块切除，如果胆囊癌侵犯了肝脏和主要的血管，还需要行大部肝切除；如果侵犯了胆管，还需要行肝外胆管的切除和重建，如果直接侵犯到了邻近的脏器（十二指肠、胃或结肠），也应将其整块切除，术后 5 年生存率可达 30%~50%。T_4 期胆囊癌几乎不能根治性切除，要考虑姑息治疗。但对于门静脉侵犯可以切除并重建或多个邻近器官侵犯可整块切除的患者应争取根治性切除。

意外胆囊癌常见于腹腔镜胆囊切除术后，更多见于胆囊炎病史较长、胆囊壁增厚以及较大的胆囊结石及胆囊息肉的患者。部分患者由于术中胆囊破损，术后可能出现腹腔及穿刺针道的肿瘤种植转移，处理起来相当困难，预后差。因此，胆囊切除术前检查应尽可能齐备，对于胆囊癌高危倾向的患者，尽可能不要进行腹腔镜胆囊切除。

2. 胆管癌的外科治疗

肝内胆管癌手术方式与原发性肝细胞癌类似，肝内胆管癌往往不伴肝硬化，肝脏储备功能良好，故积极手术尤为重要，应争取无瘤边缘，是获得长期生存的重要因素。肝内胆管癌淋巴转移现象常见，而淋巴转移与手术效果及患者预后密切相关，故在淋巴清扫方面肝内胆管癌与原发性肝细胞癌又有明显区别，肝内胆管癌强调淋巴清扫，以提高手术治疗的效果。

肝门部胆管癌由于肝门局部解剖复杂，肿瘤发现时多已侵犯肝门部重要结构，故手术切除率低，而能获得根治性手术切除者更少。但无论如何，即使是姑息性切除其改善患者生活质量的作用也远优于经皮穿刺置管引流或内支架置管。因此，对肝门部胆管癌应采取积极的手术态度。对临床较有指导意义的是改良 Bismuth-Corlette 临床分型，对 I 型肿瘤可采取局部切除，II 型行局部切除加尾叶切除，III 型行局部切除附加尾叶和右半肝（IIIa）或左半肝（IIIb）切除，IV 型行全肝切除及肝移植术。肝门部胆管癌一旦侵犯周围组织，淋巴结转移发生率可达 48%，主要是肝十二指肠韧带内沿肝动脉至胰上缘的淋巴结，胆管癌切除时应该行肝十二指肠韧带内淋巴结清扫。肝门部胆管癌常出现门静脉等重要血管的侵犯，选择合适的病例联合门静脉或肝动脉血管切除重建是提高肝门部胆管癌手术切除率，改善患者预后的重要方法之一。

远端胆管癌一般需行胰十二指肠切除术（Whipple 手术），手术死亡率一般低于 10%，5 年生存率可达 15%~20%。Whipple 手术是治疗远端胆管癌、壶腹部癌和胰头癌的经典手术，切除的范围包括胰头部、胃幽门窦部、十二指肠全部和胆总管下段加行区域淋巴结清扫，同时对胆总管、胰管和胃分别与空肠吻合重建消化道。

3. 肝移植

晚期胆囊癌、肝内胆管癌患者的肝脏移植效果较差，术后极易复发。目前肝移植多应用于肝门部胆管癌。Robel 等报道，36 例肝门部胆管癌患者肝移植术后 1 年、3 年、5 年生存率分别达 82%、53% 和 32%。Rea 等回顾性分析肝门部胆管癌的新辅助治疗效果，入组 125 例患者，包括 I 期、II 期胆管癌及不能手术的晚期胆管癌，分析显示放疗序贯化疗之后行肝移植者，其 1 年、3 年、5 年生存率分别为 92%、82% 和 82%，显著高于单纯手术切除者的 82%、48% 和 21%（$P=0.022$），提示选择合适的受体，新辅助治疗后行肝移植，可改善肝门部胆管癌患者的预后。但由于病例数及相关文献较少，肝移植供体缺乏，治疗费用高等，肝移植在胆管恶性肿瘤治疗中的应用进展缓慢。国内外尚无胆囊癌患者行肝脏移植手术的大宗病例报道。

4. 胆管引流术

胆管引流的主要目的是缓解症状。若术前分期不准确或术中探查发现有肿瘤远处转移、侵犯主要血管而无法根治切除等原因，不能达到根治性切除目的，在不增加手术创伤和风险的大前提下，应尽量行胆管内引流或外引流，改善肝功能，以提高患者生活质量。若术前已明确无手术指征且黄疸较严重时，应行逆行胰胆管造影（ERCP）、内支架置管甚至经皮肝穿刺胆管引流（PTCD），在改善肝功能的基础上，联合放疗、化疗等可能延长患者的生存期。ERCP 相对于手术内引流具有创伤小、恢复快、患者容易接受等优势，因此，对于不能行手术根治的胆管癌且需要减黄的患者具有重要价值。对部分因胆管梗阻段较长等原因所致的 ERCP 失败者，行 PTCD 外引流同样具有改善患者预后的重要意义。

（二）辅助/新辅助治疗

胆管恶性肿瘤患者术后复发和转移率高，术后辅助治疗十分必要。目前针对胆管系统恶性肿瘤的术后辅助治疗研究开展较少，且大多为小样本回顾性研究，入组患者包括胆管癌、胆囊癌，甚至胰腺癌等，证据级别较低。

R_0 切除后是否需要辅助性治疗，需根据肿瘤 TNM 分期个体化制订，对进展期肿瘤患者酌情行化疗。迄今尚无标准的辅助化疗方案值得推荐，是单药还是联合有待进一步研究，借鉴晚期患者的化疗，辅助化疗推荐以氟尿嘧啶为基础或吉西他滨为基础的方案。对于边缘阳性或区域淋巴结阳性的肝外胆管癌患者，可行放疗，推荐考虑氟尿嘧啶同期放化疗后加氟尿嘧啶或吉西他滨辅助化疗。靶向药物的治疗价值尚待进一步研究证实。

美国纪念斯隆·凯特林癌症中心的一项回顾性研究分析了该中心胆囊癌辅助治疗的 10 年经验。该研究中，435 例患者中有 123 例接受了根治术，其中接受术后化疗、术后同步放化疗和术后同步放化疗序贯化疗者的比例均为 6.5%，研究结果显示，单纯手术组和辅助治疗组的中位生存期分别为 30.3 个月和 23.4 个月，提示辅助治疗不仅未能改善患者生存，反而有缩短生存期的趋势，进一步深入分析发现，辅助治疗组患者在辅助治疗前已预后不良，淋巴结阴性者比例仅为 25%，远低于单纯手术组，故此结果不足以否认辅助治疗的效果。

2002 年日本学者 Takada T 等报道了一项针对胆胰肿瘤术后辅助化疗的前瞻性 III 期临床研究结果，入组 508 例 II ~ IV 期患者，其中胆管癌 139 例、胆囊癌 140 例、壶腹癌 56 例、胰腺癌 173 例，随机入观察组和辅助化疗组，化疗方案为 MMC 6 mg/m^2（手术当日），随后连续 5 日缓慢滴注 5-FU 310 mg/m^2 第 1、第 3 周，最后口服 5-FU 制剂 100 mg/m^2 直至肿瘤进展。结果显示，总体人群辅助化疗组患者的 OS 较观察组显著延长，5 年生存率分别是 26% 和 14.4%（$P=0.036$），亚组分析显示辅助化疗可改善胆囊癌患者生存，5 年生存率分别是 26% 和 14.4%（$P=0.036$），尤其是非根治性胆囊癌术后患者的生存获益显著（8.9% vs. 0，$P=0.026$），但胆管癌患者未能从辅助化疗中获益，5 年生存率分别为 26.7% 和 24.1%。

一项单中心研究对肝外胆管癌切除术后接受以氟尿嘧啶为基础放化疗的患者的回顾性分析提示，尽管远处转移大致相同，但放化疗可提高局部控制率。一项覆盖了 1973—2005 年且限于局部肝外胆管癌患者的分析结果显示，虽然术后辅助放疗在最初 1~2 年可获生存改善，但 5 年随访后这一优势更不明显。来自对 SEER 数据库患者的回顾性分析结果支持对肝内胆管癌患者辅助放化疗，在这项研究中，患者术后接受放疗的总生存得到显著改善（$P=0.014$）。在对肝外胆管癌患者的回顾性研究中，对比 R_0 切除术后不接受辅助治疗的患者和 R1 切除术后接受放化疗的患者，发现两者生存无明显差异，提示后组能从放化疗中获益。

对一些经选择的患者来说，术前给予新辅助性化疗，再行手术切除，以达到治愈的目的是可行的。McMasters 报道了 9 例肝外胆管癌患者接受术前放化疗，3 例得到病理学上的完全缓解，9 例全部术后切缘阴性。然而目前缺乏相关的前瞻性、随机对照研究结果来得出确切结论。

目前越来越多的研究表明，光动力治疗（PDT）可作为胆管癌的一种有前景的姑息性治疗方法。PDT 主要包括光敏剂、光源和氧三大要素。光敏剂能被恶性肿瘤组织选择性摄取和潴留，在特定波长光波的照射下，通过氧的参与，发生光敏化作用，从而达到局部杀伤肿瘤组织的目的。PDT 的抗肿瘤效应主要发生在两个层面：直接杀伤肿瘤细胞和损伤血管以减少组织血流，抗肿瘤机制主要包括介导的细胞毒反应机制、抗血管效应及抗肿瘤免疫反应。PDT 的不良反应较少，主要的不良反应为皮肤光敏反应，如红斑、肿胀和灼烧感，少数较严重的不良反应如水疱、皮肤退色和易脆性增加、头发过速生长等，也有便秘、咳嗽、注射部位疼痛或肿胀、性格改变、发热、心动过速、贫血、恶心及眩晕等不良反应的报道，但均非常少见。

PDT 在不可切除的胆管癌的姑息治疗中发挥了重要的作用。研究显示，PDT 联合胆汁引流及化疗对不可切除胆管癌有明显效果，且死亡率降低，患者生存率和生活质量也有明显提高。6 项回顾性研究将胆汁引流联合 PDT 与单独胆汁引流进行了比较，其中 5 项实施了内镜下治疗，4 项结果显示 PDT 治疗后患者生存时间明显延长。在一项 PDT 联合金属支架置入的研究中，尽管生存时间延长，但差异无统计学意义，考虑可能与对照组随访不完善、PDT 后引流不畅等原因相关。一项队列研究将患者分为两组，一组在内镜下引流后行 PDT，一组则在引流后予以化疗，结果显示联合 PDT 治疗组的生存时间较联合化疗组明显延长（512 日 *vs.* 173 日，$P<0.0001$）。国内研究报道，PDT 可延长不可切除胆管癌患者的生存时间，降低治疗费用，但可能会增加胆道感染率；对胆管感染，可用抗生素治疗加以控制；无其他严重不良反应，施术者内镜技术熟练即可实施此疗法。但鉴于该系统评价仅纳入 2 个随机对照试验，且样本数较少，因此结果尚需更多大样本随机对照试验加以验证。此外，PDT 在肿瘤切除后复发及新辅助治疗方面也可发挥作用。有研究显示，术后肿瘤复发的患者在接受 PDT 后，其生存时间较预期明显延长。一项非对照研究显示，75% 的患者 2 年无瘤生存率有了显著提高，7 例晚期 Bismuth-Corelette Ⅲ 型和 Ⅳ 型无法手术切除的患者在 PDT 治疗后均可行手术切除，1 年和 5 年的无复发率分别为 83% 和 71%。

三、胆管恶性肿瘤的化疗和靶向治疗

（一）胆管恶性肿瘤的化疗

胆管恶性肿瘤通常被认为对化疗不敏感，但姑息化疗已被多项研究证实可改善部分晚期胆管恶性肿瘤患者的生活质量和延长生存。氟尿嘧啶类药物（包括 5-FU、卡培他滨和替吉奥）、吉西他滨、顺铂是目前临床上胆管恶性肿瘤的常用药物，丝裂霉素、阿霉素和伊立替康等在胆管恶性肿瘤化疗中显示了一定活性，上述单药化疗客观有效率为 8%~30%，中位 OS 为 6~11 个月，联合化疗的有效率为 20%~40%，中位生存期为 6~13 个月。

Glimelius 等首次证实对于晚期胆管恶性肿瘤患者姑息化疗优于最佳支持治疗（BSC）。该研究收治 90 例晚期或转移胆管恶性肿瘤患者，包括 53 例胰腺癌和 37 例胆管癌，随机入组，化疗方案为 5-FU+亚叶酸钙+依托泊苷，结果显示姑息化疗可将晚期胆管癌患者的中位 OS 由 2.5 个月延长至 6.0 个月（$P<0.01$），且化疗组患者生活质量改善。

现有证据支持对于晚期胆管癌患者推荐吉西他滨为基础或氟尿嘧啶为基础的两药联合化疗方案。常用化疗方案包括：吉西他滨+顺铂，吉西他滨+卡铂，吉西他滨+奥沙利铂，卡培他滨+奥沙利铂，卡培他滨+顺铂，5-FU+顺铂等。表 7-8 和表 7-9 分别汇总了以氟尿嘧类药物和以吉西他滨类药物为基础的联合化疗方案治疗恶性胆管肿瘤的 Ⅱ 期临床研究结果，总的说来，各方案耐受性可，因为每个临床研究的选择偏倚及较小的样本量，很难对比疗效，也就难以明确何为最佳方案。

表7-8 以氟尿嘧啶类药物为基础的联合方案

化疗方案	例数	有效率（RR)%	中位OS（月)
5-FU+MMC+LV	25	26	6
5-FU+MMC+ADM	14	31	—
5-FU+DDP	42	42.9	7.5
5-FU+DDP+EPI	30	40	13.2
5-FU+LV+DDP	29	34	9.5
5-FU+LV+DDP	28	19	8
5-FU+LV+CBP	14	21.4	5
5-FU+IFN	32	34	12
5-FU+DDP+DoXo+IFN	41	21	14
CAP+DDP	38	21.4	9.1
CAP+DDP	32	40.6	12.4
CAP+DDP+EPI	43	40	8
CAP+MMC	26	1	9.2
CAP+GEM	45	31	14
CAP+GEM	44	32	14
CAP+OXA	47	27	12.8
S-1+GEM	35	34.3	11.6
S-1+GEM	25	30.4	12.7
S-1+DDP	51	30	8.6
S-1+OXA	49	24.5	8.6

注：5-FU，5-氟尿嘧啶；MMC，丝裂霉素；LV，亚叶酸钙；DDP，顺铂；EPI，表阿霉素；ADM，阿霉素；CBP，卡铂；CAP，卡培他滨；GEM，吉西他滨；OXA，奥沙利铂；S-1，替吉奥；IFN，干扰素；DoXo，多柔比星。

表7-9 以吉西他滨为基础的联合方案

化疗方案	例数	有效率（RR)%	中位OS（月)
GEM+DDP	30	36.6	5
GEM+DDP	40	27.5	9
GEM+DDP	29	34.5	11
GEM+DDP	38	32	8
GEM+DDP	30	21	9.7

化疗方案	例数	有效率（RR)%	中位 OS（月）
GEM+DDP	204	26.1	11.7
GEM+DDP	40	19.5	11.2
GEM+CBP	20	36.7	—
GEM+CDCBA	48	31	10.6
GEM+OXA	31	26	11
GEM+OXA	67	14.9	8.8
GEM+OXA	40	15	8.5
GEM+OXA	53	18.9	8.3
EM+OXA	26	30.8	9.5
GEM+OXA+5-FU	72	19	10
GEM+5-FU+LV	42	9.5	9.7
EM+5-FU	27	33	5.3
GEM+MMC	25	20	6.7
GEM+DCT	43	9.3	11

注：GEM，吉西他滨；DDP，顺铂；CBP，卡铂；OXA，奥沙利铂；5-FU，5-氟尿嘧啶；LV，亚叶酸钙；MMC，丝裂霉素；DCT，泰素帝。

Eekel 等报道一项 1985—2006 年 104 项临床研究汇总分析结果，涉及 2 810 例胆管肿瘤患者，结果显示 ORR 为 22.6%，DCR 为 57.3%，中位 TTP 和 OS 分别为 4.1 个月和 8.2 个月。亚组分析显示，与单药相比（$n=971$ 例），两药方案（$n=1 499$ 例）的 ORR（28% $vs.$ 15.3%）、DCR（61% $vs.$ 50.4%）和中位 TTP（4.4 个月 $vs.$ 3.4 个月）均有显著提高，中位 OS 有延长趋势（9.3 个月 $vs.$ 7.5 个月，$P=0.061$），三药或多药方案（$n=340$ 例）与两药方案（$n=1 499$ 例）相比 ORR 下降（19.1% $vs.$ 28%，$P=0.061$），中位 OS 无差别（9 个月 $vs.$ 9.3 个月）；吉西他滨联合铂类的有效率可提高 17%，而氟尿嘧啶类药物联合铂类有效率只提高 8.7%，提示吉西他滨联合铂类治疗组患者获益最大；胆囊癌患者的化疗反应率较胆管癌患者高（34.2% $vs.$ 20.2%，$P=0.000$），但中位 OS 短于后者（9.3 个月 $vs.$ 7.2 个月，$P=0.048$）。

一项随机对照 II 期临床研究比较了吉西他滨联合顺铂与单药吉西他滨治疗晚期胆管恶性肿瘤患者的疗效，入组 86 例患者，单药组（G）：吉西他滨 1 000 mg/m^2，第 1、第 8、第 15 日给药，每 28 日重复，共 6 周期；联合组（GP）：吉西他滨 1 000 mg/m^2，顺铂 25 mg/m^2，第 1、第 8 日给药，每 3 周重复，共 8 个周期，结果显示单药组和联合组 6 个月的无进展生存时间（PFS）分别为 47.7 个月和 57.1 个月，中位 TTP 分别为 4 个月和 8 个月，疾病控制率分别为 57.6% 和 75.7%，两组毒性发生率相似。关键性 III 期 UKABC-02 研究设计同 II 期临床研究，共 34 个中心入组 410 例晚期或转移的胆管癌、胆囊癌或壶腹部癌患者，结果显示单药组与联合组的中位 OS 分别为 8.1 个月和 11.7 个月（$P<0.001$），PFS 分别为 5.0 个月和 8.0 个月（$P<0.001$），DCR 分别为 81.4% 和 71.8%（$P=0.049$），尽管联合化疗组中性粒细胞减少发生率较高，但两组 3 级以上不良反应发生率无明显差异。该研究是目前关于胆系肿瘤最大，也是唯一获得阳性结果的多中心Ⅲ期临床研究结果，显示了 GP 方案在疾病控制和生存上的优势且不伴随毒性增加，支持其成为晚期胆管恶性肿瘤一线化疗"金标准"。

（二）胆管恶性肿瘤的分子靶向治疗

关于胆管恶性肿瘤分子靶向治疗的临床研究，多为Ⅰ期或Ⅱ期研究，Ⅲ期研究极少。已初步探讨了厄罗替尼、西妥昔单抗、贝伐单抗和索拉非尼等的潜在治疗地位，结果显示一定的客观缓解率，但生存益处有待观察。

1. 针对 EGFR 通路

一项关于胆管癌 EGFR 等蛋白表达的大样本队列研究（1991—2004 年）共纳入 236 例，其中肝内胆管癌（IHCC）106 例，肝外胆管癌（EHCC）包括肝门胆管癌在内 130 例。结果提示 IHCC 患者的 EGFR、VEGF 与 HER-2 蛋白过表达率分别为 27.4%、53.8% 和 0.9%，EHCC 患者分别为 19.2%、59.2% 和 8.5%，多因素分析显示 EGFR 是胆管癌的强烈预后指标。

一项关于厄罗替尼治疗胆管癌的Ⅱ期临床研究纳入 42 例进展期胆管癌（未切除或转移）患者，EGFR 表达率占 81%，中位 OS 为 7.5 个月，3 例因 2~3 级皮疹需减少剂量，研究结果提示厄罗替尼对晚期胆管癌治疗有益。Lubner 报道厄罗替尼联合贝伐单抗治疗 53 例胆管癌患者Ⅱ期临床研究结果，其中 6 例（12%）取得 PR，25 例患者（51%）SD，中位 TTP 和 OS 分别为 4.4 个月和 9.9 个月。

2009 年 ASCO 会议上，Malka 等首次报道国际开放性胆管癌随机Ⅱ期临床研究（BINGO）结果，随机入组接受 GEMOX 方案（吉西他滨+奥沙利铂）或 GEMOX+西妥昔单抗方案，2 周为 1 个周期，自 2007 年 10 月至 2008 年 10 月共 101 例患者入组，结果提示两组患者 4 个月的疾病无进展期分别占 44% 和 61%，提示靶向联合化疗略优于单纯化疗。2010 年，Gruenberger 等报道一项 GEMOX 联合西妥昔单抗治疗胆管癌的Ⅱ期临床研究结果，30 例患者中，3 例取得 CR，16 例 PR，ORR 为 63%，中位 TTP 和 OS 分别为 8.3 个月和 12.7 个月，9 例（30%）患者得到再次潜在根治切除术，13 例出现 3 级不良反应，无 4 级不良反应，该研究结果令人鼓舞。

2. 针对 VEGF 通路

一项贝伐单抗联合 GEMOX 方案治疗未切除或转移胆管癌Ⅱ期临床研究的结果提示，25 例胆管癌和 10 例胆囊癌患者中，14 例患者获得 PR，10 例（34%）SD，中位 OS 和 TTP 分别为 12.7 个月和 7.0 个月，6 个月的 PFS 达 63%，毒性反应可控制。

胆管癌细胞最常见的基因突变发生在 MAPK 信号通路（即 RAS/RAF/MEK 通路），变异发生率超过 60%，其中 Ras 变异率 56%、B-Raf 变异率 22%。肝癌具有相似的过表达的 MAPK，从而联想索拉非尼在胆管恶性肿瘤治疗中可能具有相似的效果。来自美国的一项关于索拉非尼治疗 B-RAf 表达异常、VEGF 过表达胆管癌的Ⅱ期临床研究结果显示，9 例（29%）病情稳定，27 例病情进展，中位 PFS 和 OS 分别为 2 个月（95%CI：2~4 个月）和

6 个月（95%*CI*：4~10 个月）。来自意大利的一项索拉非尼治疗晚期胆管癌和胆囊癌的 II 期临床研究入组 46 例患者，包括 27 例 IHCC，5 例 EHCC 和 14 例胆囊癌，26 例（56%）既往接受过化疗，结果显示 1 例 PR，12 例 SD，ORR 为 2%，中位 PFS 和 OS 分别为 2.3 个月和 4.4 个月，最常见不良反应为皮疹、疲劳等，22% 患者药物需要减量。初步临床研究结果未能显示索拉非尼对胆管癌治疗具有显著疗效。

3. 其他靶向治疗

研究发现胆管癌细胞 c-kit 和 PDGF 的表达率分别为 50% 和 75%，为伊马替尼治疗胆管恶性肿瘤提高了治疗基础。2009 年 Sprenger 等在 ASCO 会议报道一项伊马替尼联合 5-FU/CF 治疗无法切除或转移胆管癌患者的多中心 II 期研究结果，41 例患者入组（胆囊癌 19 例和胆管癌 22 例），26 例可评价疗效患者中，1 例 CR，1 例 PR，13 例 SD。

（张金锋）

第三节　胰腺癌

胰腺癌是常见的消化道肿瘤，治疗效果差，1 年生存率约 23%，5 年生存率不到 5%。导致胰腺癌高死亡率的原因可以归结为：①难以早期发现，多数患者确诊时已处于进展期，只有不到 25% 可行根治性切除；②易发生转移，肿瘤<2 cm 时便可发生淋巴和血行转移。胰腺癌的另一特点是取材和诊断困难，相关指南明文指出可在没有病理诊断的情况下谨慎进行抗肿瘤治疗，这在实体恶性肿瘤中并不多见。

一、临床分期

胰腺癌的临床分期多用 TNM 分期，具体见下文及表 7-10，胰腺癌常见的区域淋巴结见表 7-11。

T—原发肿瘤

T_x　原发肿瘤无法评估；

T_0　无原发肿瘤证据；

T_{is}　原位癌（包括高级别导管上皮内瘤变，导管内乳头状黏液性肿瘤伴重度异型增生，导管内管状乳头状肿瘤伴重度异型增生，黏液性囊性肿瘤伴有重度异型增生）；

T_1

T_{1a}　肿瘤最大径≤0.5 cm；

T_{1b}　0.5 cm<肿瘤最大径<1 cm；

T_{1c}　肿瘤最大径 1~2 cm；

T_2　2 cm<肿瘤最大径≤4 cm；

T_3　肿瘤最大径>4 cm；

T_4　肿瘤侵及腹腔动脉，肠系膜上动脉，和/或肝总动脉，无论肿瘤大小；

N—区域淋巴结

N_x　区域淋巴结不能评价；

N_0　无区域淋巴结转移；

N_1　1~3 个区域淋巴结转移；

N_2　4 个以上区域淋巴结转移；

M—远处转移

M_0　无远处转移；

M_1　有远处转移；

表 7-10　胰腺癌 TNM 分期

分期	T	N	M
0	T_{is}	N_0	M_0
ⅠA 期	T_1	N_0	M_0
ⅠB 期	T_2	N_0	M_0
ⅡA 期	T_3	N_0	M_0
ⅡB 期	T_1	N_1	M_0
ⅡB 期	T_2	N_1	M_0
ⅡB 期	T_3	N_1	M_0
Ⅲ 期	T_1	N_2	M_0
Ⅲ 期	T_2	N_2	M_0
Ⅲ 期	T_3	N_2	M_0
Ⅲ 期	T_4	ANyN	M_0
Ⅳ 期	ANyT	ANyN	M_1

表 7-11　胰腺癌的区域淋巴结

部位	区域淋巴结
胰头癌	6、8、9、11、12、13、14、17、18 组
胰体尾癌	8、10、11、12a1、12a2、12b1、12b2、13、14、17、18 组

注：6. 幽门下淋巴结；8. 肝固有动脉周围淋巴结；9. 腹腔干周围淋巴结；10. 脾门淋巴结；11. 脾动脉周围淋巴结；12. 肝十二指肠韧带中淋巴结（12a1 肝动脉上半部分，12a2 肝动脉下半部分，12b1 胆管上端，12b2 胆管下端）；13. 胰十二指肠后淋巴结；14. 肠系膜上动脉周围淋巴结；17. 胰十二指肠前淋巴结；18. 胰体尾下缘淋巴结。

和所有的肿瘤一样，胰腺癌的检查应能满足定位、定性、分期和了解全身功能状况及有无重要并发症、夹杂症的需要。

二、治疗原则

手术仍是胰腺癌唯一的根治性疗法，然而，超过 75% 的患者因病期较晚而失去手术机会。放疗、化疗及新靶点药物治疗需根据患者身体状况、年龄，肿瘤部位、侵及范围，黄疸以及肝肾功能水平等综合考虑。

可切除的Ⅰ、Ⅱ期患者应该及时接受手术，之后进行辅助治疗。肿瘤可切除的判定标准：①无远处转移；②腹腔干、肝动脉和 SMA 周围的脂肪间隙清晰；③没有 SMV 和门静脉被肿瘤组织围绕、变形、瘤栓形成或无静脉被肿瘤组织包绕的影像学证据。术后辅助治疗建议吉西他滨或 5-氟尿嘧啶/亚叶酸钙或卡培他滨为基础的单纯化疗或基于氟尿嘧啶类药物或吉西他滨的放化疗。

潜在可切除的患者先予新辅助治疗，对于血管受累有限的所谓临界可切除的肿瘤患者特别有意义。潜在可切除的判定标准如下。①没有远处转移。②SMV 或门静脉受累，提示肿瘤组织包绕血管，侵及管壁并伴管腔狭窄；肿瘤组织包裹 SMV/门静脉但未包裹周围动脉或者由于肿瘤组织包裹或癌栓导致小段静脉闭塞，但在受累静脉的近侧和远侧有合适的血管可进行安全切除及重建。③胃十二指肠动脉至肝动脉有小段动脉被肿瘤组织包裹或肝动脉直接被包裹，但尚未侵及腹腔干。④以血管本身圆周为界，肿瘤围绕 SMA 未超过 180°。新辅助治疗后如果仍然无法切除，没有病理检查结果的患者建议活检并重新分期，然后参照相应分期的胰腺癌治疗。

胰腺癌根治术后复发率约为 50%，怀疑术后复发者，建议活检证实和全面检查。若仅为局部复发，对于先前未进行过放化疗的患者，可以考虑放化疗；NCCN 指南不推荐再次手术，因为其并不能改善生存率；但也有研究认为术后复发时间间隔≥9 个月、年龄≤65 岁、CA19-9<100 IU/mL 的患者有可能从再次手术中获益，中位生存期约为 11.2 个月。如果出现远处转移，无论是否伴有局部复发，治疗决策应考虑从辅助治疗结束到发现远处转移的时间间隔。在初始治疗完成 6 个月后，可以选择和先前一样的全身治疗方案，当然也可以更换化疗方案；若在初始治疗完成 6 个月以内，建议更换化疗方案。

局部晚期无法切除的Ⅲ期胰腺癌，治疗有赖于化疗±放疗，同步放化疗较单纯放疗或化疗能够延长生存期。接受放化疗后显著缓解的患者，尽管目前缺少确切的证据支持，NCCN 指南仍推荐可考虑手术切除肿瘤。局部无法切除的判定标准：①肿瘤位于胰头，肿瘤围绕 SMA>180°或侵犯腹腔干（任何度数）；SMV/门静脉闭塞且无法重建；肿瘤侵犯和围绕腹主动脉。②肿瘤位于胰体，肿瘤围绕 SMA 或腹腔干>180°；SMV/门静脉闭塞且无法重建；肿瘤侵犯腹主动脉。③肿瘤位于胰尾，肿瘤围绕 SMA 或腹腔干>180°。④淋巴结状态，淋巴结转移范围超出手术所能切除范围视作不可切除。

已发生远处转移的胰腺癌中位生存时间只有 5~8 个月，主要治疗是化疗及姑息治疗。除非用于姑息目的，联合放化疗不大使用。最有效的单药化疗有效率为 5%~20%，但对患者的 2 年生存率影响很小。

三、综合治疗

根治性手术切除指征：①年龄<75 岁，全身状况良好；②临床分期为Ⅰ~Ⅱ期的胰腺癌；③无腹腔积液；④术中探查癌肿局限于胰腺内，未侵犯门静脉和肠系膜上静脉等重要血管；⑤无远处播散和转移。

常用手术方式有：①Whipple 术，胰头肿瘤最常采用；②胰腺末端切除术和脾切除术，胰体尾部肿瘤常采用；③局限或扩大胰腺切除术；④全胰切除术，肿瘤较大，范围包括胰头、胰颈、胰体时采用此术式。胰腺的切缘要>3 cm，为保证足够的切缘可于手术中对切缘行冰冻病理检查。标准的淋巴结切除术包括十二指肠和胰腺、肝十二指肠韧带的右侧、肠系膜上动脉的右侧以及胰十二指肠前方和后方的淋巴结。

胰腺癌的腹主动脉旁淋巴结转移率与肿瘤的大小没有相关性，即使很小的肿瘤也可以有腹主动脉旁淋巴结转移，倘若不清扫主动脉、腔静脉三角区的淋巴结，胰腺癌在术后复发的概率甚高。

2011 年卫生部胰腺癌诊疗规范中规定理想的组织学检查应包括至少 10 枚淋巴结。

Slidell 分析美国监测、流行病学与最终结果数据库 1988—2003 年里 4 005 例胰腺癌患者的资料，比较淋巴结清扫数目及阳性淋巴结占总淋巴结数目的比率与预后的相关性，所有患者特别是 N_0 患者，清扫 12 个淋巴结以上者预后显著好于淋巴结不足 12 个者，未有淋巴结检出的患者预后最差；对于 N_1 患者，阳性淋巴结与总淋巴结数目的比率与预后存在显著负相关性。

34% 有神经侵犯的胰腺癌患者并无淋巴结转移，很多所谓根治术后复发的主要原因是受侵的胰周神经丛及腹膜后组织切缘残留，所以扩大淋巴结切除术不仅要切除标准手术中所涉及的淋巴结，还包括右侧的从右肾门至腹主动脉左侧的后腹膜软组织，以及左侧的从门静脉至肠系膜下动脉起始部位之间的软组织。

腹腔镜主要用于胰腺癌的探查和分期、胰腺远端切除术和局部切除术。

对术前判断不可切除的胰腺癌患者，如同时伴有黄疸、消化道梗阻，在全身条件允许的情况下可行姑息性手术，行胆肠、胃肠吻合，胆囊造瘘，安放支架等。

四、肿瘤内科治疗

放疗在胰腺癌的治疗中占有重要地位，术中放疗常单独进行，姑息性放疗可酌情同步化放疗或单纯放疗。患者若存在胆管梗阻，可酌情行临时性或永久性支架置入。

术前放疗用于潜在可切除或局部晚期不能切除的胰腺癌，放疗期间出现远处转移者，可避免不必要的手术。术前放疗常与化疗同时进行，也可先行 2~4 周期诱导化疗。推荐 CT 模拟加三维适形放疗计划，治疗体积应包括原发肿瘤和区域淋巴结所在部位，放疗剂量：45~54 Gy，每次 1.8~2.5 Gy 或 36 Gy，每次 2.4 Gy。治疗后如能手术，最好在放疗结束后 4~8 周进行，以免放疗后纤维化增加手术难度。

术中放疗主要用于肿瘤残存、切缘不净或淋巴结残存等或是不可切除胰腺癌探查术后。优点：①直接在需要照射的部位进行照射；②可以降低局部复发率，延长复发时间；③对周围正常组织和器官保护好。Reni 等报道的 127 例患者中，Ⅰ~Ⅱ期患者相对于单纯手术，手术联合术中放疗可以显著降低局部复发率，延长术后至局部复发时间，提高 5 年生存率；Ⅲ~Ⅳ期患者，如果术中放疗的射线能量高于 9MeV，可以明显降低局部复发率，但对总生存率的获益不大。术中放疗的剂量缺少统一意见，美国 MD 安德森肿瘤中心建议根据肿瘤情况给予不同剂量：①根治性切除（切缘阴性），剂量 10 Gy；②切缘阳性或肿瘤未切除但十二指肠部分在照射野内，剂量 15 Gy；③肿瘤大体切除或肿瘤未切除但十二指肠全部在照射野外，剂量 20 Gy；④十二指肠全部在照射野内，剂量 12.5 Gy。

根治性切除术后的辅助治疗尚有不同意见。美国基于胃肠肿瘤研究组、肿瘤放疗协作组 97-04 等研究建议术后辅助化放疗，而欧洲基于欧洲胰腺癌研究组的临床试验 1、ESPAC-3 等结果建议仅予以辅助化疗。不过，切缘阳性、病灶离切缘过近、肿瘤侵犯邻近器官、区域淋巴结转移等高危因素以及胰头癌，术后化放疗没有太多的争论。RTOG 临床试验 97-04 显示，在肿瘤位于胰头的患者中，使用吉西他滨或连续滴注 5-氟尿嘧啶并联合放疗，有延长总生存期的趋势，虽然其增幅并不显著。这些结果与加入了放疗的大规模、单中心系列研究的结果相似。放疗靶区范围：临床靶区包括瘤床、吻合处以及邻近淋巴结区域，特别强调要包括腹腔干及其周围 2 cm。CTV 外放 0.5~2 cm 为计划靶区。放疗剂量 95%PTV DT 45~46 Gv/1.8~2 Gy，瘤床和吻合口再推量 5~9 Gy，但要注意小肠的剂量。

局部晚期不可手术切除胰腺癌，若患者一般情况允许，给予同步化放疗，其后应通过详细的影像学检查再次分期，有 R_0 切除可能性时可考虑手术。对于预期同步放化疗后可能也难以切除（如肿瘤完全包裹 SMA 或腹腔干动脉）或存在可疑的远处转移灶的患者，可以先给予 2~6 周期的化疗，再行同步放化疗。肿瘤靶区（GTV）：肿瘤、阳性淋巴结（短径>1 cm 或 PET-CT 检查 FDG 高代谢区），GTV 外放 0.5~1.5 cm 为 CTV，CTV 外放 0.5~2 cm 为 PTV，根据肿瘤范围相应外放即可，如靶区未包括全胰腺则不可做全胰腺放疗；不做区域淋巴结的预防照射。放疗剂量 95%PTV DT 45~54 Gy/1.8~2.5 Gy（若临床需要，也可高于54 Gy）或 36 Gy/2.4 Gy。

晚期胰腺癌因肿瘤压迫所致梗阻、严重疼痛或高龄、基础病多等，可酌情同步放化疗或单纯放疗。放疗剂量 30~36 Gy，每次 2.4~3.0 Gy。

术前、术后或姑息性放疗均可联合化疗，但可供选择的方案不多，文献报道的基本是氟尿嘧啶类药物或吉西他滨。

五、化疗方案

新辅助化疗方案尚没有足够证据，但术后辅助化疗已有随机临床试验的结果确认其作用，并推荐在术后 4~8 周开始。ESPAC-3 研究显示，术后 5-氟尿嘧啶/亚叶酸钙与吉西他滨治疗相比，中位生存期分别为 23.0 个月和 23.6 个月，无明显差异。RTOG97-04 研究则报道，胰头癌吉西他滨组的总生存期显著优于 5-氟尿嘧啶组。2013 年 ASCO 会议上对 JAS-PAC-01 研究（Ⅲ期临床）进行了中期数据分析，发现口服替吉奥在药效及安全性方面均优于吉西他滨，其 2 年总生存率为 70%，吉西他滨组为 53%。

局部晚期及转移性胰腺癌，推荐吉西他滨为基础的方案。二线治疗可在基于吉西他滨的方案（若之前未用过）和基于氟尿嘧啶类药物的方案中选择。吉西他滨和 5-氟尿嘧啶相比，生存时间和反应率差异并不显著，但吉西他滨缓解肿瘤导致的疼痛优于 5-氟尿嘧啶。

到目前为止，被 FDA 批准用于胰腺癌治疗的新靶点药物是厄洛替尼。一项关于晚期或转移性胰腺癌患者的双盲、安慰剂对照的Ⅲ期试验将 569 例患者随机分组接受厄洛替尼联合吉西他滨或吉西他滨单药治疗，结果显示，联合组中位生存期为 6.24 个月，1 年生存率为23%，单药组分别为 5.91 个月和 17%。

常用的药物治疗方案如下。

5-氟尿嘧啶+亚叶酸钙：亚叶酸钙，20 mg/m²，快速静注，d1~5；5-氟尿嘧啶，425 mg/m²，快速静注，d1~5。每 4 周重复，共 6 个周期。

FOLFIRINO X（奥沙利铂+伊立替康+亚叶酸钙+5-氟尿嘧啶）：一项随机试验入组了342 例患者，评估 FOLFIRINOX 相对于吉西他滨单药治疗远处转移且体力状态良好的胰腺癌患者情况，结果显示 FOLFIRINOX 方案在中位无进展生存期（6.4 个月 *vs.* 3.3 个月）和中位总生存期（11.1 个月 *vs.* 6.8 个月）方面均显著优于吉西他滨单药。用法：奥沙利铂，85 mg/m²，静脉滴注 2 小时，d1；伊立替康，180 mg/m²，静脉滴注 90 分钟，d1；亚叶酸钙，400mg/m²，静脉滴注 2 小时，d1；5-氟尿嘧啶，400 mg/m²，静脉注射，d1 或 5-氟尿嘧啶，2 400 mg/m²，静脉滴注 46 小时，d1~2。每 2 周重复。

GEMOX（吉西他滨+奥沙利铂）：在缓解率、无进展生存期和临床获益方面优于吉西他滨单药，但未观察到总生存获益。用法：吉西他滨，1 000 mg/m²，静滴 100 分钟，d1；奥沙利铂，100 mg/m²，静滴 2 小时，d2。每 2 周重复。

GP（吉西他滨+顺铂）：相对于吉西他滨单药治疗，Ⅲ期试验未能显示出联合方案有显著的生存获益，但对于携带 *BRCA* 突变的胰腺癌患者或许更有效。用法：吉西他滨，1 000 mg/m²，静脉滴注 30 分钟，d1；顺铂，50 mg/m²，静脉注射，d1。每 2 周重复。

GTX（吉西他滨+多西紫杉醇+卡培他滨）：35 例转移性胰腺癌患者接受 GTX 方案，PR 29%，MR 或 SD 31%。全组中位生存期 11.2 个月，而获得 PR 者为 13.5 个月。用法：吉西他滨，750 mg/m²，静脉滴注 75 分钟以上，d4、d11；多西他赛，30 mg/m²，静脉滴注，d4、d11；卡培他滨，750 mg/m²，口服，每日两次，d1~14。每 3 周重复。

XELOX（奥沙利铂+卡培他滨）：用于局部晚期或转移性胰腺癌患者，吉西他滨治疗失败后的二线治疗，PS 评分好、一线治疗曾经获益的患者更有可能从该方案中获益。用法：奥沙利铂，130 mg/m²，静脉滴注 2 小时，d1；卡培他滨，1 000 mg/m²，口服，每日两次，d1~14。每 3 周重复。

改良 FOLFIRI（伊立替康+亚叶酸钙+5-氟尿嘧啶）：用于局部晚期或转移性胰腺癌患者，吉西他滨治疗失败后的二线治疗。伊立替康，70 mg/m²，静脉滴注 1 小时，d1、d3；亚叶酸钙，400 mg/m²，静脉滴注 2 小时，d1；5-氟尿嘧啶，2 000 mg/m²，静脉滴注 46 小时，d1。每 2 周重复。

改良 FOLFOX（奥沙利铂+亚叶酸钙+5-氟尿嘧啶）：奥沙利铂，85 mg/m²，静脉滴注 2 小时，d1；亚叶酸钙，400 mg/m²，静脉滴注，d1；5-氟尿嘧啶，2 000 mg/m²，静脉滴注 46 小时，d1~2。每 2 周重复。

吉西他滨+白蛋白结合型紫杉醇：大多数胰腺癌组织中富含半胱氨酸的酸性分泌蛋白高表达，能够特异地与 nab-P 结合。MPACT 研究证实，nab-P 联合吉西他滨在用于转移性胰腺癌患者治疗时，与单纯的吉西他滨方案相比，中位总生存期延长近 2 个月（8.5 个月 *vs.* 6.7 个月），两组的 1 年、2 年生存率分别为 35%、9% 和 22%、4%。用法：吉西他滨，1 000 mg/m²，静脉滴注 30 分钟，d1、d8、d15；白蛋白结合型紫杉醇，125 mg/m²，静脉滴注，d1、d8、d15。每 4 周重复。

吉西他滨+厄洛替尼：吉西他滨，1 000 mg/m²，静脉滴注 30 分钟，每周 1 次，连续 7 周后休息 1 周，随后每 4 周中连续 3 周每周 1 次；厄洛替尼，100 mg/d 或 150 mg/d，口服。

吉西他滨+卡培他滨：一项纳入 533 例晚期患者的随机研究显示，吉西他滨联合卡培他滨与吉西他滨单药治疗相比，在无进展生存期和客观缓解率方面有显著改善，而总生存期方面的优势并未达到统计学意义。用法：吉西他滨，1 000 mg/m²，静脉滴注 30 分钟，d1、d8、d15，每 4 周重复；卡培他滨，1 660 mg/（m²·d），口服，每日两次，d1~14。每 3~4 周重复。

吉西他滨+替吉奥：一项入组 834 例局部晚期或转移性胰腺癌患者的多中心研究发现，吉西他滨联合替吉奥相对于单药吉西他滨可以延长总生存期（10.1 个月 *vs.* 8.8 个月），但两者没有统计学差异，且联合组的不良反应，主要是消化道反应和血液学毒性要明显高于单药治疗。用法：吉西他滨，1 000 mg/m²，静脉滴注 30 分钟，d1、d8；替吉奥，60 mg/d、80 mg/d 或 100 mg/d，口服，每日两次，d1~14。每 3 周重复。

吉西他滨单药：吉西他滨，1 000 mg/m²，静脉滴注 30 分钟，d1、d8、d15，每 4 周重复。或吉西他滨，1 000 mg/m²，静脉滴注 30 分钟，连续 7 周每周 1 次，随后休息 1 周，然后每 4 周中连续 3 周每周 1 次。

吉西他滨固定剂量率给药：吉西他滨必须被磷酸化后才能发挥抗肿瘤活性，FDR 可以将磷酸化吉西他滨的细胞内浓度最大化，延长暴露于吉西他滨的时间，理论上或有更好疗效。用法：吉西他滨，1 500 mg/m^2，静脉滴注 150 分钟，d1、d8、d15，每 4 周重复。

吉西他滨同步放化疗：吉西他滨，400 mg/m^2，静脉滴注 30 分钟，每周 1 次连续 4 周。第 1 次吉西他滨给药后 48~72 小时开始放疗。

卡培他滨+厄洛替尼：客观反应率 10%，中位生存时间 6.5 个月，17% 患者的 CA19-9 下降超过 50%。用法：卡培他滨，1 000 mg/m^2，口服，每日两次，d1~14，每 3 周重复；厄洛替尼，150 mg/d，口服。

卡培他滨单药：卡培他滨，1 250 mg/m^2，口服，每日两次，d1~14，每 3 周重复。

替吉奥单药：替吉奥，80 mg/d、100 mg/d 或 120 mg/d，口服，每日两次，d1~28，每 42 日重复。

（石　薇）

参考文献

[1] 吴小亮，梁文华，张荣欣 . 肿瘤靶向治疗及免疫治疗进展 [M]. 北京：科学出版社，2020.

[2] 赵平，吴静 . 肿瘤致病因 [M]. 北京：科学出版社，2021.

[3] 徐瑞华，李进，马军，等 . 中国临床肿瘤学会（CSCO）常见恶性肿瘤诊疗指南 2022 [M]. 北京：人民卫生出版社，2022.

[4] 池畔 . 基于膜解剖的腹腔镜与机器人结直肠肿瘤手术学 [M]. 北京：人民卫生出版社，2020.

[5] 高文斌，曹伟灵，陈盛阳 . 肿瘤并发症诊断与治疗 [M]. 北京：科学出版社，2020.

[6] 李涛，石汉平 . 肿瘤放疗营养学 [M]. 北京：科学出版社，2021.

[7] 郑杰 . 肿瘤的细胞与分子生物学 [M]. 2 版 . 北京：科学出版社，2021.

[8] 胡胜 . 临床肿瘤免疫治疗学 [M]. 武汉：湖北科学技术出版社，2020.

[9] 邵志敏，沈镇宙，郭小毛 . 肿瘤医学 [M]. 上海：复旦大学出版社，2019.

[10] 李秋，张晓实 . 肿瘤药物治疗方案及综合评价 [M]. 北京：人民卫生出版社，2020.

[11] 中国临床肿瘤学会指南工作委员会 . 中国临床肿瘤学会（CSCO）小细胞肺癌诊疗指南 2021 [M]. 北京：人民卫生出版社，2021.

[12] 朱军 . 淋巴瘤诊疗规范（北京大学肿瘤医院 2022 年版）[M]. 北京：化学工业出版社，2022.

[13] 凌昌全，李柏 . 肿瘤康复指南 [M]. 北京：人民卫生出版社，2021.

[14] 樊代明，陆舜，王俊，等 . 中国肿瘤整合诊治指南·肺癌·2022 [M]. 天津：天津科学技术出版社，2022.

[15] 郝希山，王殿昌 . 腹部肿瘤学 [M]. 2 版 . 北京：人民卫生出版社，2022.

[16] 詹启敏，钦伦秀 . 精准肿瘤学 [M]. 北京：科学出版社，2022.

[17] 王锡山 . 中国肿瘤整合诊治指南·结直肠癌、肛管癌·2022 [M]. 天津：天津科学技术出版社，2022.

[18] 张杰 . 肺癌临床病理检查规范 [M]. 上海：上海科学技术出版社，2022.

[19] 谭晶，李汝红，侯宗柳 . 肿瘤临床诊断与生物免疫治疗新技术 [M]. 北京：科学出版社，2021.

[20] 夏术阶，王翔，徐东亮 . 肾肿瘤与肾囊肿 [M]. 北京：中国医药科技出版社，2021.